麻醉门诊实践与管理

康　茵　柴云飞　邓龙姣　主编

上海科学普及出版社

图书在版编目（CIP）数据

麻醉门诊实践与管理 / 康茵，柴云飞，邓龙姣主编 .
上海 ： 上海科学普及出版社， 2024. 11. -- ISBN 978-7-5427-8899-3

Ⅰ . R614

中国国家版本馆 CIP 数据核字第 2024CA4227 号

统　　筹 张善涛
责任编辑 陈星星

麻醉门诊实践与管理

康　茵　柴云飞　邓龙姣　主编

上海科学普及出版社出版发行

（上海中山北路 832 号　邮政编码 200070）

http://www.pspsh.com

各地新华书店经销　廊坊市海涛印刷有限公司

开本 787×1092　1/16　印张 22.75　字数 393 000

2024 年 11 月第 1 版　2025 年 1 月第 1 次印刷

ISBN 978-7-5427-8899-3　定价：146.00 元

麻醉门诊实践与管理

编委会

主　审

舒海华　南方医科大学附属广东省人民医院（广东省医学科学院）

主　编

康　茵　南方医科大学附属广东省人民医院（广东省医学科学院）

柴云飞　广东心血管病研究所，南方医科大学附属广东省人民医院（广东省医学科学院）

邓龙姣　南方医科大学附属广东省人民医院（广东省医学科学院）

副主编

俞润英　南方医科大学附属广东省人民医院（广东省医学科学院）

张光燕　南方医科大学附属广东省人民医院（广东省医学科学院）

邱倩琪　广州医科大学附属妇女儿童医疗中心

伍俏媚　中山大学附属口腔医院

序 言

以习近平同志为核心的党中央把维护人民健康放在突出的位置，《“健康中国2030”规划纲要》发出了建设“健康中国”的号召，进一步强调了提高医疗卫生服务质量的重要性。随着医学的快速发展和我国老龄化社会的深化，尤其是人们对舒适化医疗需求的不断增长，麻醉学科已成为践行精准医学、舒适化医疗、加快康复外科等理念的重要组成部分。麻醉门诊应运而生，它是集疾病诊疗与咨询为一体的临床科室门诊，这一新的医疗单元让麻醉科医师可以及时获取患者的相关信息并作出决策，同时也是麻醉医师与患者相互交流的平台。麻醉门诊在风险评估、术前优化、术前宣教、术后随访、疼痛管理和多学科会诊等方面发挥越来越重要的作用。《麻醉门诊实践与管理》一书的出版恰逢其时，回应了临床医师和医疗管理者在麻醉领域不断增长的知识需求。本书不仅是对当前麻醉门诊实践的总结，也是对未来发展方向的探索和预见。

编写团队结合自身临床经验对麻醉门诊的实施与管理进行解读和剖析，本书涉及内容广泛，包含了麻醉门诊的运营管理、评估流程及质量控制等关键环节，既有对麻醉门诊历史的回顾也有对未来的展望，同时对麻醉门诊常见诊疗内容和特殊患者的评估重点和要点进行了详尽的阐述。本书为麻醉医师及相关医疗从业人员提供了实用的指导和参考，具有较好的专业性和实用性。

在当前医疗环境下，患者对医疗服务的期望不断提高，对麻醉安全和舒适的要求也日益增加，麻醉门诊的设立能够有效评估麻醉风险、做好术前准备、提高手术安全和加强医患沟通。希望本书的出版可以帮助医疗工作者在实践中不断提升自身专业能力，优化服务流程，用高质量麻醉医疗服务为患者保驾护航，更好地满足人民群众对医疗服务安全、精准和舒适的需求。

广东省人民医院麻醉科行政主任
广东省精准医学应用学会精准麻醉分会主任委员
主任医师，东京大学医学博士
博士研究生导师，博士后合作导师
"珠江人才计划"领军人才

2024年6月

前 言

麻醉学科作为满足人民群众对舒适化医疗和健康需求的重要学科，正面临越来越多的机遇和挑战。从关注“术中”到关注“围手术期”，麻醉学强调临床麻醉的个体化、精准化和舒适化，追求精准监测、精准用药和快速康复，旨在改善疾病综合预后和提高患者术后生活质量。在这一背景下，麻醉门诊作为麻醉医学临床实践的重要和必要部分，对需要麻醉的患者在住院及舒适化诊疗前进行必要的麻醉评估和指导，是实现高质量麻醉和舒适化诊疗不可或缺的重要工作环节。

首家麻醉门诊开设距今已有三十余年历史，2017年国家卫生健康委员会等七部委联合发文，鼓励有条件的医疗机构开设麻醉科门诊，全国各地的医院纷纷响应，麻醉门诊的数量和服务能力有了很大的提升。随着我国老龄化社会的深化、日间手术的推进及人们对舒适化医疗的需求日益增加，麻醉门诊的工作内涵和服务需求也在不断更新和扩大。麻醉门诊在麻醉前风险评估、麻醉咨询、术前宣教、术前优化和术前准备等方面均发挥着重要作用。然而，目前麻醉门诊的建设和管理尚无统一的规范与标准，这在一定程度上制约了麻醉门诊的发展和服务质量的提升。如何更好地发挥麻醉门诊在临床实践中的作用，提升服务质量和安全水平，这是值得我们探索的一个问题。

《麻醉门诊实践与管理》一书的出版希望能为麻醉门诊工作的开展提供借鉴和指导。全书共分16章，全面系统地梳理了麻醉门诊的各个方面，包括麻醉门诊的发展历史、现状与未来展望，诊疗内容和流程，医疗质量和安全管理，以及多学科会诊和麻醉咨询等。特别是针对无痛诊疗、日间手术、预住院和特殊患者的麻醉门诊评估要点和重点，本书进行了详尽的阐述，为临床实践提供参考。此外，本书的作者在写作过程中，充分考虑了麻醉门诊工作的实际需求和特点，力求做到理论与实践相结合，既满足了专业人员的学习需求，也为麻醉门诊的日常管理提供了有益的参考。

尽管作者在写作过程中付出了巨大的努力，但由于时间紧迫和学识所限，书中难免存在疏漏和不足之处。为此，我们诚挚地希望广大前辈和同道能够不吝赐教，提出宝贵意见和建议。我们将认真倾听、虚心接受，并在今后的工作中不断完善和改进。

康　茵　柴云飞　邓龙姣

2024年6月

目录

第一章　麻醉门诊概述 …… 001

第一节　麻醉门诊的定义、目的和发展历程 …… 001

第二节　麻醉门诊在围手术期管理中的重要性和意义 …… 009

第三节　麻醉门诊的诊疗内容 …… 016

第二章　麻醉门诊的诊疗流程 …… 033

第一节　患者预约和就诊流程 …… 033

第二节　麻醉门诊患者病史的采集 …… 039

第三节　麻醉门诊患者的体格检查 …… 051

第四节　麻醉门诊患者实验室检查和影像学检查 …… 054

第五节　科间会诊和多学科协作 …… 060

第六节　确定麻醉方案和术前准备 …… 064

第七节　麻醉文书 …… 070

第三章　无痛诊疗麻醉门诊评估（消化内镜检查和生殖无痛诊疗） …… 075

第四章　预住院手术患者的麻醉评估 …… 084

第一节　预住院的概念、流程及作用 …… 084

第二节　预住院过程中麻醉门诊的工作内容 …… 089

第五章　日间手术麻醉门诊的评估 …… 094

第六章　分娩镇痛麻醉门诊的评估 …… 110

第七章　科间会诊与多学科合作 …… 122

第八章　麻醉相关问题的咨询和处理 …… 128

第一节　孕期的手术和麻醉 …… 128

第二节　麻醉后哺乳 …… 131
第三节　麻醉对小儿神经发育的影响 …… 137
第四节　孕期无痛分娩咨询 …… 140
第五节　麻醉和手术对成年人认知功能的影响 …… 142
第六节　有不良麻醉史或家族史的再次麻醉注意事项 …… 144

第九章　儿童麻醉门诊的评估 …… 148
第一节　总论 …… 148
第二节　儿童解剖生理特点 …… 154
第三节　需要仔细评估的特殊情况 …… 158
第四节　外科手术儿童麻醉门诊评估要点 …… 163

第十章　老年患者麻醉门诊的评估 …… 177
第一节　老年患者概述 …… 177
第二节　老年患者麻醉门诊评估 …… 182
第三节　特殊老年患者麻醉门诊评估 …… 197

第十一章　哮喘患者麻醉门诊的评估 …… 203
第一节　哮喘概述 …… 203
第二节　哮喘患者的术前评估 …… 209
第三节　哮喘患者的术前准备及麻醉方式 …… 215

第十二章　冠心病非心脏手术患者麻醉门诊的评估 …… 219
第一节　冠心病概述 …… 219
第二节　冠心病患者围手术期心肌缺血及心肌梗死 …… 223
第三节　冠心病患者非心脏手术的术前评估 …… 225
第四节　冠心病患者非心脏手术的术前准备 …… 237
第五节　冠心病患者非心脏手术的麻醉方式 …… 239

第十三章　糖尿病患者麻醉门诊的评估 …… 241
第一节　糖尿病概述 …… 241
第二节　围手术期血糖异常 …… 243

第三节　糖尿病患者的术前评估 …… 244
第四节　糖尿病患者的术前准备 …… 246
第五节　糖尿病患者的麻醉方式 …… 250

第十四章　肥胖患者的麻醉门诊的评估 …… 252

第一节　肥胖患者的病理生理改变 …… 252
第二节　肥胖患者的麻醉评估 …… 256
第三节　肥胖患者麻醉方式的选择 …… 260
第四节　肥胖患者麻醉诱导的注意事项 …… 261
第五节　肥胖患者麻醉药物使用的注意事项 …… 262
第六节　肥胖患者的宣教 …… 264

第十五章　麻醉门诊的医疗质量和安全管理 …… 266

第一节　麻醉门诊医疗质量和安全标准的制定和实施 …… 266
第二节　麻醉门诊不良事件的监测和处理 …… 293
第三节　麻醉门诊医疗质量的持续改进和提升 …… 301

第十六章　麻醉门诊的未来发展 …… 316

第一节　人工智能与临床医生 …… 316
第二节　人工智能在围手术期的应用 …… 326
第三节　人工智能在麻醉领域的应用 …… 334
第四节　麻醉门诊的未来发展 …… 342

第一章
麻醉门诊概述

第一节　麻醉门诊的定义、目的和发展历程

1. 麻醉门诊的定义

麻醉门诊（Anesthesia Clinic）是麻醉术前评估门诊（Anesthesia Preoperative Evaluation Clinic，APEC）的简称。麻醉门诊是医疗机构中负责为患者提供麻醉相关服务的一个部门，麻醉门诊这种医疗服务形式近年来逐渐兴起并受到重视。麻醉门诊的患者主要是有麻醉诊疗服务需要的患者，麻醉医师对手术前患者提供麻醉咨询和评估，解答患者对麻醉的疑惑，根据患者的既往病史、面谈、体格检查以及相关检查检验结果进行综合评估，并做出围手术期管理决策。尤其是病情复杂或病情特殊患者，如合并多种基础疾病、高龄或不良麻醉史的患者，麻醉门诊评估尤为必要和重要。它集麻醉咨询与诊疗为一体，与传统的手术前一天或手术前进行麻醉评估不同，麻醉门诊能够提前介入，充分沟通，更早开始和完善围手术期的准备工作。

2. 设立麻醉门诊的目的

麻醉门诊的目的主要有以下几个方面。①风险评估：预住院手术和无痛诊疗评估，将麻醉评估前置，在入院前或预约诊疗前通过麻醉门诊完成麻醉术前评估。麻醉医师通过面谈、相关体格检查、检查检验结果，全面评估患者各系统器官功能和生理状况，决定是否需要进一步的检查、用药调整和术前准备。麻醉医师科学评估患者的麻醉耐受能力和麻醉手术风险，在情况允许下尽量调整患者处于其所能达到的理想生理状态，以提高患者对手术和麻醉的耐受力，降低围手术期并发症和死亡率，促进患者术后快速康复和远期预后。②术前优化：通过麻醉门诊评估、完善术前检查和术前准备，减少或杜绝因术前准备不足导致的手术暂停或取消，提高

医院医疗效率和患者就医体验。③麻醉咨询：提供高质量的麻醉健康咨询、多样化的麻醉科普和宣传教育。麻醉门诊可以有充足的时间通过多种模式向患者详细解释麻醉风险和麻醉相关疑问，更好地进行麻醉科普教育，提升大众的麻醉医学素养。④疼痛诊疗：对急慢性疼痛进行诊疗。

3. 麻醉门诊的概念由来

麻醉门诊的概念由英国的LEE JA教授于1949年在麻醉专业杂志《*Anaesthesia*》上首次提出。当时通常是手术前两三天或手术前一天晚上，麻醉医师才见到患者，这个时间并不总是充足的，在某些情况下是有风险的。有很多术前准备有利于减少术后的肺部并发症，比如，吸烟的患者应要求其在手术前三至四周内完全戒烟，并仔细向他解释禁止吸烟的原因。在手术前一天去访视患者的时候才告诉其要戒烟，这对患者心理可能造成不良影响，在治疗效果上也可能是欠佳甚至无效的。再比如开胸手术患者需要进行呼吸训练，可以在麻醉门诊强调呼吸练习的重要性并进行针对性的训练指导。这些在传统的麻醉术前访视和评估中是很难做到的。手术前进行的麻醉术前评估，由于时间局限导致有些患者术前并没有调整到最佳的生理状态和手术状态，增加麻醉风险或导致手术延期甚至取消，严重影响手术室的运转效率和患者的就医体验。基于这些情况，LEE JA教授提出了麻醉门诊的概念，强调麻醉门诊可以为外科手术患者的康复做贡献，认为患者应该在更早的时间，即明确有手术需要加入手术等候名单后，就安排麻醉医师和患者在门诊进行会谈。及早让麻醉医师了解患者的基础疾病状况以及他目前的生理状态，从而更早完善必要的相关体检和检查，提供适当的建议和治疗。他同时提出完全健康的患者进行简单的手术无需专门到麻醉门诊进行评估。

4. 第一家麻醉门诊的设立背景

麻醉门诊的历史可以追溯到1993年3月，美国斯坦福大学教学医院设立了世界上第一个麻醉术前评估门诊（Anesthesia Preoperative Evaluation Clinic，APEC），在医疗领域内首次尝试并推广了这种新型的医疗服务模式。

当时在美国范围内，估计有70%～80%的手术患者在手术当天入院。在斯坦福大学教学医院进行手术的患者中，72%是门诊患者或手术当天入院患者。传统的麻醉术前评估存在诸多问题，如卫生设施和设备不足，患者休息室过度拥挤和患者体验差，患者等待时间长达2～3 h；缺乏系统分流，患者就诊数量时间段分布差别很大，忙闲不均，患者拥挤的时段麻醉人员不足；有些患者缺乏评估，或进行了评估但没有医疗记录；有些患者没有手术史和体检结果，有些则进行了不必要的过多的术前检验，或进行了不必要的亚专科会诊；患者和家属宣教不足，术前准备指导不到位。这些问题导致了不少日间手术意外取消和日间手术延迟。患者和医护人员均对该流程有许多不满。为了改变这种状况，提升医患双方的满意度和提高医疗运作效率，斯坦福大学医学院设立了麻醉术前评估门诊（APEC）。

5. 斯坦福大学医学院推进麻醉门诊工作的思路与方法

麻醉门诊的工作并非一蹴而就，刚开始并没有马上得到外科医师和患者的认同，斯坦福大学医学院做了很多努力和尝试以促进麻醉门诊工作的顺利开展和推进（图1–1）。

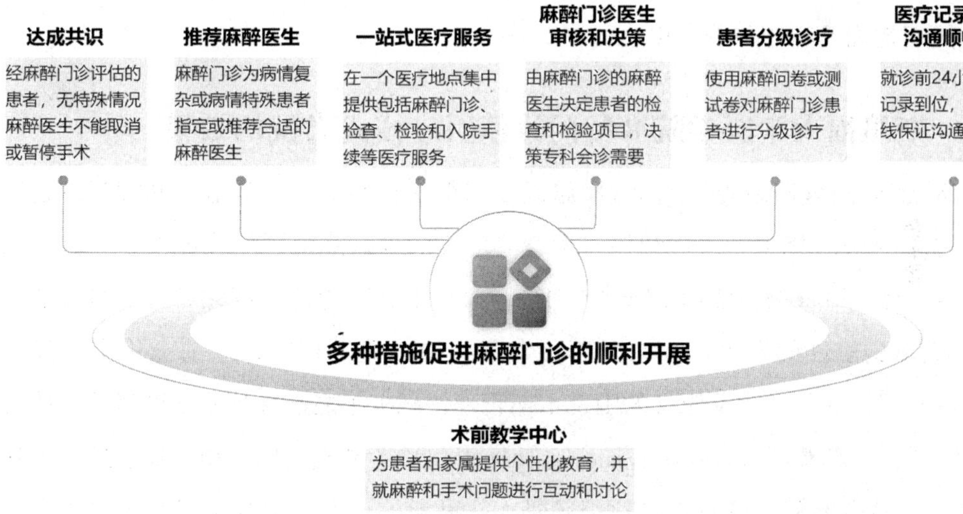

图1–1　斯坦福大学医学院推进麻醉门诊工作的措施

第一，早期为了鼓励外科医师推荐患者就诊麻醉门诊，斯坦福大学医学院达成一个不成文的共识，即经过麻醉门诊评估认为病情稳定适合手术的患者，麻醉医师不能取消或延迟手术，除非患者在评估后到手术这段时间发生了不良医疗事件或新的健康问题。

第二，通过麻醉门诊评估可以为病情复杂患者或病情特殊患者指定或推荐合适的麻醉医师。

第三，一站式医疗服务集中化，在一个地点提供包括麻醉咨询、身体评估（体格检查）、宣教指导、实验室检查和心电图检查以及办理入院和住院登记等在内的医疗服务。一站式医疗服务大大方便了患者的就医。

第四，所有患者术前需要进行的检验和检查项目都由麻醉门诊进行审查，取消医学上不必要的实验室检验和检查。麻醉门诊医师参与会诊决策，决定患者是否需要到其他部门进行额外的会诊。

第五，使用专业高效的麻醉问卷或测试卷对麻醉门诊患者进行初步分诊，实行分级诊疗，对ASA1级和ASA2级患者进行“快速”评估。

第六，提前24 h将预约患者的医疗记录传真到麻醉门诊，并设立专线电话保证麻醉门诊和其他医疗部门的沟通畅顺。

第七，加强科普教育。术前教学中心为患者和家属提供个性化教育，并就麻醉和手术问题进行互动和讨论。为每种专科手术录制手术科普视频。该中心有解剖模型、图表、小册子、硬膜外导管、关节假体等医疗器具，可以帮助患者获得更多的信息，更好地理解麻醉和手术相关事项。

6. 斯坦福大学医学院麻醉门诊新医疗模式尝试的效果

斯坦福大学医学院的麻醉门诊实施以来取得了良好的经济效益，麻醉门诊就诊人数持续增长。一年多的统计结果显示麻醉门诊的推进降低了医疗成本，医疗费用降低了59.3%；检查检验费用下降了55.1%，而且没有因为这一变化导致手术取消、延迟，或不良事件的发生；当麻醉医师参与会诊决策过程时，术前会诊率下降了73%。麻醉门诊评估优化了患者的围手术期管理，减少了之前导致手术取消的一些隐患（图1–2），如患者因基础疾病如心血管疾病和呼吸系统疾病控制不佳、急性上呼吸道感染不适合麻醉，或缺乏医疗记录等无法麻醉的情况，提高了患者的围手术期安全性；麻醉门诊显著减少了患者手术当天取消的风险，实施麻醉门诊后一年手术取消的数量比麻醉门诊实施前一年下降了87.9%（图1–3）。总之，麻醉门诊可以降低成本，加强医患沟通，提高患者和外科医师的满意度，减少手术当天手术取消和手术延误的风险。斯坦福大学医学院的麻醉门诊的实践表明麻醉医师是围手术期医学专家，他们的术前评估有助于对患者病情状况的整体把握，有助于术中麻醉计划和术后管理，因而对提高围手术期质量和患者康复有帮助。

	Before Clinic (Mar 92–Feb 93)	After Clinic (Mar 93–Feb 94)
Patients (n)	6,722	7,485
Condition/abnormality causing cancellation on "day of surgery"		
Cardiovascular (angina, CHF, valvular, CAD)	27	3
Hypertension	12	1
Respiratory (asthma, pneumonia)	11	0
Upper respiratory tract infections	21	4
Endocrine (diabetes, thyroid)	9	0
Gastrointestinal (elevated LFT results)	3	1
Neurologic (TIAs, CVAs, bruits)	8	0
Renal (UTIs, acute renal failure)	6	0
Dialysis (unstable condition)	5	0
Presence of gastric contents	6	1
Laboratory abnormalities	17	4
Miscellaneous medical reasons	7	2
Total cancellations	132	16

CHF = congestive heart failure; CAD = coronary artery disease; LFT = liver function test; TIAs = transient ischemic attacks; CVAs = cerebrovascular accidents; UTIs = urinary tract infections.

图1–2　斯坦福大学教学医院开展麻醉门诊前后手术日取消手术的原因比较

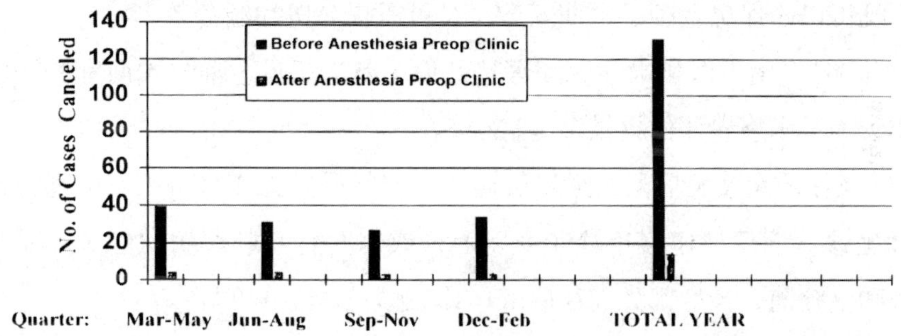

	Mar-May	Jun-Aug	Sep-Nov	Dec-Feb	TOTAL YEAR
Cases Canceled Mar 92 - Feb 93:	39 of 1646	32 of 1563	27 of 1763	34 of 1750	132⁺ of 6722 (1.96%)
Cases Canceled Mar 93 - Feb 94:	5 of 1991*	4 of 1800*	3 of 1859*	4 of 1835*	16 of 7485* (0.21%)

⁺ 147 cancellations if volume matched for 7485 patients

* Significantly ($p < 0.0001$, chi square) different from before clinic

图1–3　实施麻醉门诊前后的手术取消例数对比，麻醉门诊实施后手术取消例数明显下降

7. 国内较早开设的麻醉门诊

国内麻醉门诊的开展情况在不同地区和不同医院有较大差别，总体而言，随着医疗水平的提高和患者对舒适医疗服务需求的增加，麻醉门诊逐渐得到重视和推

广。据不完全统计，下列医院在国内较早开设了麻醉门诊（图1–4）。

2014年4月，南昌大学第二附属医院麻醉科开设了江西省第一个麻醉科门诊（麻醉与围手术期医学科门诊），这可能是中国较早开设麻醉门诊的医院之一。该门诊工作日全天安排高级职称麻醉医师出诊。麻醉与围手术期医学科门诊开展以后，门诊量不断增加，2014年麻醉门诊量累计达5 334人次。

2015年4月，湖北省首家麻醉门诊在十堰市太和医院正式开诊。在太和医院的麻醉门诊中，麻醉医师可以为患者提供专业的术前评估和咨询服务。通过提前沟通和评估，优化患者的就诊流程，并采取措施提高麻醉的安全性，从而确保患者能够安全、舒适地接受手术治疗。

2016年2月，东南大学附属中大医院麻醉科开设了麻醉门诊。通过电子化的病历记录和共享，患者在麻醉门诊完成麻醉术前评估后，相关医护人员有需要时可以在各自工作单元查询该患者的麻醉术前评估报告；如患者此前在该院做过麻醉和手术，既往就诊记录、手术记录和麻醉评估报告、围手术期的不良事件及麻醉相关并发症记录均可以调阅，并在评估报告上有所体现；对于那些手术当日才住院的患者，麻醉医师可以直接使用门诊评估报告来制订麻醉方案，而不需要等待术前访视。这样既可以确保患者围手术期安全，又可以提高医疗服务效率。

2016年3月，南方医科大学深圳医院开设了麻醉门诊，前移术前麻醉评估和术前准备工作，为手术患者评估提供多一种选择。

2016年4月，武汉大学人民医院启动了麻醉门诊，工作日每天下午都安排教授级麻醉医师坐诊。该门诊建议年龄50岁以上，或合并有基础疾病的患者，在行手术、无痛检查和治疗前，最好都先前往麻醉门诊就诊。

2016年8月，徐州市中心医院在徐州市区开设首家麻醉门诊，主要进行麻醉相关问题咨询。徐州市中心医院麻醉门诊由具有丰富临床经验的高级职称麻醉医师坐诊。

2017年7月，秦皇岛市妇幼保健院麻醉科率先在秦皇岛市开设了麻醉门诊，提供产妇入院前评估、无痛分娩宣教、剖宫产手术麻醉咨询、门诊及病区疑难危重患者麻醉前会诊评估。

2017年12月，福建省人民医院开设麻醉科门诊，提供咨询、会诊及评估等医疗服务。

2018年1月，柳州市工人医院麻醉科门诊正式启用，这是广西壮族自治区的首家麻醉门诊。

2018年9月，江苏省苏北人民医院麻醉科门诊正式开设。自2018年运行以来，麻醉门诊最初日门诊量约30例次，2022年日门诊量已提升至约300例次。苏北人民医院麻醉科建立了较为规范的运行模式和成熟的评估体系，并牵头制订了江苏省麻醉科医疗质量控制中心的“麻醉科门诊建设与管理专家指导意见”。

2018年12月，赣州市首家麻醉门诊在赣州市人民医院南院挂牌开诊。

这些较早开展麻醉门诊的医院在麻醉门诊的建设和发展方面都有着各自的优势和特色，可以为患者提供专业的麻醉咨询和更安全高效的诊疗服务，为中国麻醉门诊建设和发展进行了早期探索和实践。

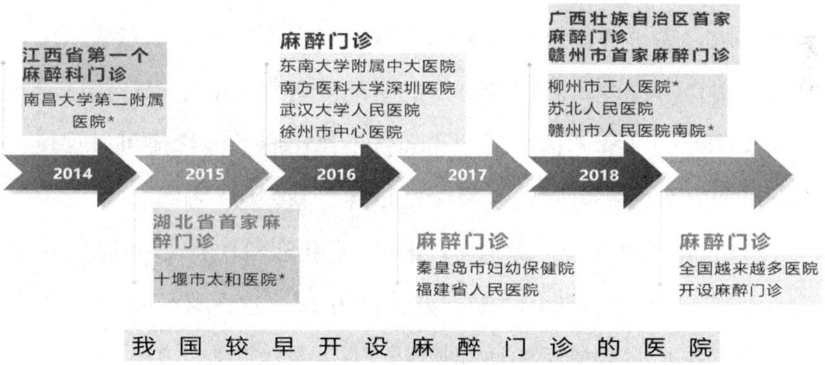

图1-4 国内较早开设麻醉门诊的医院

8. 麻醉门诊的开展情况

麻醉门诊已经在北美、欧洲、澳大利亚、中国香港、新加坡等地得到了很好的普及，目前世界范围内大多数医院都开设了麻醉门诊。在国内，从2014年南昌大学第二附属医院麻醉科开设的江西省第一个麻醉科门诊（麻醉与围手术期医学科门诊），到2017年国卫办医函1191号文件对麻醉科门诊的设立提出明确的指导意见，国内开设麻醉门诊的医院也越来越多，麻醉门诊的探索和发展在不断进行中。

9. 国家卫计委对麻醉门诊开展的指导意见

2017年，国卫办医函1191号文件《关于医疗机构麻醉科门诊和护理单元设置管理工作的通知》正式公布。该文件由国家卫生和计划生育委员会办公厅发布，旨在规范医疗机构麻醉科门诊和护理单元的设置管理工作，以确保医疗质量和患者安全。具体内容包括：设置要求，明确麻醉科门诊和护理单元的布局、设施、设备和人员配备等基本要求；管理制度，要求医疗机构建立健全麻醉科门诊和护理单元的管理制度，确保各项工作有章可循；培训与监督，强调加强相关人员的培训和持续监督，提高医疗服务质量。该通知为医疗机构在麻醉科门诊和护理单元的设置和管理上提供了明确的指导。

2018年，国卫医发〔2018〕21号文件《关于印发加强和完善麻醉医疗服务意见的通知》公布。该文件由国家卫生健康委员会、发展改革委、教育部、财政部、人力资源社会保障部、中医药局、医保局联合发布，旨在缓解我国麻醉医师短缺问题，加强麻醉人才队伍建设，推动医疗服务高质量发展。文件指出，加强和完善麻醉医疗服务是健康中国建设和卫生事业发展的重要内容，对于提升医疗服务能力、适应不断增长的医疗服务需求、满足人民日益增长的美好生活需要具有重要意义。文件指出，有条件的医疗机构可以开设麻醉科门诊。麻醉科门诊负责日间手术、门诊手术以及所有患者有创诊疗操作前的麻醉评估、预约和准备工作；麻醉门诊还可以提供关于手术风险评估、术前准备指导、术后随访以及恢复指导等系列医疗服务。

2019年12月，国卫办医函〔2019〕884号《麻醉科医疗服务能力建设指南（试行）》发布。该文件由国家卫生健康委办公厅发布，旨在进一步贯彻落实《关于印发加强和完善麻醉医疗服务意见的通知》（国卫医发〔2018〕21号），加强麻醉学科建设，推动麻醉医疗服务高质量发展。该文件指出麻醉科医疗服务涵盖临床麻醉、疼痛诊疗、监护治疗、急救复苏等门（急）诊和住院服务多个领域，其中门诊服务主要包括麻醉门诊、疼痛门诊以及其他使用麻醉相关技术开展的门诊诊疗服务；有条件的医院，可以整合资源设置门诊儿童镇静中心、无痛诊疗中心；设置疼痛科的医院，也可以由疼痛科提供疼痛门诊服务；进一步明确麻醉门诊主要负责麻醉前评估、准备、预约和咨询，出院后麻醉相关情况随访，以及麻醉相关并发症的诊疗。

10. 麻醉护士在麻醉门诊中的作用

麻醉护士在麻醉门诊中发挥着重要的作用，承担着麻醉门诊的许多护理工作。首先，麻醉护士可以解答患者的一些共性咨询问题，协助和指导患者填写资料和表格，了解患者病史，采集患者基本生理数据和生命体征数据，为麻醉医师的进一步评估做好准备。其次，麻醉护士可以进行初步分级诊疗，参与一些健康的、病情简单的ASA 1级和ASA 2级围手术期低风险手术患者的术前评估。再次，麻醉护士在围手术期宣教和术前准备方面也起着重要作用，指导患者术前禁饮禁食、戒烟、运动和营养等各方面的准备工作。然后，麻醉护士在术后麻醉相关情况随访方面可以发挥重要作用，对无痛诊疗及日间手术患者的居家护理要点可以提供详细的指导。最后，麻醉护士还可以管理麻醉科门诊设备、物品和耗材，负责麻醉门诊相关文书的记录、归档，管理信息资料数据库。

第二节　麻醉门诊在围手术期管理中的重要性和意义

1. 麻醉门诊在围手术期管理中的作用

随着医疗技术的不断发展和患者对医疗服务需求的日益增长，麻醉门诊在围手术期管理中的作用将越来越突出。麻醉门诊通过完善术前评估与准备，强化急慢性疼痛管理，进行术后随访和反馈改进，指导康复治疗，麻醉科普宣传等多方面工作发挥麻醉科的围手术期枢纽平台作用，强化麻醉医师为围手术期患者保驾护航的功能，促进患者术后快速康复和远期预后。麻醉门诊具有诸多优势，如有利于日间手术的高效运作、缩短住院时间、提高医疗资源使用效率、降低手术当日取消率等，麻醉门诊因其对医疗服务质量的促进作用而日益受到医院的青睐。

2. 麻醉门诊在手术患者术前评估和准备方面的作用

麻醉门诊在术前评估与准备中发挥着重要作用。通过全面评估患者病情进行风险评估与控制、指导患者进行术前准备、进行充分的医患沟通与患者教育、优化手术麻醉计划以及提供心理疏导等方面的工作，麻醉门诊为手术的顺利进行提供了有力保障。对患者个体而言，术前评估与优化可以降低其手术并发症风险；对医疗结构而言，术前评估与优化可以缩短平均住院时间和非预期住院率，提高整体医疗运转效率。这需要医院在共享决策、团队合作、宣教和早期识别患者风险等方面付出努力，以达到在术前优化患者到理想健康状态的目的。

3. 麻醉门诊有助于对手术患者进行风险评估与控制

麻醉在外科手术中起着为围手术期患者保驾护航的作用，正如俗话所说的“手术医师治病，麻醉医师保命”。麻醉和手术可能会激活或加剧各种生理变化和应激反应，从而增加发病率和死亡率，这跟患者术前的健康状况、年龄和手术密切相关。现在手术患者合并疾病增多，高龄患者增加，患者病情和手术复杂度增加，这些因素都可能增加手术和麻醉的风险。为了保证麻醉安全和手术质量，准确全面地了解患者的病情特点和临床特征对提高围手术期质量和效率至关重要。

麻醉门诊的核心任务是评估患者的整体健康状况。麻醉前评估是围手术期管理的基石。麻醉门诊可以对患者的病情进行全面评估，确保患者符合手术和麻醉要求。通过详细的病史询问、体格检查和必要的实验室检查，麻醉医师可以了解患者的身体状况、既往病史、用药情况以及潜在的麻醉风险。这一评估过程有助于识别出潜在的健康问题，如高血压、糖尿病、心脏病等，以确定患者是否存在可能影响手术麻醉的风险因素，提前进行干预和治疗，优化患者在手术和麻醉前的健康状况。通过这些信息，医师可以预测患者对手术和麻醉的耐受程度，预测术中可能出现的问题，并采取相应的预防措施，为手术麻醉做好充分准备，降低围手术期风险。

此外，麻醉前评估还可以为患者提供心理和生理上的准备。医师可以根据评估结果为患者提供相应的指导，例如禁食、用药以及如何应对术后疼痛等。这有助于减少患者的焦虑和不安，提高手术的成功率。

对于高危人群，麻醉前评估尤为重要。这些患者可能存在更多的健康问题，需要更多的关注和护理。通过评估，医师可以制订个性化的管理策略，确保患者的安全和手术的成功。

总之，麻醉门诊对于麻醉的安全实施至关重要，它可以提前识别麻醉相关的危险因素和高危患者，确保患者在身体和心理方面为即将到来的手术和麻醉做好准备，以最佳的生理和心理状态迎接手术和麻醉，从而促进患者的康复和改善患者的远期预后。有研究证明，进行复杂骨科手术且术后需进入加强监护病房（HDU）、重症监护病房（ICU）或麻醉后护理病房（PACU）的患者，手术前在麻醉门诊进行了术前评估和术前优化的患者其死亡率显著降低，未就诊麻醉门诊组的死亡率为6.1%，就诊麻醉门诊组的为1.2%。

4. 麻醉门诊指导患者进行术前准备的方法

麻醉门诊承担着指导患者进行术前准备的职责。麻醉医师会给予患者个性化的术前准备指导，提供关于术前准备的详细建议，例如饮食要求、术前禁饮禁食时间、用药指导、心肺锻炼、术前戒烟戒酒的必要性等，对合并慢性病的患者其病情控制情况要求、用药调整等。这些指导可以帮助患者更好地进行术前的生理准备，把身体调整到患者所能达到的较佳生理状态，更安全地迎接手术和麻醉的挑战，降低围手术期并发症风险。此外，麻醉医师还会告知患者术中可能发生的情况，以及他们需要配合的注意事项，以增强患者的手术信心和配合度。

5. 麻醉门诊进行医患沟通与患者教育的意义

麻醉门诊在医患沟通与患者教育方面起到重要作用。麻醉门诊提供的平台可以让麻醉医师和患者进行更充分的术前沟通。患者可以提出关于手术和麻醉的任何疑问，麻醉医师则能详细解答，帮助患者消除疑虑，为患者提供必要的术前教育，使患者对手术和麻醉有更全面的了解，从而减轻其焦虑和不安。有研究显示，经过麻醉门诊评估后，患者对随后的麻醉和手术过程感到焦虑和紧张的比例明显降低，对麻醉门诊咨询的服务满意度很高。

麻醉门诊不仅是解答疑问的地方，也是患者接受教育指导的平台。麻醉医师会向患者介绍麻醉的过程、可能出现的问题以及如何应对术后的一些常见问题，如恶心、呕吐和疼痛等。这种教育指导有助于减轻患者的焦虑感，提高他们的手术信心和自我管理能力。

良好的医患沟通与教育有助于建立患者对医师的信任。当患者明白麻醉医师是真心关心他们的健康和安全时，他们会更愿意在术中信任并配合医师。这种信任关系对于手术的顺利进行和患者的术后恢复都极为重要。

经过充分的医患沟通和患者教育，患者在术前了解到手术麻醉相关的信息和准备事项，能更好地应对术中和术后的各种情况，可有助于降低患者在围手术期的风险。例如，甲状腺手术患者在术前了解到术后可能出现手足抽搐的并发症，就会更加警惕地观察自己是否有相关症状，并及时向医师报告。这样的互动有助于早期发现并处理问题，降低并发症的发生率和避免严重后果。

6．麻醉门诊进行患者术前教育的目标

通过术前教育，可以加强医患之间的沟通与合作，提高手术的安全性和成功率。术前教育还可以帮助患者更好地应对手术及其后续恢复过程，促进其早日康复。术前教育的目标主要包括以下方面：①帮助患者了解手术和麻醉的相关知识，提高其对手术和麻醉的认知和配合度。②促进患者和护理人员之间的互动沟通，鼓励患者积极参与围手术期护理决策；提高患者的自我护理能力，提高患者对围手术期护理的依从性，使其在术后能够更好地进行康复和自我管理。③提高患者应对其健康状况的自我认知和监测能力。④为患者提供个性化的术前指导，如实验室测试、咨询、检查和专科会诊需在何时何地完成；患者停止进食和饮水的适当时间；个人术前物品准备和术后注意事项的指导（如预期恢复过程、出院指导、并发症应对指导）；如果患者的身体状况发生变化（如上呼吸道感染取消治疗），及时与医院联系重新预约时间；详细说明到达手术中心的登记过程（到达的时间和地点）。⑤解答患者疑问，消除其焦虑和恐惧情绪，增强其对手术的信心。

7．麻醉门诊对手术患者满意度的影响

患者满意度是一种个人感觉，是患者期望和现实满足或实现期望的一个平衡。患者满意度是现代医疗质量评估的一个重要组成部分。影响手术患者满意度的因素很多，如麻醉门诊的位置指引、环境清洁度、患者等待时间、是否有足够舒适的等候椅子，麻醉手术计划改变，手术麻醉和护理质量，手术并发症和预后等都可能会影响到患者的满意度。

麻醉医师主导的麻醉门诊可以为麻醉和手术提前做好准备。麻醉门诊要基于现有最新的循证医学证据，向患者提供专业的麻醉术前评估，并尊重患者的选择，制订个性化的围手术期管理策略。研究表明，麻醉门诊减少了患者术前检查和检验的项目，降低了患者咨询问题的频次。麻醉门诊既避免因评估不足或缺乏必要的检查导致的手术取消或延迟，具有明显的经济效益；同时也避免了不必要的检查给患者身体带来的不良影响。麻醉门诊可以有效提升患者的就医体验，减少焦虑，提高患者满意度。国内的临床研究显示，麻醉门诊作为麻醉科术前访视与宣教的重要环节，可为产妇提供术前咨询及人文关怀，有助于缓解产妇术前不良情绪。具体表现在接受麻醉门诊宣教的剖宫产患者术前发生中重度术前焦虑的风险明显降低，术前

恐惧麻醉或疼痛的程度也明显降低；不论剖宫产患者术前有无抑郁，麻醉门诊的术前宣教均能降低产妇发生中重度术前焦虑的风险。但也有研究指出，无论是否经麻醉门诊评估，患者的术后麻醉护理评分的平均满意度无明显差异，患者麻醉手术后第一天的平均恢复质量评分也无差别。目前，仍需更多的临床研究探讨麻醉门诊对患者满意度的整体影响。

8．麻醉门诊在手术当日取消率和缩短住院时间方面的重要性和意义

系统评价显示手术患者经麻醉门诊评估后，其住院时间减少，手术当日取消率明显下降。有研究显示，几乎90%的手术取消是在手术当天决定的。在实施麻醉门诊前，手术取消率为2%到18%不等，在实施麻醉门诊进行术前评估后，手术取消率均有明显下降，为0.9%到13.29%不等。有研究指出，麻醉门诊对围手术期的积极影响持续存在，手术取消率随着麻醉门诊的介入逐年下降。取消手术最常见的原因是检查不全。研究显示术前准备不足还可能导致术后住院时间延长。在一项对接受大血管手术的患者进行的回顾性研究发现，经过麻醉门诊评估后，颈动脉内膜切除术组的手术当日入院率增加了62.2%，外周血运重建手术组的手术当日入院率增加了50%，平均住院时间分别减少了5.1天和6.2天。颈动脉内膜切除术的术后住院时间缩短了1.1天，外周血运重建手术的术后住院时间则没有明显变化。

麻醉门诊可能通过以下几个原因对手术当日取消率和住院时间产生积极的影响。①术前评估：麻醉门诊为患者提供术前评估，确定患者的麻醉风险，并为手术提供充足的准备。通过这种评估，可以及时发现并处理潜在的健康问题，降低手术临时取消的风险。②提前干预：通过麻醉门诊，医师可以对患者的病情和预期的手术进行更深入的了解，提前预测和处理可能的风险和问题。③提高患者认知：麻醉门诊提供了一个医患沟通和教育宣教机会，使患者对手术过程、麻醉风险等有更深入的了解。这有助于减轻患者的焦虑和不确定性，降低手术当日取消率。④优化麻醉方案：在麻醉门诊，医师可以根据患者的具体情况制订个性化的麻醉方案。

9．麻醉门诊降低医疗支出的重要性和意义

麻醉门诊增强了麻醉医师对手术患者的围手术期管理能力和管理职责，可以进一步优化流程，提高医疗效率和医疗质量，提高外科医师、手术患者和麻醉医师

的满意度。麻醉门诊已被公认为降低围手术期成本、提高医疗服务效率、实行宣教和术前准备指导的中心。麻醉门诊的开设可以降低医疗支出，主要表现在以下几个方面。

（1）麻醉门诊可以缩短患者的住院周期，从而节约医疗费用。通过在麻醉门诊进行术前评估和准备，可以避免患者在病房和手术室之间反复转诊，缩短术前等待时间和住院时间。研究显示麻醉门诊进行术前评估可以减少住院时间，该干预措施可以节省大量资金，且患者的平均住院时间在麻醉门诊实施后的五年以来持续在缩短。

（2）麻醉门诊可以为医院节约医疗资源。研究证实以麻醉医师为主导的术前麻醉评估可以减少不必要的检查和检验项目，减少专科会诊次数和患者咨询次数。通过在麻醉门诊完成术前评估和准备，手术当日取消率下降和住院时间缩短。通过麻醉门诊，还有利于引导更多合适患者接受门诊手术和日间手术。同时，手术室的使用效率得以提高，相同的时间内可以完成更多的手术，从而提高了医疗资源的利用效率。

（3）麻醉门诊可以降低麻醉手术相关风险和术前院内交叉感染概率。在麻醉门诊进行术前评估和准备，可以提前发现并处理患者的合并症或病情，从而降低手术风险和感染概率。研究证实经麻醉门诊评估的患者对手术的准备更好，住院时间缩短，可能发生伤口感染的风险更低。

（4）麻醉门诊可以为患者提供个性化的麻醉方案，提高患者的满意度和治疗效果，从而降低医疗纠纷和投诉风险。

10. 麻醉门诊对于优化麻醉方案的重要性和意义

与传统的在术前一天或手术前接受麻醉评估相比，在麻醉门诊进行术前麻醉评估不论对医护人员还是对患者都具有一些传统方式所没有的优势。控制不佳的慢性疾病患者术后发生不良结局或并发症的风险更大。虽然围手术期并发症不是那么常见，但它们增加了住院时间和医疗成本，有时还会增加死亡率。常见的围手术期并发症有支气管痉挛、肺部感染、伤口感染、组织愈合延迟和心血管不良事件等。通过良好的术前准备可以减少或消除围手术期的危险因素，降低围手术期并发症风险。在决定手术日期之后，患者要提前为即将进行的手术做好准备，以便有足够的时间治疗各种共病情况，优化患者的整体健康状况。麻醉门诊术前评估应作为优化过程的起点。

对医患双方来说，麻醉门诊在以下方面有助于优化麻醉方案：①有利于医护人员全面掌握患者信息。在麻醉门诊，麻醉医师负责审查患者的医疗记录，和患者面谈，进行有针对性的体格检查。医师可以获取患者的病史、用药史、过敏史等详细信息，对患者进行全面的术前评估，这些信息对于制订个性化的麻醉方案至关重要。②麻醉门诊有利于患者进行充分的术前准备。麻醉门诊医师可以和患者了解、讨论病史，包括以前的麻醉经历和用药史，评估哪些方面的身体状况可能影响围手术期风险和管理，根据情况安排必要的检查和检验项目，必要时推介专科会诊。麻醉门诊的设立使医师能够在手术前对患者进行充分的评估和准备，包括必要的实验室检查和药物调整，这样可以确保患者在最佳状态下接受手术，有利于麻醉方案的实施。③麻醉门诊有利于科学制订个性化的围手术期管理方案。基于门诊的评估结果，麻醉医师可以与手术医师共同讨论，根据手术要求和患者状况，制订出最适合患者的麻醉方案，这有助于确保麻醉过程的安全性和有效性。④麻醉门诊有助于及时调整和优化麻醉方案。如果在麻醉门诊评估中发现患者存在某些特殊情况或风险因素，医师可以在麻醉方案中提前做出调整和优化，对麻醉方式和麻醉用药提出建议，以应对可能出现的风险，从而优化麻醉方案。⑤麻醉门诊有助于患者进行充足的生理和心理准备。在麻醉门诊，医师可以向患者详细解释麻醉过程和可能的风险，帮助患者做好心理准备，减少因未知带来的焦虑和恐惧；生理方面，医师可以给予患者合适的术前药物和进行术前教育和指导，如进行心肺锻炼、戒烟、加强营养等，确保患者手术时生理上处于较好的状态。临床研究结果表明，与传统方式进行麻醉术前评估的患者相比，麻醉门诊的患者沟通时间更加充裕，经麻醉门诊评估的患者对手术的了解更多，对麻醉风险和麻醉过程更了解，围手术期患者满意度综合评分更高。

总之，通过麻醉门诊的评估，医师可以更早介入患者的术前准备过程，根据患者的具体情况制订个性化的麻醉方案，提高麻醉效率，降低手术麻醉风险，提供舒适、安全、精准的围手术期医疗服务。

11. 麻醉门诊对于优化医疗资源的重要性和意义

麻醉门诊在围手术期管理方面起着积极的重要作用，可以提高麻醉安全，降低手术取消率和手术延误，促进医患和谐关系，缩短住院时间，减少医疗费用。另外，麻醉门诊对于提升围手术期麻醉质量和麻醉医疗服务能力，实施舒适化、精细化和精准化的围手术期管理理念，保障患者安全和促进术后快速康复，改善医院运营生态等方面均有重要意义。

麻醉门诊的设置可以使医疗资源得到更合理的分配和使用。通过集中评估，可以更高效地进行围手术期管理，确保每一位患者都能得到及时、专业和舒适的医疗服务。麻醉门诊有助于实现医疗资源的优化配置，提高医疗服务效率，减轻医护人员的工作负担，并提升患者的就医体验。这种模式在当前的医疗环境下具有重要的现实意义和应用价值。

在当前的医疗环境下，医疗资源紧张，医护人员工作压力大。麻醉门诊的设置，通过集中处理术前评估、疼痛管理、术后随访和康复指导等工作，能够更高效地利用医疗资源，减少不必要的医疗浪费。此外，麻醉门诊的分担作用能有效减轻病房和急诊的工作压力。一些术后患者的随访和康复指导可以在麻醉门诊完成，这样可以释放出病房和急诊的医疗资源，使其更多地用于处理更为紧急和严重的病例。另外，麻醉门诊为患者提供了一个方便、专业的服务平台。患者可以在一个地方得到全面的术前评估、术后随访和康复指导，这大大提升了患者的就医体验，同时也提高了医疗服务效率。

总之，麻醉门诊在围手术期管理中具有举足轻重的地位。随着医疗技术的不断发展和患者医疗需求的日益增长，麻醉门诊在围手术期管理中的作用将越来越突出。为了更好地满足患者的需求和提高医疗服务质量，我们应继续加强对麻醉门诊的研究和实践，不断优化和完善其服务模式和流程。同时，加强麻醉医师的培训和教育，提高他们的专业能力和服务水平，为患者提供更加专业、高效和人性化的医疗服务。

第三节　麻醉门诊的诊疗内容

1. 麻醉门诊的主要诊疗内容

麻醉门诊的诊疗内容主要包括手术麻醉前评估、无痛诊疗前麻醉评估、麻醉咨询、预住院手术评估、出院后麻醉相关情况随访、出院后麻醉相关并发症处理、急慢性疼痛诊治等，麻醉门诊的具体内容和内涵在不同国家、不同地区的医院可能会有差别。麻醉门诊业务主要包括以下范畴：①拟行无痛诊疗患者的麻醉评估；②拟行日间手术患者的麻醉评估；③预住院手术患者的麻醉评估；④麻醉相关问题的咨询和处理；⑤分娩镇痛和生殖科无痛诊疗的麻醉评估；⑥科间会诊和多学科协作。

2. 大力推行舒适化医疗的重要意义

在国家“以全民健康助力全民小康”的号召下，人民的健康需求不断提高，舒适化医疗已成为我国临床医疗的发展趋势，麻醉学科被赋予更多的责任。舒适化医疗是一种更先进的医疗理念和医疗发展模式。它追求医疗的舒适化、人性化，使患者在整个就医过程中达到心理和生理上的愉悦感、无痛苦和无恐惧感。心理上的愉悦和无痛苦、无恐惧源于医护人员的良好态度和良好的就医环境。而生理上的愉悦和无痛苦、无恐惧则依赖于麻醉专业所提供的无痛化服务。舒适化医疗正是伴随着更多更理想麻醉药物的出现和更先进的麻醉给药技术的发展而不断发展成熟的。以往我们更多关注的是消除疾病、手术或诊疗本身对患者造成的疼痛和不适，而现在我们更要关注如何减少或消除诊疗过程中的次生不适，同时注重人文或心理的安慰和舒适作用，缓解患者的恐惧、忧虑或绝望，满足患者在生理、精神心理、社会文化和环境四个方面的更舒适的需求。我们要大力拓展手术室外医疗服务如急救复苏、重症监护治疗、麻醉门诊、疼痛治疗、无痛分娩、无痛胃肠镜等，建设以麻醉科为主导、多学科合作的“无痛医院”，充分满足人民群众的舒适化医疗需求。

3. 目前常见的无痛诊疗项目

无痛诊疗项目涵盖目前临床上多种医疗程序，目的是通过应用镇静药物、镇痛药物或其他镇痛技术来减轻或消除患者在接受诊疗时的不适感和痛苦。无痛诊疗可以提高患者的就医体验，减少诊疗引起的焦虑和应激反应，同时也有助于提高诊疗的准确性和安全性。随着人们对舒适化医疗需求的日益增加，需要实施无痛诊疗的临床场景和人群将越来越多。目前常见的无痛诊疗项目主要包括：无痛胃肠镜检查、无痛小肠镜检查、无痛人流手术、无痛取卵手术、无痛宫腔镜检查、无痛膀胱镜检查、无痛分娩、无痛拔牙和口腔手术、无痛支气管镜检查、无痛纤支镜检查、无痛介入放射学操作、无痛内镜逆行胰胆管造影、无痛穿刺和活检、无痛儿科诊疗等。

4. 无痛诊疗的发展历程

无痛诊疗项目的发展历程跟麻醉技术和麻醉药物的发展密切相关，同时也反映了医学领域对患者舒适度和安全性的日益重视。

1842年3月30日，美国医师朗格（Crawford Williamson Long）在乔治亚州杰克逊乡村用硫酸乙醚麻醉后为一名颈部肿瘤患进行外科手术；1844年，美国牙科医师威尔士（Horace Wells）第一个将氧化亚氮（笑气）应用于拔牙手术中，让其他牙科医师把他的一颗臼齿成功拔下来而毫无痛感，他后来也因此获得了法国医学会授予吸入麻醉发明奖；1846年10月16日，莫顿（William Thomas Green Morton）在美国马萨诸塞州总医院成功地进行乙醚全麻演示，这标志着现代麻醉学的诞生、医学外科新纪元的开始；1847年，英国医师辛普森第一个将氯仿用于产科麻醉，短时间内即成功完成了50例氯仿分娩镇痛病例；1853年，英国斯诺医师（John Snow）在英国维多利亚皇后分娩时使用氯仿进行分娩镇痛；1863年，牙科医师史密斯（Smith JH）重新验证了氧化亚氮的麻醉效果，随后他将氧化亚氮大量应用于无痛拔牙手术中，氧化亚氮麻醉方法随之在整个美国牙科界普及。

在19世纪和20世纪初期，虽然人们不断进行许多尝试，但由于麻醉药物和技术的限制，无痛诊疗还处于萌芽阶段。最早的无痛诊疗技术主要包括无痛分娩和无痛拔牙等，这些技术主要依赖于乙醚、氯仿等吸入性麻醉药物。然而，这些麻醉药物的效果有限，且存在较大的安全风险，因此能受益于这些技术的患者群体非常有限。此外，由于缺乏精确的剂量控制和有效的监测手段，麻醉过程中患者的安全无法得到充分保障。

随着麻醉学和药理学的发展，20世纪中期开始出现了更加安全有效的麻醉方法和药物，如芬太尼、丙泊酚等，这些药物具有起效快、代谢快、不良反应少等特点，使得无痛诊疗更加安全和可靠。同时，随着内镜技术的不断发展，无痛胃肠镜、无痛膀胱镜、无痛纤支镜等技术也逐渐得到应用。20世纪后半叶，无痛诊疗技术显著进步，新型麻醉药物的应用提高了安全性与效果。医疗管理和标准的提升也增强了无痛诊疗的可靠性和质量。

进入21世纪以后，随着社会的进步和人们对医疗服务的需求增加，无痛诊疗技术已成为日常医疗的一部分。很多医院不断实践和完善舒适化、精准医学、快速康复等理念，提出建立无痛医院和智慧医院等目标。目前，大部分医院和诊所都开展了无痛诊疗服务，涵盖了各种手术和检查。医疗技术的持续发展促使无痛诊疗不断创新和完善。在未来，无痛诊疗将会更加广泛地应用于各种医疗服务，为患者带来更好的医疗体验和生活质量。

5. 无痛诊疗患者的麻醉评估重点

无痛诊疗的患者大部分是非住院患者，其检查和检验项目不如住院手术患者那么完善。因而问诊和体格检查很重要，要通过问诊和体格检查初步识别高风险患者，再进行针对性的检查和优化。针对无痛诊疗患者的麻醉评估，有以下几个关键点需要特别注意：①健康状况。了解患者的整体健康状况、基础健康情况，如有无合并冠心病、高血压、哮喘、中风、糖尿病等慢性疾病，平时活动状况，近期的身体状况如是否存在发热、腹泻、上呼吸道感染、肺炎等可能影响无痛诊疗的急性疾病症状。对于存在急性疾病症状的患者，无痛诊疗可能需要延期进行，以确保患者安全。②既往病史和家族病史。询问患者的既往病史、手术麻醉史、过敏史以及家族内的异常麻醉史等情况。这些信息对于评估患者的身体状况，以及预测可能的麻醉风险及麻醉方式选择具有重要意义。③用药情况。了解患者目前正在使用的所有药物，包括处方药和非处方药，以及使用方法、用药剂量和用药时间。尤其是抗高血压药、抗凝药、抗血小板药等，需要特别注意。④实验室检查和特殊检查。进行必要的实验室检查和特殊检查，以评估患者的脏器和系统功能状态。检验和检查项目根据患者具体情况而定。如一般健康患者或控制良好的慢性病患者，进行无痛胃肠镜检查，麻醉评估无特殊情况后，无需进行额外检查。有些合并严重打鼾怀疑睡眠呼吸暂停综合征的，会建议进行睡眠监测。⑤风险评估。根据患者的年龄、身体状况、病史等信息进行麻醉风险评估。⑥麻醉风险知情和选择。无痛诊疗的麻醉知情和患者选择权这一点非常重要。这些诊疗项目跟手术不一样，手术时麻醉是必需的，没有麻醉手术无法进行。但是很多诊疗项目是可以局麻或不麻醉的情况下进行的，因而要向患者充分解释各自的优缺点，确保患者在理解麻醉风险和知情之后做出最合乎患者需求和意愿的麻醉选择。

6. 手术患者就诊麻醉门诊的合适时机

关于患者最佳的术前麻醉评估时间或就诊麻醉门诊的最佳时机，目前尚无明确统一的答案，这一问题在文献中尚缺乏足够的数据支持。通常来说，在需要手术的情况下，建议患者在手术预定日期前的2～30天或更长时间内接受术前麻醉评估。

麻醉评估的时机可能会受到多种因素的影响，如患者的健康状况、手术的紧急程度、医疗设施的可用性以及麻醉医师的评估结果时效等。因而要综合考虑上述因素，以决定最佳的术前麻醉评估时间。对于身体健康，没有特殊疾病史或严重疾病且进行低、中风险手术的患者，在术前24～48 h进行评估是可行的；患有复杂疾病、进行重大手术或高龄的患者应在预定手术前至少1周进行评估，以留出足够的时间进行必要的风险评估、术前检查和专科咨询。

在评估过程中，医师将了解患者的病史、用药情况、过敏反应和任何其他重要的健康问题。评估结果将用于制订手术计划和麻醉方案，以确保手术过程的安全和顺利进行。麻醉前评估的时机似乎不会影响麻醉的结果，但手术当天的术前评估发现的异常情况（例如不适当的禁食、疑似气道困难、既往疾病、用药）可能会导致手术延迟或取消。一项研究显示，在手术前24 h内就诊麻醉门诊的患者和在预定手术后1至30天内就诊的患者之间，未观察到门诊手术的当天取消率有差异，这可能与门诊手术的患者特点和手术类型有一定关系。

7. 更可能从麻醉门诊的早期术前评估中获益的患者分析

一般而言，需要进行手术的患者都应该在麻醉门诊进行麻醉术前评估。对于一些特殊的患者，麻醉门诊的术前评估可能会带来更大的获益。麻醉门诊的主要目标是通过术前评估识别易发生并发症的患者，尤其是那些合并基础疾病、使用多种药物和接受高危手术的患者，对术前患者进行风险分层并进行术前优化非常重要。以下是一些更可能从麻醉门诊术前评估中获益的患者。

（1）复杂手术患者：涉及多器官、多系统的复杂手术，或者需要特殊体位的手术，如器官移植手术、复杂脊柱手术、颅脑手术等，都需要进行详细的术前评估。麻醉门诊可以针对患者的具体情况，进行全面的检查和评估，为手术做好充分的准备。

（2）高龄患者：中国已进入老龄化社会，65岁以上人群比例已高达15.4%，而且老年人群的比例每年还在持续增加。这种老龄化状态意味着将有更多的老年患者需要接受麻醉下的手术或舒适化诊疗。现在越来越多高龄或超高龄的患者接受复杂手术，这些患者往往合并多种基础疾病，如高血压、冠心病和糖尿病。这些患者机体机能下降，存在多病共存、多重用药、脏器功能进一步衰退等情况，其手术和麻醉风险更高，也更容易发生围手术期并发症。研究发现术前进行详细的麻醉门诊评估有助于降低这些高危老年患者的死亡率和并发症。麻醉门诊可以对老年患者复杂的麻醉前状态进行及时的筛查、诊疗和预康复，对慢性基础疾病进行更好的调控，针对其具体情况制订个性化的麻醉方案，以降低手术风险和并发症风险。

（3）小儿患者：小儿患者的身体发育尚未完全成熟，对麻醉药物的反应与成年人有所不同。某些先天性疾病和急性呼吸道疾病可能影响手术麻醉安全。研究发现，在儿科人群中，即使麻醉门诊只是提前进行术前的电话筛查也能减少手术当天的取消率。麻醉门诊可以评估患儿的生长发育情况，选择适合的麻醉药物和剂量，确保手术安全。

（4）合并严重疾病的患者：如哮喘、慢性阻塞性肺疾病（COPD）、肝肾功能不全等。患者身体存在异常状态，如妨碍从事正常日常活动的医疗状况，过去2个月内因急性发作或慢性疾病恶化入院，使用可能需要修改方案或剂量的药物（例如抗凝剂或单胺氧化酶抑制剂）；心绞痛、冠心病、起搏器置入术后、慢性心力衰竭、未控制的高血压；需要长期服药的哮喘或慢性阻塞性肺疾病且过去6个月内这些疾病的急性加重和进展，气道大手术史、异常的气道解剖结构，上气道或下气道肿瘤或严重梗阻，严重的慢性阻塞性通气功能障碍；控制不佳的糖尿病、甲状腺功能亢进；脊柱后凸或脊柱侧弯导致功能受损，颞下颌关节疾病导致的活动受限的；放化疗病史；病态肥胖等。这些疾病可能会对麻醉和手术造成影响，通过麻醉门诊的评估，可以提前发现并处理这些问题，将疾病控制在比较稳定的良好状态下接受手术从而降低手术和麻醉风险。

（5）需要长时间手术或特殊体位手术的患者：如剖宫产、脊柱手术、胸肺科手术等，这些手术时间长、体位特殊，对患者的生理功能影响较大。麻醉门诊可以通过术前评估，预测可能的风险，并采取相应的措施来降低风险。

（6）对麻醉有顾虑或恐惧的患者：这些患者可能需要麻醉门诊的术前评估和心理咨询，以了解麻醉的风险和过程，减轻对麻醉的担忧和恐惧。有些患者有不良麻醉史、困难气道或不良麻醉家族史，这些患者就诊麻醉门诊可以进行更详细的咨询和检测，避免麻醉相关的不良影响。

8. 麻醉门诊评估的重点人群

进行麻醉风险评估是非常必要和重要的，是不是所有手术和无痛诊疗患者都需要看麻醉门诊呢？这根据手术和患者情况而定。目前的常规是，住院的手术患者安排手术后，由负责的麻醉医师在术前进行评估；计划行无痛诊疗、日间手术、预住院的患者，建议到麻醉门诊进行术前麻醉风险评估；合并以下10种情况的非住院患者属于麻醉评估重点人群，强烈建议于麻醉门诊就诊进行术前评估和优化：①明确困难气道的患者如鼻咽癌放化疗患者、张口障碍、颏颌部活动受限、类风湿脊柱炎、颞颌关节炎等。②病态肥胖以及确诊的阻塞性睡眠呼吸暂停等患者。③有以下呼吸系统疾病患者：急性呼吸道感染、活动性大咯血、肺叶切除术史、慢阻肺、肺炎、肺结核和哮喘患者。④严重的神经系统疾病者（如脑卒中、偏瘫、惊厥、癫痫等）。⑤未得到适当控制的可能威胁生命的循环系统疾病，如急性冠状动脉综合征、未控制的严重高血压、严重心律失常、严重心力衰竭等心脏病患者。⑥肝功能障碍（Child-Pugh C级以上）、急性上消化道出血伴休克、严重贫血、胃肠道梗阻伴有胃内容物潴留、食管及胃肠道手术后患者。⑦有药物滥用史、年龄过高（＞70岁）或过小（＜5岁）。⑧有器官功能不全、ASA 3级以上的患者。⑨1周内服用各种类型抗凝药、器官移植后患者。⑩有镇静/麻醉药物过敏及其他严重麻醉风险者。

9. 麻醉门诊对于病情严重患者做出手术正确选择的重要意义

麻醉门诊评估对于合并严重疾病的患者至关重要，它能帮助确定手术是否为最佳选择。评估包括全面审查患者健康状况，包括器官功能和慢性病情况。它能预测手术麻醉风险，并与患者讨论。如果围手术期风险太高，可能会推荐其他治疗方案。若确需手术，麻醉团队可以进行术前优化降低围手术期风险。

在2019年7月的麻醉学专业期刊《*Anesthesia & Analgesia*》上，来自加州斯坦福大学麻醉学、围手术期和疼痛医学系的Emily Goldenberg教授提出了麻醉门诊的新作用，即麻醉门诊评估可以帮助合并严重疾病的患者明确手术是否是他们的最佳选择。

麻醉术前评估的目的是了解患者情况，评估手术麻醉风险，进行优化和术前准备。在少数情况下，麻醉医师可能会面对一些病情严重的患者需要进行手术风险评估。一项研究显示，在术前评估中心评估的747名患者中，5%在1年后死亡，其中三分之一的死亡患者接受了姑息性手术，另有三分之一的患者接受了诊断性手术。与幸存者相比，死亡患者接受择期手术的比例较低（分别为5%和42%）。如果患者在生命的最后一年接受的是姑息性手术，这种干预措施是适当的；但如果患者接受的是择期手术，这是否合适和必要，可能存在一定争议。手术是否合适，不仅要考虑手术适应证，还要考虑特定患者的整个社会和医疗背景，以及手术目标是否与患者的目标一致，术后恢复的复杂程度和并发症风险问题。对于严重共病或预期寿命大大缩短的患者，择期手术可能获益甚少。

在做出手术决策时，医护人员需要就患者风险因素、手术风险因素以及手术和非手术方案进行全面而坦诚的讨论。要对患者的目标和意愿进行讨论，尊重患者的共享决策权利。麻醉门诊术前评估可以利用麻醉医师的专业知识对患者合并症、身体功能状态、拟行手术的风险以及患者的目标和意愿进行整体评估。这方面的进一步研究有助于更好地确定哪些患者可从更详细的评估中获益，帮助医护人员和严重共病患者做出最有利于患者的共同决策。

案例分享：患者86岁，有严重的慢性阻塞性肺疾病，高血压和冠心病，因“肺部结节”就诊肺外科。外科医师推荐其前往麻醉科进行风险评估。通过和患者及家属的交流，我们了解到患者慢性阻塞性肺疾病有40多年病史，高血压10余年，冠心病7年，置入支架2枚。最近3年其体力活动下降比较明显，近半年只能慢慢上一层楼梯，平路快走约200 m觉气喘。肺部结节由3年前的1 cm增大到了1.5 cm。一个月前曾因肺部感染住院，目前有时洗澡及饱食后自觉气喘胸闷。患者的检查结果显示极重度的混合性通气功能障碍、中重度的肺动脉高压。体格检查口唇发绀，屏气试验15 s。综合患者各方面情况，我们和患者及家属进行了分析沟通：①患者进行胸科手术的风险很大，围手术期发生各种并发症的风险很大，术后能否顺利恢复是个很大的问题。②肺部结节虽有进展，但相比其基础疾病，对他的影响可能更小。③即使这个结节确实是恶性的，除了外科手术之外，现在的治疗手段也还有其他选择。患者和家属商量后决定不做手术，去肺内科寻求其他治疗方法。很幸运的是，患者经内科穿刺活检病理检查确诊肺腺癌，同时发现有基因突变，可以用靶向药物。现在一年时间过去了，患者肺部肿瘤没有进展，期间因肺部感染和心力衰竭住院两次。

10. 帮助医患双方做出更合理的医学选择

阿图·葛文德（Atul Gawande）在他的书《最好的告别——关于衰老与死亡，你必须知道的常识》中，提到“接受个人的必死性，清楚了解医学的局限性和可能性，这是一个过程，而不是一种顿悟”。他指出，面对严重的疾病，一个人要考虑下面5个问题：①你对自己的病情和预后了解吗？②你对未来有什么担忧？③你的目标和优先事项是什么？④你最不能接受的后果是什么？⑤如果健康状况恶化了，你想如何度过后面的时光呢？

面对医学的局限，我们有时很难做出选择，是应该选择手术还是其他治疗方法。与一些严重共病的患者进行风险评估时的谈话可能会很困难甚至艰难。这五个问题，尤其是患者的目标和优先事项、对未来的担忧这两个问题可以帮助我们了解什么对患者是真正重要的。了解什么对患者最重要，可以帮助确保我们提供的医疗服务与患者的目标、价值观和偏好相一致。通过这些问题的讨论可以就治疗方式和患者及家属达成更好的共识，更好地进行医疗决策。关于如何更好地与严重疾病患者和家属进行病情讨论，严重疾病对话指南可以给我们一些指引（图1-5）（https://www.ariadnelabs.org/areasof-work/serious-illness-care/）。该网站还有针对严重疾病患者和家属的指引、医疗系统的指南。

还有一些评估工具和量表有助于医师判断患者的围手术期风险和手术麻醉获益，如老年综合评估（Comprehensive Geriatric Assessment，GGA）等可用于评估老年人的健康状况。衰弱评估是GGA的重要组成部分，有助于医护人员识别衰弱患者和预测围手术期不良结局风险。衰弱评分量表种类繁多，各有优缺点，可供临床和社区使用，但尚无评估的“金标准”。临床上衰弱评估量表主要有Fried量表、FRALL量表、临床衰弱量表（Clinical Frailty Scale，CFS）、衰弱指数（Frailtyindex，FI）及Edmonton衰弱量表（Edmonton Frail Scale，EFS）等。还有一些量表可以用于预测围手术期死亡率、围手术期心血管并发症、外科并发症等（表1-1），如美国外科学院国家外科质量改进计划〔ACS NSQIP，ACS Risk Calculator-Home Page（facs.org）〕评分可用来预测患者手术30天内相关并发症，外科结局风险工具〔SORT，Surgical Outcome Risk Tool（SORT）-SOuRCe/ NCEPOD（sortsurgery.com）〕评分表预测术后30天内死亡率，改良心脏危险指数〔RCRI，Revised Cardiac Risk Index for Pre-Operative Risk（mdcalc.com）〕、贝鲁特美国大学AUB - HAS2心血管风险指数（AUB - HAS2 Cardiovascular Risk Index）

和外科风险计算器（surgery risk calculator，http://www surgicalriskcalculator com/miorcardiacarrest）预测术中及术后主要心血管不良事件（MACE）。需要注意的是，这些量表都是基于国外人群研究的结果，需结合患者具体情况及医院情况选择使用。

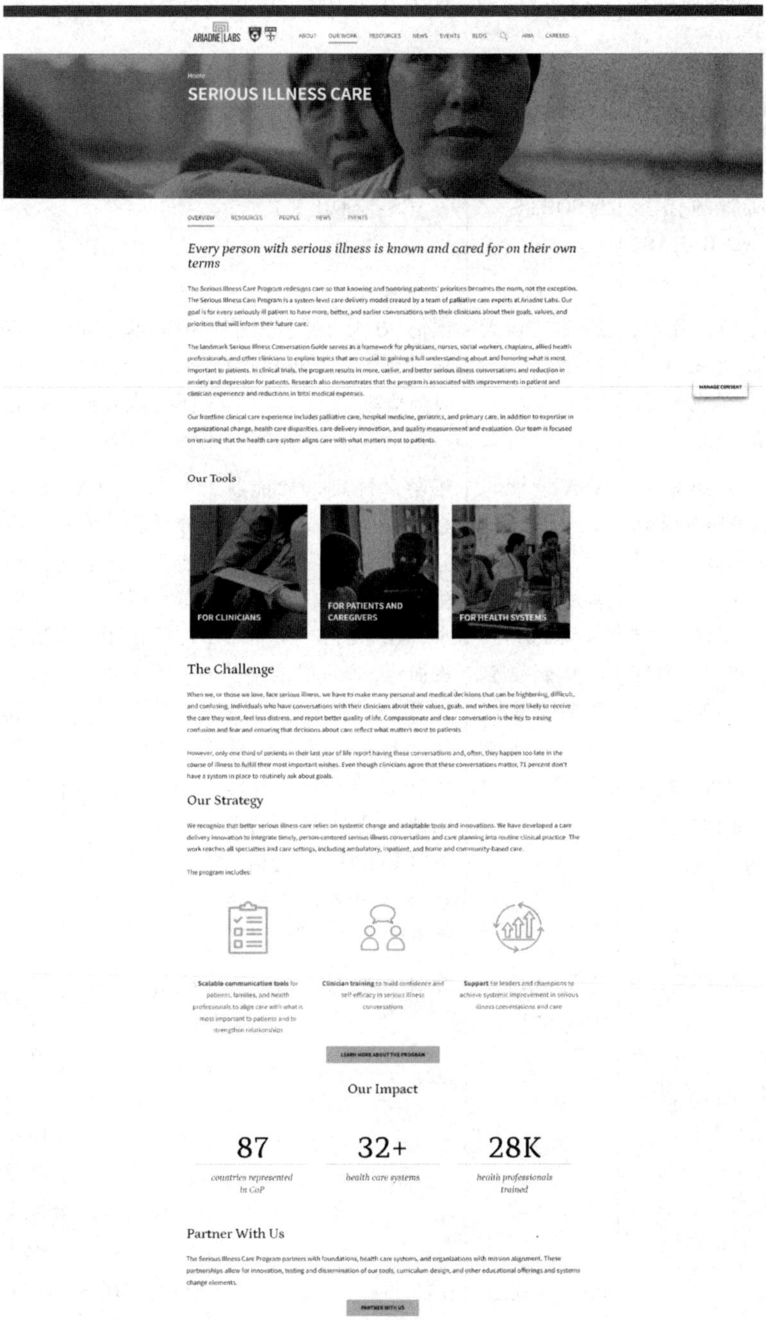

图1-5　严重疾病对话指南网页

对于复杂患者手术麻醉风险的评估是一件复杂甚至困难的事情，我们需要综合多方面的信息做出综合的判断。对于麻醉门诊识别的高风险手术患者，可以通过术前预康复、改善营养、纠正贫血、共病调控、心理认知优化等多方面的术前工作，精细的个体化麻醉管理计划，进一步降低患者的围手术期风险。

表1-1　围手术期风险评估量表

评估量表	贝鲁特美国大学 AUB-HAS2 心血管风险指数（AUB-HAS2 CRI）	外科结局风险工具（SORT）	美国外科学院国家外科质量改进计划（ACS-NSQIP）	外科风险计算器（SRC）	改良心脏危险指数（RCRI）
临床意义	评估30天死亡、心肌梗死或卒中等不良事件风险	预估30天死亡率	预估30天严重并发症和其他并发症的绝对风险概率	预估术中和30天心肌梗死或心搏骤停风险	预测术后30天死亡、心搏骤停或心肌梗死的风险
评估变量	2H：心脏病病史，心脏病症状（心绞痛或呼吸困难） 2A：年龄≥75岁，贫血（血红蛋白，12克/分升） 2S：血管外科手术，急诊手术 （每项各分1分）	ASA分级，手术急迫性，高危外科专业，手术严重程度（从轻微到复杂严重），癌症，年龄≥65岁	年龄，性别，功能状态，急诊手术，ASA分级，正在使用类固醇类药物，30天内腹水，48 h内全身性脓毒血症，呼吸机依赖，转移癌，糖尿病，正在治疗的高血压，充血性心力衰竭，呼吸困难，正在吸烟者，重度COPD，肾透析，急性肾衰竭，体质指数BMI，手术类型	年龄，ASA分级，术前功能状态，肌酐＞1.5 mg/dl，手术类型	缺血性心脏病，脑血管病，充血性心力衰竭病史，糖尿病需胰岛素治疗，血清肌酐水平≥2 mg/dl高危手术 （每项各1分）
风险评分	低风险（得分0～1）（0.3～1.6%）；中等风险（得分2～3）（7.1%～17%）； 高风险（得分＞3）（＞17%）	绝对风险：0～100%	绝对风险：0～100%	绝对风险：0～100%	得分1；风险6.0%（4.9～7.4） 得分2；风险10.1%（8.1～10.6） 得分≥3分；风险15%（11.1～20.0）
预测效能（AUC）	0.82	0.81～0.92	0.73	0.81～0.85	0.68～0.76

11. 围手术期风险评估量表对患者及其家属的意义

围手术期风险评估量表可以为患者及家属提供有关手术预后和恢复的现实预期，对患者尤其是高危手术人群可能具有特别重要的意义。

（1）围手术期风险预测量表提供了一个相对客观的参考依据，患者及家属可以根据量表的结果，更加理性地做出关于患者治疗的决策。让患者及家属共同参与手术决策，可以提高他们对病情的客观了解，增加其对围手术期风险的认知程度。充分的知情同意可以让患者及家属对手术预后和风险有更客观明确的预期。

（2）在得知明确的手术风险评估后，可以增加患者进行术前预康复的动力和依从性，促进患者参与降低风险的相关策略行动，达到术前优化的更理想效果。

（3）围手术期风险预测量表可以为患者及家属提供患者在术后可能出现的康复问题和风险，从而制订出更加合理的康复计划，也有利于患者和家属在术后康复阶段的积极参与。这对于患者的快速康复和减少并发症具有重要意义。

（4）通过对围手术期风险的充分沟通和知情，患者及家属共同决策主动参与围手术期管理，可以降低患者和家属的焦虑抑郁等不良情绪反应。

12. 手术患者或无痛诊疗患者的术前优化内容

术前优化包括多个方面的内容，如戒酒、戒烟、运动、营养、心理准备和药物调整，治疗贫血和提高运动耐量等。吸烟显著增加术后并发症，研究表明吸烟患者术后伤口愈合不良和肺部并发症增加2倍。荟萃分析和临床对照研究均证实术前戒烟3～4周可以明显降低术后并发症。越来越多的研究结果显示，术前的运动干预可对术后并发症产生积极的影响，干预措施包括有氧运动、阻力训练和呼吸训练等，效果从小到中等，还有一些研究报告运动干预组的术后并发症减少了50%。术前优化确保患者处于自身最佳健康状况，有助于减少围手术期风险。文献提示，术前风险评估后推迟手术对危险因素进行优化的患者，围手术期并发症发生率降低约40%。

所有患者都应接受关于饮食、锻炼和生活方式的建议。根据患者的状态、拟进行的手术和可用的资源，应该为患者制订个性化的术前优化计划。对于复杂患者，可能涉及麻醉医师、外科医师和专科医师的多学科术前介入。在术前优化阶段，病情严重患者有必要进行积极的监测，并及时评估病情的变化，在需要时应再次讨论以确保手术仍然是患者的正确选择。对于病情严重或复杂患者，可能需要进行多次麻醉术前风险评估以确保患者进行手术时已处于比较理想的自身生理状态。优化所需的时间取决于多种因素。最重要的是和手术团队沟通，讨论术前评估识别的可改变的危险因素，了解拟行手术的紧急性，并设置术前优化可用时间的上限。

13. 麻醉门诊的疼痛诊治任务

疼痛管理是医疗诊疗的重要组成部分，无论是慢性还是急性疼痛，患者的疼痛问题均需得到重视。疼痛门诊和麻醉门诊在疼痛管理中发挥重要作用。

在设有疼痛专科门诊的医院，疼痛门诊通常负责评估、诊断和治疗各类疼痛问题。由于疼痛问题的复杂性和多样性，疼痛门诊医师会提供个体化的治疗计划，包括药物、物理治疗、心理疗法、神经阻滞、针灸等多模式镇痛方法。

而对于没有疼痛门诊的医院，麻醉门诊需要承担更多责任。疼痛管理是麻醉门诊的重要职责之一。除了基本的术前麻醉评估，麻醉门诊还需要处理各种疼痛问题，如手术后的急性疼痛、慢性疼痛、癌痛等。这些麻醉门诊的专家需要具备丰富的疼痛管理知识和临床经验，能够根据患者的具体情况制订合适的治疗计划。无论是否设有疼痛门诊，麻醉医师在疼痛管理中都起着至关重要的作用。麻醉医师不仅需要掌握各种镇痛技术，还要了解疼痛的生理机制和患者的心理状态，为患者提供全面、有效的疼痛管理。同时，因为疼痛的处理往往涉及多个学科的知识和技能，跨学科合作是提高疼痛管理质量的一个必要手段。

14. 麻醉门诊在围手术期疼痛方面的作用

在术后恢复过程中，患者常常会面临不同程度的疼痛，影响生活质量。术后疼痛不仅影响患者的舒适度，还可能对患者的生理和心理健康产生长期的不良影响。麻醉门诊可以通过各种手段，如药物治疗、物理治疗和心理辅导等，为患者提供全方位的、专业的疼痛管理服务，减轻患者痛苦，有助于患者的快速康复和生活质量的提升。麻醉门诊在围手术期疼痛管理中的重要性主要体现在下面几方面。

（1）麻醉门诊有利于麻醉医师对患者进行全方位的疼痛评估。麻醉门诊医师能够为患者提供全面的疼痛评估，理解疼痛的性质、程度和影响，从而为后续的疼痛治疗提供依据。

（2）麻醉门诊有利于医师为患者制订个性化的治疗方案。根据评估结果，医师可以为患者制订个性化的多模式的疼痛治疗方案。包括药物治疗、神经阻滞、物理治疗、心理辅导、针灸等多种手段，以全面、有效地缓解患者疼痛。

（3）麻醉门诊可以方便麻醉医师进行预防性疼痛管理。通过麻醉门诊，医师可以在术前、术后早期介入，实施预防性的疼痛管理策略，有效缓解术后急性疼痛，从而降低慢性疼痛发生率，提高患者的生活质量。

（4）麻醉门诊有助于对患者进行密切的随访与调整疼痛治疗策略。麻醉门诊还提供了持续的随访机会，医师可以根据患者的恢复情况及时调整疼痛治疗方案，保证疼痛的治疗效果。

（5）麻醉门诊有助于对患者进行疼痛教育。麻醉门诊同时承担着对患者进行疼痛教育的重要任务。通过对疼痛的科普教育，患者可以更好地理解疼痛的原因、治疗方案和预期效果，从而增强治疗的依从性。

（6）麻醉门诊有助于为患者提供心理支持。除了生理上的治疗，麻醉门诊也需要关注患者的心理状态。在疼痛管理中，心理支持与辅导对于缓解患者的焦虑、抑郁等情绪问题具有重要意义。

15. ERAS理念下麻醉门诊在术后随访中的重要意义

随着外科技术的发展，高龄、复杂及肿瘤手术患者逐渐增加，如何预防和降低外科手术患者围手术期并发症，加快术后康复，改善远期预后将成为麻醉学科的重大科学问题。我们要积极应用加速康复外科（Enhanced Recovery After Surgery，ERAS）理念指导临床实践，搭建ERAS多学科合作平台，通过外科、麻醉、护理、营养、康复理疗、心理等多学科协作，优化围手术期相关治疗的临床路径，缓解患者的围手术期应激反应，进而减少术后并发症、缩短住院时间，并改善术后康复和预后，实现患者、医师、医院、医保的四方共赢。在此医疗背景下，麻醉门诊在围手术期ERAS实践中起到了重要的作用。麻醉门诊进行麻醉术前评估可以提前进行麻醉宣教和教育，及早介入术前准备，调整患者机能状态，优化围手术期管理策略。ERAS理念下有更多的手术患者进行门诊手术或日间手术，住院手术的患者术后也能更快地出院。这些手术患者的术后随访或出院后麻醉相关情况随访成了麻醉门诊的另一项重要任务。麻醉医师没有查房制度，对麻醉后患者的病情不易掌握，术后随访是及时发现术后病情异常和麻醉并发症的重要措施。术后随访在麻醉门诊中扮演着重要的角色，它为患者提供了持续的医疗关注和护理，有助于患者的快速康复。

麻醉门诊需跟踪患者出院后的麻醉后恢复情况，包括疼痛管理、麻醉药物的副作用、手术部位的恢复情况等。通过术后随访和定期随访，医师可以及时了解患者的恢复情况，及早发现各种异常和并发症，并及时处理任何与麻醉相关的问题。如果发现患者有任何疼痛、不适或其他与麻醉相关的问题，麻醉门诊可以提供必要的指导和支持，让患者避免或减轻痛苦和造成严重后果，以确保患者的舒适和安全，促进患者术后的快速康复，提高手术成功率和提升麻醉质量。此外，麻醉门诊的术后随访还能增强医患之间的沟通与互动，提供高质量的术后护理，增强患者满意度，并持续改进医疗服务质量。

16. 麻醉门诊在术后随访中的作用

麻醉门诊在术后随访中发挥着重要的作用，特别是为门诊手术、日间手术患者以及出院后的住院手术患者的术后恢复提供了全面的保障和支持。通过与患者的交流、沟通和指导，以及不断反馈、改进和提高，麻醉门诊能够提供更加专业、高效、人性化的医疗服务。术后随访主要在以下这些方面发挥作用。

（1）麻醉门诊有助于术后患者并发症的及时发现与处理：通过定期的术后随访，医师可以及时发现并处理可能出现的术后并发症，如感染、出血、疼痛等。这种早期干预可以降低并发症对患者的伤害，提高患者的舒适度和手术麻醉体验。

（2）麻醉门诊有利于调整治疗方案：在随访过程中，医师可以根据患者的恢复情况及时调整治疗方案。例如，如果发现患者的恢复情况不如预期，医师可以调整药物剂量、物理治疗方案或提供进一步的手术干预建议。

（3）麻醉门诊有利于增强医患沟通与互动：术后随访为医师和患者提供了一个交流的平台。医师可以解答患者的疑惑，了解患者的感受和体验，增强患者对医师的信任感，从而提高患者满意度。

（4）麻醉门诊有助于提高手术患者生活质量：有效的术后随访可以确保患者得到及时、专业的指导，从而更好地管理术后恢复。这有助于提高患者的生活质量，使患者能够更快地恢复正常生活和工作。

（5）麻醉门诊有助于收集手术患者意见反馈与持续改进：通过术后随访，医师还可以收集患者的反馈意见，对医疗服务的质量进行持续改进。这有助于提高医疗服务的效率和质量，进一步优化患者的就医体验。

17. 麻醉门诊在术后康复指导方面的作用

康复指导是麻醉门诊不可或缺的一部分，其目标是确保患者在术后顺利恢复，减少并发症，提高生活质量。在手术或麻醉后，患者的身体会经历一系列生理变化，需要一定时间来恢复。在康复过程中，麻醉医师可根据患者的具体情况，提供个性化的康复建议，在疼痛管理、药物调整与优化、功能康复指导、并发症预防、营养与饮食指导、心理疏导与支持以及复查与随访安排等方面提出专业指导意见。麻醉医师提供的康复指导可以帮助患者更快地适应这些变化，减轻术后不适感，促进术后的快速康复，有助于提高患者的治疗效果和生活质量，促进其尽快回归正常生活和工作。

（1）疼痛管理：术后疼痛是影响患者康复的重要因素。麻醉门诊在疼痛管理方面扮演着关键角色。麻醉医师会与患者沟通，了解其疼痛情况，制订个性化的疼痛管理方案，包括药物治疗和非药物治疗，如微针治疗、物理疗法和心理疗法，帮助患者缓解术后疼痛。

（2）药物调整与优化：麻醉门诊还负责调整和优化患者的药物治疗方案。根据患者的具体情况，麻醉医师会调整镇痛药、镇静药和其他相关药物的剂量和种类，以最大限度地提高治疗效果，减少不良反应的发生。

（3）功能康复指导：针对患者的手术类型和身体状况，麻醉医师会制订个性化的运动康复计划。适当的运动可以帮助患者改善心肺功能、增强肌肉力量、提高身体协调性，有助于身体的全面恢复。

（4）并发症预防：预防术后并发症是麻醉门诊的另一项重要任务。通过对患者的全面评估，麻醉门诊能够识别出潜在的风险因素，采取相应的预防措施，降低术后并发症的发生率。

（5）营养与饮食调整：麻醉医师会根据患者的营养需求和饮食偏好，提供个性化的饮食建议，确保患者在术后恢复过程中的营养需求得到满足。合理的饮食搭配有助于补充营养、增强体质，促进身体的康复。

（6）复查与随访安排：为了确保患者的术后恢复情况得到持续关注，麻醉门诊会安排复查和随访。通过定期的复查和随访，及时发现并处理恢复过程中可能出现的问题，提高患者的康复效果。同时，随访还可以为患者提供必要的心理支持和生活指导。麻醉门诊提供心理疏导与支持，帮助患者缓解焦虑、抑郁等情绪问题，增强其康复信心。麻醉门诊指导患者调整作息时间、保持良好的心态、避免不良嗜好等，以促进身体的康复。

（康　茵）

参考文献

[1]中国老年医学学会麻醉学分会.老年衰弱患者围术期管理专家意见[J].临床麻醉学杂志，2023，39（9）：991-997.DOI：10.12089/jca.2023.09.019.

[2]郑兰兰.麻醉门诊宣教对剖宫产产妇术前焦虑影响的临床研究[D].中国医科大学，2023.DOI：10.27652/d.cnki.gzyku.2023.001345.

[3]Brix LD,Gamst-Jensen H,Nielsen AH,et al.Pre-anaesthetic assessment and related outcome measures in adults undergoing elective surgery-Scoping review protocol[J]. Acta Anaesthesiol Scand,2023,67(6):703-705.DOI:10.1111/aas.14227.Epub 2023 Mar 15.PMID:36889985.

[4]Jindal P,Patil V,Pradhan R,et al.Update on preoperative evaluation and optimisation[J]. Indian J Anaesth,2023,67(1):39-47.DOI:10.4103/ija.ija_1041_22. Epub.2023 Jan 21. PMID:36970476;PMCID:PMC10034939.

[5]严蓉，高巨，束余声，等.麻醉科门诊建设与管理：实践与思考[J].中华麻醉学杂志，2022，42（3）：358-361.DOI：10.3760/cma.j.cn131073.20220313.00323.

[6]Kristoffersen EW,Opsal A,Tveit TO,et al.Effectiveness of pre-anaesthetic assessment clinic:a systematic review of randomised and non-randomised prospective controlled studies[J].BMJ Open,2022,12(5):e054206.DOI:10.1136/bmjopen-2021-054206. PMID:35545393;PMCID:PMC9096538.

[7]McNally SA,El-Boghdadly K,Kua J,et al.Preoperative assessment and optimisation:the key to good outcomes after the pandemic[J].Br J Hosp Med (Lond),2021,82(6):1-6.DOI:10.12968/hmed.2021.0318.Epub 2021 Jun 22.PMID:34191557.

[8]Karim HMR,Singha SK,Neema PK,et al.Information technology-based joint preoperative assessment,risk stratification and its impact on patient management,perioperative outcome, and cost[J].Discoveries (Craiova),2021,9(2):e130.DOI:10.15190/d.2021.9.PMID:34849397;PMCID:PMC8627278.

[9]Goldenberg E,Saffary R,Schmiesing C.New Role for the Anesthesia Preoperative Clinic:Helping to Ensure That Surgery Is the Right Choice for Patients With Serious Illness[J].Anesth Analg,2019,129(1):311-315.DOI:10.1213/ANE.0000000000004178.PMID:30985381.

第二章

麻醉门诊的诊疗流程

第一节　患者预约和就诊流程

1. 患者预约麻醉门诊的途径

首先，患者要确定想去的接受诊疗的医院，明确这家医院有无开设麻醉门诊，可以在附近的医院、诊所或专科医疗中心；也可以通过互联网搜索、咨询医师或向当地医疗机构咨询来获取相关信息。其次，选择自己方便的挂号方式：医院挂号窗口进行挂号、拨打医院在线预约电话，医院官方微信公众号，医院的官方网站，5G互联网医院预约挂号，有些医院还开展了线上麻醉评估门诊。

2. 预约麻醉门诊时通常需要携带的资料

预约麻醉门诊时，通常需要患者携带以下文件和信息：①身份证或其他有效身份证明；②就诊卡或医保卡：建议携带以便进行挂号和结算；③病历和相关检查报告：如果之前有过就诊或进行过相关检查，最好携带相关病历和检查报告，以供麻醉医师参考；④医师转诊信（如适用）：如果是经过其他医师转诊至麻醉门诊，建议携带医师转诊信，以便麻醉医师了解您的病情和医师的建议；⑤用药清单：如果正在使用任何药物，最好将用药清单带给麻醉医师，包括药物名称、剂量和用法，如果自己不清楚可以把正在服用的药物带给医师查看；⑥过敏信息：如果对某些药物或物质有过敏反应，请确保告知麻醉医师，并尽可能提供过敏源的详细信息；⑦任何其他相关文件：如果有任何其他与麻醉相关的文件或信息，如手术安排、手术同意书等，请携带给麻醉医师。

3．如果没有病历和检查报告，预约麻醉门诊的途径

即使没有病历和检查报告，仍然可以预约麻醉门诊。麻醉门诊的目的是评估患者的身体状况和麻醉风险，并为手术提供个体化的麻醉和围手术期管理方案。尽管病历和检查报告可以提供更详细的信息，但如果患者没有这些文件，麻醉医师仍然会进行初步评估和沟通。

如果没有病历和检查报告时，麻醉门诊通常会进行以下步骤来评估麻醉和手术风险。①详细病史询问：麻醉医师会与患者进行面对面的访谈，询问患者的病史、手术史、药物过敏情况、目前的症状和疾病等。患者可以提供尽可能详细的信息，包括过去的疾病、手术和麻醉经历，以及目前的健康状况。②身体检查：麻醉医师会进行身体检查，包括测量身高、体重、血压、心率等基本生命体征，以评估患者的一般健康状况。③评估合并症风险：麻醉医师会询问患者是否有任何合并症，如心脏病、高血压、糖尿病等。这些合并症可能会影响麻醉和手术的安全性，因此麻醉医师会评估和处理这些风险。④麻醉风险评估：麻醉医师会根据个人情况和手术类型，评估麻醉风险，并制订适合的个体化麻醉计划。他们会考虑患者的整体健康状况、药物过敏情况、手术的复杂性和持续时间等因素。⑤沟通和教育：麻醉医师会与患者进行沟通和教育，解释麻醉的过程、风险和可能的并发症，以及如何准备手术前的禁食和用药事项等。他们会回答患者的问题，并帮助减轻紧张和恐惧感。

尽管没有病历和检查报告可能限制了麻醉医师对病情的全面了解，但他们会尽力根据患者提供的信息和通过面诊来进行评估和决策。他们可能还会建议进行某些基本的实验室检查或特殊检查，以进一步评估身体状况和麻醉风险。

4．麻醉门诊的就诊流程

麻醉门诊就诊流程可能会因医院和地区而有所不同，以下是一般情况下的典型流程。①预约：患者需要提前预约麻醉门诊就诊。患者可以通过电话、在线预约系统或医院前台进行预约。在预约时，患者可以简要描述病情和手术类型，以便医院能够安排合适的麻醉医师和时间。②登记和登记表：当患者到达医院的麻醉门诊时，需要前往接待处或登记处进行登记。患者可能需要填写一份登记表，提供个人信息、病史、药物过敏情况等。③面诊和评估：接下来，患者将与麻醉医师进行面对面的访谈和评估。麻醉医师会询问患者的病史、手术史、药物过敏情况以及目前

的症状和疾病等。④身体检查：麻醉医师可能会进行针对性的身体检查以评估您的一般健康状况。⑤麻醉风险评估和制订计划：麻醉医师将根据患者的个人情况和手术类型，考虑患者的整体健康状况、药物过敏情况、手术的复杂性和持续时间等因素，对麻醉风险进行评估，并制订适合患者的个体化麻醉计划。⑥沟通和教育：麻醉医师将与患者进行沟通和教育，解释麻醉的过程、风险、可能的并发症及注意事项等。方便患者对麻醉程序和围手术期护理有所了解。⑦检查和实验室测试：根据需要，麻醉医师可能会建议患者进行一些特定的检查或实验室测试，以获得更多关于您的身体状况的信息。这些检查可能在麻醉门诊或其他相关科室进行。⑧记录和安排手术日程：麻醉门诊将记录患者的评估结果和麻醉计划，并与手术科室协调安排手术时间。⑨术前指导和准备：如果患者需要手术治疗或舒适化无痛治疗，麻醉医师会向患者提供包括禁食禁饮等事项等的术前准备指导。

是不是所有手术和无痛诊疗患者都需要看麻醉门诊呢？这要根据手术和患者情况而定，不同医院的规定也有不同。目前的常规是，住院的手术患者安排手术后，由负责的麻醉医师在术前进行评估，无特殊情况如期手术，如存在不适合麻醉手术的情况则进行相应的调整后再安排手术；计划行无痛诊疗、日间手术、预住院的患者，建议到麻醉门诊进行术前麻醉风险评估，麻醉医师会给出具体评估意见（图2–1）。

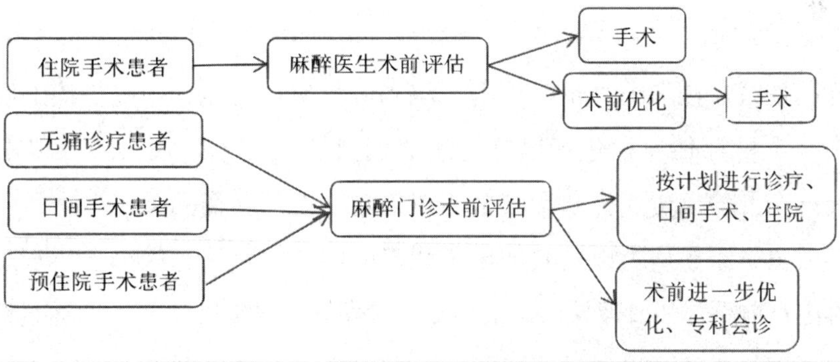

图2–1　手术和麻醉门诊患者麻醉评估流程图

5．麻醉门诊评估的时间

麻醉门诊评估的时间会根据具体情况而有所不同，因此无法给出确切的时间。评估的时间取决于您的个人情况和手术的复杂性。一般来说，评估可能需要十几分钟到1个小时。有时候，可能需要多个评估阶段，尤其是对于复杂的手术或存在潜在风险的患者。具体的评估时间还会受到医院和医师的安排和工作流程的影响。

6．节假日预约麻醉门诊的途径

在遇到节假日需要预约麻醉门诊时，患者可以考虑以下途径。①提前预约：如果患者预见到自己可能需要在节假日期间接受麻醉门诊服务，尽量提前预约。联系医院或麻醉科部门，询问他们是否在节假日提供服务以及如何预约。②医院急诊部门：如果患者的情况比较紧急或需要紧急评估，患者可以前往医院的急诊部门求助。急诊部门通常在节假日也会提供服务，并可以评估患者的状况并转介患者到相关的麻醉门诊。③电话咨询：在节假日期间，患者可以通过电话咨询医院或麻醉科部门，询问他们是否提供麻醉门诊服务以及如何安排预约。他们可能会提供特定的联系方式或指示。④在线预约系统：一些医院或诊所可能提供在线预约系统，患者可以通过他们的网站或移动应用程序预约麻醉门诊。这种方式可以在任何时间进行预约，无论是节假日还是工作日。⑤寻求医师或专家推荐：如果患者有其他医师或专家的推荐，可以联系他们所推荐的医院或麻醉科部门，咨询他们是否在节假日提供服务并预约麻醉门诊。

7．线上进行麻醉评估的方法

线上麻醉评估是可以实现的，尤其是一些健康患者进行简单的手术或无痛诊疗。随着远程医疗技术的进步，许多医院和医疗机构已经开始提供线上麻醉评估服务。①在线麻醉评估通常包括医师与患者通过线上交流、视频会议或电话进行交流，以收集患者的病史、症状和其他相关信息。医师会询问关于过去的手术史、用药史、过敏史、家族病史以及其他健康状况的问题。此外，医师会要求患者提供一些必要的检查结果，如血液检验、心电图、X线等，以辅助评估。②通过线上麻醉评估，医师可以初步评估患者的麻醉风险，并制订适当的麻醉方案。对于一些简单的手术或程序，线上评估足以满足麻醉的需要。然而，对于复杂的病情或高风险的手术，还需要面对面的评估和进一步的检查。③在决定进行线上麻醉评估时，医师会综合考虑患者的病情、手术类型、麻醉风险以及远程评估的可靠性和安全性。

8. 线上预约麻醉门诊的流程

随着信息化的发展，越来越多的人选择线上预约挂号或者线上麻醉问诊的方式。通过在线预约系统，无论在工作时间内或者非工作时间，可以随时进行预约。此外，还可以更方便地管理和修改预约，避免了电话预约可能出现的繁忙信号或等待时间。①预约挂号需要提供的信息：进入在线预约系统后，患者需要提供一些个人信息，例如姓名、联系方式、身份证号码、医疗保险信息等，并确保提供准确而完整的资料。②接收预约确认：可以登录预约系统账户，并在预约页面上确认您的预约。一旦患者确认了预约请求，系统通常会生成一份预约确认，显示预约详细信息，包括日期、报到候诊时间、门诊类型等。患者可以登录自己的账户，并在预约页面上确认自己的预约。患者可以打印或保存此确认作为参考。③导航到预约页面：在医院的网站上，寻找与预约相关的页面或部分。通常可以在主菜单或网站的顶部或底部找到。如果有搜索功能，患者可以尝试搜索关键词，如“在线预约”“预约门诊”等。④候诊与接诊：为了有序地进行接诊和节约患者候诊的时间，一般会在接诊半小时至一小时前可以在前台或者预约系统进行报到，然后有序的等待叫号接诊。⑤值得注意的是，不同医疗机构的在线预约系统可能有所不同，因此在具体操作上可能会有细微差异。最好参考医疗机构的官方网站上的指南和说明，以了解其在线预约流程。

9. 线上麻醉评估与面对面麻醉评估相比的优缺点

线上麻醉评估和面对面评估都有各自的优缺点。

线上麻醉评估的优点。①方便性：患者可以在家或者任何有互联网连接的地方进行评估，无需前往医院，节约了时间和成本。②远程访问：对于那些居住在偏远地区或无法轻易前往医院的患者来说，线上评估提供了便利的访问方式。③时间灵活性：线上评估可以更容易地安排时间，避免长时间的等待和排队。更有利于医患双方找到合适双方的时间段。④便于记录和共享信息：通过在线平台轻松地共享您的影像学报告、实验室结果和其他相关文档，与麻醉医师进行交流，无论您身处何地，都能获得专业意见和建议。医师通过平台也可以轻松记录和存档患者信息，方便后续查看和共享给其他医务专业人员。

线上麻醉评估的缺点。①限制性：线上评估无法提供面对面的交流，医师无法直接观察和触摸患者的身体，限制了某些体格检查的可能性，比如，某些身体检查、触诊和特殊测试无法通过线上评估进行。②技术限制：线上评估需要可靠的互联网连接、视频质量、音频质量等技术设备，对于某些患者来说可能不太容易实现。③有限的观察：麻醉医师可能无法通过线上评估获得与面对面接触相同的详细观察和直观感受。④信息获取的局限性：某些重要的体征和检查结果可能无法通过线上评估获得，间接会影响医师对患者状况的全面了解和评估。

面对面麻醉评估的优点。①全面的评估：面对面评估可以进行全面的身体检查，包括触诊、听诊、触诊和其他必要的测试，以获得更准确的评估结果。②直观观察：面对面接触可以让麻醉医师直观地观察您的状况，包括面色、表情和体态等，从而更好地评估您的健康状况和麻醉需求。③可即时解决问题：面对面评估可以提供实时的互动和沟通，医师可以即时回答患者的问题和疑虑。④更准确的诊断和评估：面对面评估有助于医师更准确地评估患者的病情和麻醉风险，并制订个性化的治疗方案。

面对面麻醉评估的缺点。①时间和地点限制：患者需要前往医院或诊所接受评估，这可能需要花费额外的时间和精力，并可能受到交通等因素的限制。②门诊排队和等待时间：面对面评估可能需要等待时间，特别是在繁忙的门诊环境中，这可能会对患者的方便性造成影响。

在决定使用线上麻醉评估还是面对面评估时，最重要的是根据您的特定情况和需求与医师进行讨论，并遵循医疗机构的建议。医师将根据您的病情和需要来决定哪种评估方式更适合您。

10. 线上麻醉门诊患者的范畴

线上麻醉评估并不适用于所有类型的麻醉评估，而是在特定情况下可能被采用。以下是一些可能适用于线上麻醉评估的情况。①初步评估：线上评估可以用于初步评估患者的麻醉需求和风险。通过视频会议或在线问卷调查，医师可以获取患者的病史、症状和相关报告，初步评估患者的麻醉适应性。②常规手术：对于一些常规手术，如拔牙、植入导管等，线上评估可能足以确定麻醉计划和风险评估。③麻醉复查：如果您已经接受过面对面麻醉评估，需要再次接受麻醉，线上评估可以用于简单地评估您的健康状况和麻醉需求。④术后评估：在线评估可以用于术后麻醉评估，以了解手术后的恢复情况和监控麻醉相关的并发症。对于某些情况，特别是复杂的病例或需要特定测试和体检的情况，面对面评估通常是必要的。例如，对于高风险手术、重症患者或有潜在心血管问题的患者，面对面评估可能更合适，以进行全面的身体检查和详细评估。

第二节 麻醉门诊患者病史的采集

1. 麻醉门诊患者病史的采集的必要性

麻醉门诊采集患者病史是非常必要的，因为它通过对患者的全面了解，有助于麻醉医师评估患者在接受麻醉过程中的风险，并制订个性化的麻醉方案。①麻醉风险评估：通过采集患者的病史，可以评估患者在麻醉过程中的风险。了解患者的基础疾病、手术史、过敏史和药物使用情况等，有助于判断患者是否存在潜在的麻醉相关风险，如心血管疾病、呼吸系统问题、过敏反应等。②麻醉计划制订：根据患者的病史，麻醉医师可以制订个性化的麻醉计划。了解患者的疾病状况和手术历史，可以选择适当的麻醉药物、麻醉技术和监测方法，以最大限度地提高麻醉安全性。③麻醉药物选择和剂量计算：患者的病史对于选择合适的麻醉药物和计算剂量非常重要。例如，了解患者的肝肾功能状况、药物过敏史和药物相互作用等，可以避免药物不良反应和药物间的不良相互作用。④麻醉并发症风险评估：通过病史采集，可以评估患者在麻醉过程中可能出现的并发症风险。例如，了解患者的过敏史、家族病史和手术史，可以预测患者在麻醉过程中可能出现的问题，并采取相应的预防措施。⑤提供综合医疗护理：通过详细的病史采集，医务人员可以获得患者的整体健康状况。这有助于确定是否需要进行进一步的检查和评估，以及在麻醉过程中提供综合的医疗护理。

2. 麻醉门诊患者病史的采集内容

在麻醉评估门诊中，采集患者的病史是一项重要的任务。以下是常见的麻醉评估门诊患者病史采集内容。①基本信息：包括患者的姓名、年龄、性别、联系方式等基本个人信息。②现病史：了解患者当前是否存在慢性疾病或急性病情，如心脏病、高血压、糖尿病、哮喘等。询问疾病的确诊时间、治疗情况以及使用的药物。

③既往病史：了解患者的既往疾病和外科手术史，包括但不限于以下内容。心血管系统，心脏病、高血压、心律失常等。呼吸系统，哮喘、慢性阻塞性肺病等。肝肾功能，肝功能障碍、肾功能受损等。神经系统，中风、癫痫等。内分泌系统，糖尿病、甲状腺疾病等。出血倾向，血友病、抗凝药物使用等。其他系统疾病，消化系统、泌尿系统、免疫系统等。外科手术史，包括手术的类型、日期、手术过程中的麻醉方式和麻醉反应等。④家族史：了解患者的家族病史，特别是与麻醉相关的问题，如家族中是否有对麻醉药物过敏或特殊反应的情况。⑤过敏史：在采集过敏史时，以下是一些常见的信息和问题，可以作为指导。a.过敏反应：请患者提供过敏的具体细节和反应类型。例如，皮肤瘙痒、红疹、荨麻疹、呼吸困难、肿胀等。b.过敏源：询问患者对哪些物质或物品存在过敏反应？可能包括药物（如青霉素、阿司匹林等）、食物（如花生、贝类、鸡蛋等）、环境因素（如花粉、尘螨等）或其他物质。c.过敏的严重程度：询问患者过敏反应的严重程度如何？是否曾经出现过严重的过敏反应，如过敏性休克或呼吸道紧闭等？d.过敏史的确诊：询问患者过敏反应是否经过医生或过敏专科的确诊？是否进行过过敏测试，如皮肤划痕试验、血清IgE测定等？e.过敏的持续性：询问患者过敏反应是否是一次性的，还是持续性的？是否有特定的季节性过敏？f.家族过敏史：询问患者的家族成员是否有过敏史？特别是直系亲属（父母、兄弟姐妹、子女）是否有相似的过敏反应？g.对过敏的处理：您是如何处理过敏反应的？是否使用过抗过敏药物，如抗组胺药或肾上腺素等情况。⑥药物和使用：了解患者目前正在使用的药物，包括处方药、非处方药和补充剂。询问药物的名称、剂量、使用频率和持续时间，尤其应注意抗高血压、抗心律失常、抗凝血、抗惊厥及内分泌系统（如胰岛素和降糖药等）等药物。根据患者现阶段的情况，评估停药后的潜在影响、药物的半衰期、与麻醉药物联合使用后发生不良反应的可能性等。⑦饮食和液体摄入：了解患者是否知晓手术前或无痛诊疗术前禁食禁水规定，并根据具体检查和手术的时间叮嘱最后一次进食和饮水的时间。⑧吸烟和饮酒史。a.吸烟史：吸烟状况，患者是否吸烟？吸烟频率和吸烟量是多少？吸烟年限：患者吸烟已有多长时间？戒烟历史：是否曾经尝试戒烟？如果是，请提供相关的戒烟方法和结果。b.饮酒史：饮酒频率，询问患者通常以什么频率饮酒？例如每天、每周几次、偶尔等。饮酒种类：询问患者通常饮用什么类型的酒精饮品？例如啤酒、葡萄酒、烈酒等。饮酒量：通常饮酒的数量是多少？例如每次饮酒的标准饮量单位（例如一杯、一瓶）或每天饮酒的总量。询问患者是否曾经因饮

酒而面临健康、社交或其他问题？例如酗酒、酒精依赖或酒后驾驶等。需要注意的是，急性酒精中毒者麻醉药物的需要量降低，同时存在低体温和低血糖的倾向；然而酒精戒断者则可诱发严重高血压、震颤、谵妄和抽搐，且麻醉药物的需要量也明显增加。长期使用阿片类和苯二氮䓬类药物的患者发生术中知晓的危险性增加。⑨妊娠和哺乳：对于女性患者，需询问是否怀孕、哺乳或计划怀孕。⑩生活方式和社会因素：了解患者的心理和社会因素，包括焦虑、抑郁、家庭支持等，了解患者的生活方式、吸烟和饮酒习惯、职业暴露史以及与麻醉相关的环境因素。⑪麻醉相关病史：询问患者以往接受过的麻醉方式、麻醉药物过敏史、麻醉相关的并发症或不良反应等，以及家族中的麻醉相关问题，主要不适如术后恶心呕吐、声音嘶哑、肌病或神经病变等情况；还应具体了解患者既往麻醉有无特殊情况，包括以下几个方面。①对药物的反应：患者对镇静药、镇痛药、和其他麻醉药的反应存在很大的个体差异。②开放静脉通路和有创监测：了解既往进行过的有创操作及操作过程是否顺利。③气道情况：有无困难气道或气管切开。④围麻醉期间并发症：如药物不良反应、术中知晓、牙齿损伤、术后难治性恶心呕吐（PONV）、循环和呼吸不稳定、术后心肌梗死或充血性心力衰竭、非预定性入重症监护病房（ICU）后续治疗、麻醉苏醒延迟或需要再次气管插管。⑤镇痛药需求：术中和术后恢复室中患者的镇痛药物的用量是一个重要的信息，有助于满足患者今后的镇痛要求。（麻醉相关病史见表2-1。）

表2-1 麻醉相关病史

手术史：□无□有（名称：麻醉：□全□局□椎管内□不确定：接受血制品：□无□有□不确定）
吸烟：□无，□有（年，约 支/天，戒烟约 天）
饮酒：□无，□有（偶尔、经常）
哮喘：□无，有（□过敏□炎性□不清楚）；1年内（□频繁□偶有□从未）发作，处理办法（ ）
近来感冒：□无，□有（约天前已愈）
近来咳嗽：□无，有（□无痰、□白痰、□黄脓痰、□量少、□量多、□咯血）
睡觉时打鼾：□无，有（□轻、□中、口重）
体力活动：□正常，□受限，□卧床（ 天）
胸闷、胸痛：□无，□有（活动后、夜间、不确定；放射：至左肩、左小指、不伴放射痛、其他部位；缓解：停止活动后缓解、自动缓解、药物缓解）
高血压：□无，□不清楚，□有（最高 mmHg，最低 mmHg）
四肢活动：□正常，偏瘫（□左、□右、□上、□下肢）

续表

精神病史：□无，□有；晕厥史：□无，□有青光眼：□无，□有
糖尿病：□不清楚□无□有（服药、注射胰岛素）□正常□多饮多食□少量进食□不能进食
胃、十二指肠溃疡史：□不清楚，□无，□有；受伤：□无，□有（部位 ）
出血倾向：□无，□有；□牙、鼻易于出血，口体表易于有青紫斑，□伤口不易止血
药物过敏：□无，□有（名称）食物过敏：□无，□有（名称）
近期服药：□无，有（□安眠药、□降压药、□降糖药物、□糖皮质激素□抗凝药、□其他）
平时腰痛：□无，□有；适龄妇女月经：□经期，□非经期；怀孕：□无，□有，□可能
婴幼儿出生：□足月，□早产；活动：□正常，□不正常；哭闹时口唇发绀：□无，□有
亲属（有血缘关系者）相关疾病：□无，□有（ ）

3. 病史采集中患者心血管系统的关注点

在采集心血管系统病史时，以下是一些关注点。①高血压：了解患者是否有高血压病史，包括诊断时间、用药情况以及目前的血压控制情况。未经治疗的高血压患者，麻醉过程中易出现剧烈的血压变化，也是围手术期心血管事件发生的主要危险因素。②冠心病：询问患者是否有冠心病病史，包括心绞痛、心肌梗死等。了解病程、治疗和手术史等方面的信息。既往患有冠状动脉疾病的患者，在麻醉和手术的应激下，更易诱发心肌缺血、心功能不全或心肌梗死。心绞痛、劳力性呼吸困难、阵发性夜间呼吸困难及患者运动肺活量等的评估，有助于疾病严重程度的判断。③心力衰竭：了解患者是否有心力衰竭病史，包括心功能分级、症状严重程度以及治疗情况。④心律失常：询问患者是否有心律失常病史，如心房颤动、心室早搏等。了解病程、治疗和药物使用情况。⑤心脏手术史：了解患者是否曾接受过心脏手术，如冠状动脉疏通术、心脏支架植入等；询问手术类型、时间、术后恢复情况等；是否安装起搏器和（或）植入式心脏转复除颤器，安装起搏器和（或）植入式转复除颤器的心律失常患者，术前需请设备厂家或电生理师会诊，了解不同类型起搏器的特殊功能及是否需要术前重新调试。建议此类装置应该在手术前6个月内安装，术前应决定是否使用除颤模式（可以通过皮下放置磁铁使仪器失活）。⑥血管疾病史：了解患者是否有血管疾病史，如动脉瘤、动脉硬化、外周动脉疾病等。了解治疗情况和手术史。⑦心脏瓣膜病：询问患者是否有心脏瓣膜病史，包括瓣膜类型、病程、治疗情况等。⑧心脏先天性疾病：了解患者是否有心脏先天性疾病史，如室间隔缺损、动脉导管未闭等。了解手术史和治疗情况。⑨心血管药物使用情况：询问患者目前正在使用的心血管药物，包括抗高血压药、抗心绞痛药、抗凝药物等。了解药物种类、剂量和用药频率。⑩运动耐量和活动能力：了解患者的运动耐量和活动能力，评估患者的心脏负荷和心血管稳定性。可以由多种原因引起，包括机体功能失调、肥胖及心肺疾病。如果是慢性劳力性呼吸困难，应了解其中的原因，如果是急性劳力性呼吸困难，建议患者在心脏方面做进一步检查。了解患者的日常活动情况，包括最大活动量，有助于评估患者围手术期的综合结局。

4. 病史采集中患者呼吸系统的关注点

在采集呼吸系统病史时，以下是一些关注点。①近期呼吸系统感染病史：近期有上呼吸道感染病史的患者，尤其小儿，易在全身麻醉诱导期和复苏期发生支气管痉挛和喉痉挛等呼吸系统并发症。近期有上呼吸道感染体征和症状（咳嗽、流鼻涕、咽喉痛及发热）者须推迟择期手术。②哮喘：了解患者是否有哮喘病史，包括哮喘的诊断时间、症状的频率和严重程度，以及哮喘发作时采取的治疗措施。哮喘患者麻醉诱导或气管插管后可引起急性支气管痉挛。详细询问患者既往有无因哮喘发作而住院或气管插管及需用激素治疗史，有助于判断患者哮喘的严重程度。③慢性阻塞性肺疾病（COPD）：询问患者是否有COPD病史，包括慢性支气管炎和肺气肿。了解病程、症状的严重程度以及目前的治疗情况。④肺部感染：了解患者是否有反复发作的肺部感染史，如肺炎或支气管炎。询问感染的频率、严重程度以及最近一次感染的治疗情况。⑤肺栓塞：询问患者是否有肺栓塞的病史，了解诊断时间、原因、治疗情况以及是否存在潜在的血栓形成风险因素。⑥气胸：了解患者是否曾经出现过气胸，包括气胸的原因、病程和治疗情况。⑦睡眠呼吸暂停症（SDB）：询问患者是否有睡眠呼吸暂停症的病史，包括打鼾、频繁的夜间醒来、白天嗜睡等症状。了解是否进行过相关的睡眠检查和治疗。无论成年人还是儿童，围手术期都可能出现短暂的低氧血症。该类患者需要对循环系统、呼吸系统及气道进行综合评估。麻醉期间阿片类药物应该减少用量，尤其是儿童。对于存在终末期器官损伤，如肺动脉高压或者右心顺应性下降的患者建议进一步评估。⑧肺部手术史：了解患者是否曾接受过肺部手术，如肺叶切除、肺移植等。询问手术类型、时间、术后恢复情况等。⑨过敏反应：询问患者是否有与呼吸系统相关的过敏反应，如花粉过敏、尘螨过敏等。了解过敏的触发因素、症状和治疗情况。⑩吸烟史：了解患者的吸烟室，包括吸烟的年限、每天吸烟的数量以及是否已戒烟。吸烟对呼吸系统的影响非常重要。⑪呼吸系统药物使用：询问患者目前正在使用的呼吸系统药物，如支气管扩张剂（吸入型或口服）、类固醇等。了解药物种类、剂量和用药频率。

5. 病史采集中患者内分泌系统的关注点

在采集患者内分泌系统病史时，以下是一些关注点。①糖尿病：了解患者是否有糖尿病病史，包括糖尿病的类型（1型或2型）、诊断时间、血糖控制情况、目前的治疗方式（药物治疗、胰岛素注射等）以及并发症（如糖尿病肾病、糖尿病神经病变等）；糖尿病是患冠状动脉疾病的危险因素之一，尤其是伴有自主神经功能改变的糖尿病患者可能同时并存无痛性心肌缺血。自主神经功能改变也可以导致胃轻瘫和主动性反流。此外，糖尿病患者由于滑膜糖基化造成下颞下颌关节和颈椎关节炎，易发生气管插管困难。询问患者平时血糖、糖化血红蛋白检测情况，以及最近有无症状性高血糖或低血糖，可以进一步评估糖尿病是否得到良好的控制。②甲状腺疾病：询问患者是否有甲状腺疾病的病史，如甲状腺功能亢进症、甲状腺功能减退症、甲状腺结节等。了解诊断时间、目前的治疗情况（药物治疗、手术等）以及甲状腺功能的稳定性；必须重视甲状腺功能紊乱，因为甲状腺危象可以导致术中急症，甲状腺危象多发生在甲状腺功能亢进（甲亢）引起的甲状腺毒症和伴有未治疗疾病的患者。③垂体疾病：了解患者是否有垂体疾病的病史，如垂体瘤、垂体功能亢进或垂体功能减退等。询问诊断时间、目前的治疗情况（手术、药物治疗等）以及患者是否正在接受激素替代治疗。④肾上腺疾病：询问患者是否有肾上腺疾病的病史，如肾上腺皮质功能减退症、肾上腺髓质肿瘤等。了解诊断时间、目前的治疗情况（激素替代治疗、手术等）以及患者是否存在肾上腺危象的风险。⑤性腺疾病：了解患者是否有性腺疾病的病史，如男性的睾丸功能减退、女性的多囊卵巢综合征等。询问诊断时间、目前的治疗情况（激素替代治疗、手术等）以及患者是否存在生育能力或性功能问题。⑥骨质疏松症：询问患者是否有骨质疏松症的病史，了解诊断时间、目前的治疗情况（钙、维生素D补充药物治疗等）以及是否存在骨折的风险。⑦其他内分泌疾病：询问患者是否有其他内分泌系统相关的疾病史，如肥胖症、库欣综合征、甲状旁腺功能异常等。了解诊断时间、目前的治疗情况以及并发症的存在与否。此外，还要注意询问患者是否有家族史中存在内分泌系统疾病的情况，以及患者目前正在使用的内分泌系统相关药物，如激素替代治疗药物、降血糖药物等。

6. 病史采集中患者胃肠道的关注点

胃内容物反流误吸是麻醉期间最危险的并发症之一，在采集患者胃肠道病史时，以下是一些关注点。①消化系统疾病：询问患者是否有消化系统相关的疾病史，如胃溃疡、十二指肠溃疡、胃食管反流、胃炎、胆囊炎、胰腺炎等。了解疾病的类型、诊断时间、治疗情况以及是否存在并发症；还应特别关注胃食管反流疾病：反流伴或不伴有食管裂孔疝均会增加麻醉诱导期间发生反流误吸的风险，需要调整麻醉方案，如选择清醒气管插管或快速诱导。注意了解患者是否有胸痛、烧心、反酸、食物反流或者不明原因的咳嗽。限制和避免加重胃食管反流的因素，如食用辛辣刺激性物品和平卧位；应用麻醉性镇痛药，β肾上腺素能药物或抗胆碱药物等，均可能延迟胃内容物排空或改变食管下端括约肌张力，会增加误吸的机会。食管裂孔疝患者是误吸危险性病例，其“烧心”（heartburn）症状往往比食管裂孔疝本身更具有诊断意义。②肝胆疾病：询问患者是否有肝胆系统相关的疾病史，如肝炎、肝硬化、胆囊结石等。了解疾病的类型、诊断时间、治疗情况以及肝功能的稳定性，还应询问输血史、呕血史等，这类患者的药物药代学常发生明显改变。此外，肝功能不全患者常合并凝血机制异常。③肠道疾病：了解患者是否有肠道疾病的病史，如克罗恩病、溃疡性结肠炎、肠易激综合征等。询问诊断时间、疾病活动性、治疗情况以及是否存在并发症。④肠道感染史：询问患者是否有肠道感染的病史，如细菌感染、病毒感染、寄生虫感染等。了解感染的类型、治疗情况以及是否存在复发的情况。⑤胃肠道出血史：了解患者是否有胃肠道出血的病史，如消化性溃疡出血、胃肠道肿瘤出血等。询问出血的部位、频率、严重程度以及治疗情况。⑥胃肠道手术史：了解患者是否曾经接受过与胃肠道相关的手术，如胃切除术、结肠切除术等。询问手术类型、时间、术后恢复情况等。⑦饮食习惯：了解患者的饮食习惯，包括饮食结构、饮食偏好、饮食习惯是否规律等。这有助于评估患者的营养状况和消化功能。⑧排便习惯：询问患者的排便习惯，包括排便频率、大便性状、是否存在便秘或腹泻等情况。⑨胃肠道症状：询问患者是否有胃肠道症状，如腹痛、腹胀、恶心、呕吐、食欲缺乏等。了解症状的性质、频率、诱因以及对日常生活和饮食的影响程度。⑩家族史：询问患者是否有家族中存在与胃肠道疾病相关的情况，如胃癌、结肠癌等。⑪晕车或恶心呕吐史：既往有晕车和（或）恶心呕吐史的患者会增加术后恶心呕吐的发生概率。其他增加术后恶心呕吐的危险因素包括但不仅限于眩晕史、女性、不吸烟状态、妇科和腹腔镜手术、斜视手术、围手术期或术后需要使用大剂量阿片类药物者。对于具有多种高危因素的患者，建议使用不同的麻醉方式，如全凭静脉麻醉。

7. 病史采集中患者肌肉骨骼系统的关注点

在采集患者肌肉骨骼系统病史时，以下是一些关注点。①外伤史：询问患者是否有过任何肌肉骨骼系统的外伤，如骨折、扭伤、拉伤等。了解外伤的部位、时间以及治疗情况。②骨质疾病：了解患者是否有骨质疏松症、骨软化症、骨肿瘤等骨质疾病的病史。询问诊断时间、治疗情况以及是否存在骨折的风险。③关节疾病：询问患者是否有关节疾病，如关节炎、类风湿关节炎等。了解疾病的类型、诊断时间、受累关节的数量以及治疗情况。④脊柱疾病：了解患者是否有脊柱相关的疾病，如脊椎骨折、脊柱侧弯等。询问诊断时间、治疗情况以及是否存在脊柱畸形或功能受限的情况。⑤运动和活动水平：了解患者的日常运动和活动水平，包括参与的体育运动、锻炼频率和强度等。这有助于评估肌肉骨骼系统的功能和适应能力。⑥疼痛史：询问患者是否有肌肉骨骼系统相关的疼痛史，如慢性疼痛、关节疼痛、肌肉酸痛等。了解疼痛的部位、性质、频率以及对日常生活和活动的影响程度。⑦先天性畸形：了解患者是否有肌肉骨骼系统的先天性畸形，如先天性脊柱侧弯、先天性髋关节发育不良等。询问诊断时间、治疗情况以及对日常生活和活动的影响程度。⑧神经肌肉疾病：询问患者是否有神经肌肉疾病的病史，如肌无力症、肌萎缩侧索硬化症等。了解诊断时间、病程以及目前的治疗情况。⑨手术史：了解患者是否曾经接受过与肌肉骨骼系统相关的手术，如关节置换手术、脊柱手术等。询问手术类型、时间、术后恢复情况等。⑩遗传疾病：询问患者是否有家族中存在与肌肉骨骼系统相关的遗传疾病，如肌营养不良症、遗传性骨质疏松症等。⑪头颈部接受放射治疗的患者可能存在气道解剖结构异常，可能需改变气管插管方案。此类患者应询问平素是否存在关节疼痛，以便于术中体位的摆放。

8. 病史采集中患者产科/妇科的关注点

在病史采集中，针对患者的产科和妇科情况，以下是一些关注点。①妊娠史：了解患者的妊娠史，包括曾经有过多少次妊娠、分娩次数、流产次数、早产史等。

询问有无并发症，如妊娠期高血压疾病、妊娠糖尿病等；育龄妇女询问末次月经时间，确定是否妊娠。因为术前用药和麻醉药物可能影响子宫胎盘的血流，引起畸形或自发流产。②分娩方式：询问患者之前的分娩方式，包括自然分娩、剖宫产等。了解分娩过程中是否有并发症或困难情况。③月经史：了解患者的月经史，包括月经周期、经期长短、月经量、是否存在痛经等。询问是否有异常的月经情况，如不规律、过多或过少的月经出血等。④妇科手术史：询问患者是否曾接受过与妇科相关的手术，如子宫肌瘤切除术、卵巢囊肿切除术等。了解手术类型、时间以及术后恢复情况。⑤乳腺疾病史：了解患者是否有乳腺相关的疾病史，如乳腺增生、乳腺炎、乳腺癌等。询问疾病的诊断时间、治疗情况以及是否有家族遗传史。⑥避孕史：询问患者的避孕史，了解曾采用的避孕方法、避孕效果以及是否存在不良反应或并发症。⑦妇科疼痛史：询问患者是否有妇科疼痛的病史，如盆腔炎、子宫内膜异位症等。了解疼痛的性质、部位、频率及对日常生活的影响程度。⑧妇科肿瘤史：询问是否有妇科肿瘤的病史，如宫颈癌、卵巢癌等。了解疾病的类型、诊断时间、治疗情况以及随访情况。⑨妇科感染史：了解患者是否有妇科感染的病史，如阴道炎、宫颈炎等。询问感染的类型、治疗情况以及是否有复发的情况。⑩月经周期控制：了解患者是否存在月经周期控制的需求，如月经推迟或提前的药物使用史。

9. 病史采集中患者血液系统的关注点

在病史采集中，患者血液系统的关注点包括以下内容。①贫血史：了解患者是否曾经被诊断为贫血，包括贫血的类型（如缺铁性贫血、巨幼红细胞性贫血等）、诊断时间、治疗方法和效果。②凝血功能异常：询问患者是否有出血倾向或凝血功能异常的病史，如过度出血、血小板减少症、凝血因子缺乏等。易淤血、出血或明显月经增多史的患者应进一步询问具体情况，并在术中做必要凝血功能检查和改变椎管内麻醉方案。③血小板问题：了解患者是否存在血小板相关的问题，如血小板计数异常（过高或过低）、血小板功能异常等。④白细胞异常：询问患者是否存在白细胞计数异常，如白细胞增多（白细胞计数过高）或白细胞减少（白细胞计数过低）等。⑤骨髓问题：了解患者是否有骨髓相关的疾病或病史，如骨髓增生异常综合征、骨髓炎等。⑥血液透析：询问患者是否接受过血液透析治疗，了解透析的原因、频率和持续时间。⑦输血史：了解患者是否曾经接受过输血治疗，包括输血的原因、次数和输血相关的并发症。⑧出血或血栓病史：询问患者是否有过出血或血栓事件的病史，如深静脉血栓形成、肺栓塞、中风等。⑨遗传性血液疾病：了解患者是否有家族中存在的遗传性血液疾病史，如血友病、地中海贫血等。⑩用药史：询问患者是否长期使用某些药物，如抗凝药物、抗血小板药物等，以及这些药物是否影响了血液系统的功能。

10. 病史采集中患者过敏史的注意事项

特别应区分以下过敏情况。①真性过敏反应：药物使用后（通过直接观察、病历记载或患者描述）产生皮肤征象（荨麻疹伴瘙痒或皮肤潮红）、面部或口腔肿胀、呼吸急促、窒息、喘息及休克等情况，应考虑为真性过敏反应。②抗生素过敏：是最常见的诱发因素，尤其是磺胺类、青霉素类、头孢菌素类及其衍生物。③豆油和（或）蛋黄过敏：大部分对鸡蛋过敏的患者是对蛋白而非蛋黄过敏并且与麻醉药物极少发生反应。同样，对豆油过敏的患者是对黄豆过敏，而不是油过敏，也不会引起相关并发症。由于相关数据混杂，此类患者麻醉过程中是否使用丙泊酚，由实施麻醉的医师决定。④吸入麻醉药或琥珀胆碱过敏：患者或直系亲属既往有麻醉史，以及吸入麻醉药或琥珀胆碱过敏史时应引起特殊注意。该类人群接触药物后，可能发生恶性高热（一种常染色体遗传疾病）或者甲性胆碱酯酶引起的术后肌肉阻滞恢复延迟。⑤局部麻醉药物过敏：脂类局麻药可以发生过敏反应，但胆碱类局麻药引起的过敏反应非常少见。患者注射局麻药肾上腺素混合药液后，出现心动过速、心悸、昏厥等现象可被误认为过敏反应。⑥贝类或海产品过敏：存在贝类或海产品过敏史的患者，静脉应用含碘造影剂后不一定会发生过敏反应（既往认为海产品过敏是由于海产品里含有大量的碘所引起，经证实这一点是错误的）。但对既往接触含碘消毒剂后出现局部接触性皮炎的患者，应避免静脉注射含碘制剂。⑦乳胶制品过敏或高敏反应：对乳胶过敏的患者必须在手术前准备一间无胶手术室。此外，对香蕉、栗子、杏子、木瓜等水果高敏的患者，30%～50%的患者接触乳胶制品后可能发生交叉反应。对乳胶制品过敏的高危因素还包括经常接触乳胶制品的患者（清洁工人或多次手术患者），以及肢体萎缩、脊柱裂等疾病。对存在上述危险因素且既往无相关皮肤或血清学监测的患者，应采取特殊预防措施。⑧不良反应：围手术期应用的多种药物能产生可回忆的不愉快反应（如恶心、呕吐和皮肤瘙痒等），但这并不表示对药物过敏。

11. 病史采集中患者术前用药的注意事项

术前用药情况评估应特别注意：术前应将并存疾病调控至稳定状态，许多并发症可通过标准规范化治疗得到预防。围手术期某些药物应暂停使用或者需调整剂量。①高血压：未治疗的高血压可在围手术期导致终末器官损害。慢性高血压患者，当其收缩压超过基础值20%时，应给与积极治疗。经治疗血压仍持续不降或血压大于180/110 mmHg时，择期手术应推迟直至血压得到有效控制。ACEI类和ARB类药物可引起术中顽固性低血压，需要在手术当日停药，β受体阻滞药、钙通道阻断药和可乐定可在围手术期继续使用。②冠状动脉疾病（CAD）冠状动脉疾病患者（既往行冠状动脉旁路移植术或冠脉支架植入术、心肌梗死或应激试验出现心肌缺血和心绞痛症状的患者）或者存在冠状动脉疾病高危因素的患者术前使用β受体阻滞药有一定益处。2006年Devereaux等的研究结果显示，常规使用β受体阻滞药可降低围手术期死亡率的观点是不正确的。但长期使用β受体阻滞药治疗的患者，应继续使用至手术当天日，避免发生停药反应。2014年Devereaux在一项新研究中提出，围手术期使用阿司匹林相关的不良反应也存在争议，需要更多的证据来修改现在的指南。有指南提出服用阿司匹林进行一级和二级预防的患者，除开颅、中耳、眼后房或前列腺手术需要术前停药外，其余手术可以服用阿司匹林至手术当日。接受二级预防的患者若停用阿司匹林必须同心内科医师或血管科医师共同协商，需权衡停用阿司匹林后心血管方面危险和术中出血的风险，并将讨论结果记录在病程记录中。③抗凝治疗：取决于患者使用抗凝药物的指征。服用华法林抗凝治疗的患者，可以改用低分子肝素或普通肝素治疗。更改药物需直接与心内科医师或其他负责患者抗凝治疗的医师协商。阿司匹林应在择期手术前至少停用7天，其他NSAID类药物在手术前应至少停48 h。④长期非甾体抗炎药治疗（NSAID）：血小板功能中度受抑制并不增加大多数手术术中出血、腰麻（蛛网膜下腔阻滞）和硬膜外麻醉的风险。尽管如此，鉴于前期研究结果表明，NSAID对骨折愈合存在不利影响，一些外科医师仍会犹豫围手术期是否继续使用NSAID。停用阿司匹林7～10天，待新的血小板生成后其抗凝血的作用才能完全消除；而NSAID作用消除需要3～4个半衰期。塞来昔布不影响血小板的功能，术前无须停药。⑤阿片类药物耐受性：常规剂量阿片类药物可以在围手术期继续使用。服用美沙酮（methadone）的患者应继续日常用量直至手术当天。服用赛宝松（suboxone）的患者，其剂量应与处方医师、手术医师及麻醉医师共同协商决定。围手术期是否停药及何时停药，麻醉医师应结合病情权衡利弊后告知患者。⑥哮喘：中重度哮喘的患者手术开始前应使用沙丁胺醇或异丙托溴铵气雾剂治疗。喘息的患者应由呼吸内科制订合理的治疗方案，直至症状控制后再手术。所有治疗哮喘的药物（吸入和口服）均可在围手术期继续服用。⑦糖尿病：患者围手术期可能出现高血糖或低血糖。高血糖使患者处于高渗状态，导致多种酶（如一氧化碳合成酶、白细胞弹性蛋白酶、淀粉酶、脂肪酶等）功能受损，甚至发生糖尿病酮症酸中毒或高血糖高渗性非酮症昏迷。术前应监测末梢血糖，必要时给予葡萄糖或胰岛素治疗。⑧高误吸风险：ASA已发布降低肺误吸风险指南，强调应高度重视有误吸性肺炎高危因素的患者。高危因素包括产妇、食管裂孔疝伴反流症状、困难气道、肠梗阻、肥胖、血糖控制不佳、中枢神经系统抑制及所有创伤患者等。不推荐无误吸高危因素的患者常规给予药物预防。有些药物可有效增加胃酸的PH，但是否可以减少肺误吸发生率或者降低误吸患者的发病率和病死率尚无明确结论。①组胺拮抗药。呈剂量依赖性减少胃酸分泌。西米替丁能够延长多种药物的代谢时间，增加药物毒性，如氨茶碱、地西泮、普萘洛尔、利多卡因等，而雷尼替丁无类似不良反应。②质子泵抑制药。质子泵抑制药代表性药物为奥美拉唑（prilosec）和埃索美拉唑（nexium）。此类药物可有效地抑制胃酸分泌，但此类药物起效缓慢，不能用于即刻手术的患者。长期服用此类药物的患者，术前晚上或者术晨应继续服用。③抗酸药。胶体抗酸混合悬液（如胃能达，mylanta）能够有效地中和胃酸。但若误吸，也会导致严重的吸入性肺炎。非颗粒性抗酸药如双枸橼酸钠（sodium citrate and citric acid）诱导前30 min口服30～60 mL，虽然不能明显提高胃液PH，但可降低误吸后对肺脏的损害。④甲氧氯普胺（灭吐灵）。能增强食管下段括约肌张力的同时松弛幽门，促进胃排空。用法为10 mg麻醉前1～2 h口服，或麻醉诱导时同时静脉注射10～20 mg。注意静脉应缓慢注射，以免引起腹部绞痛。与其他多巴胺受体激动剂类似，可引起肌张力异常和锥体外系症状。怀疑肠梗阻患者不建议使用。⑤抗惊厥药、抗心律失常药、类固醇和激素替代药物在围手术期应继续使用。

第三节　麻醉门诊患者的体格检查

1. 麻醉门诊患者的体格检查内容

在麻醉门诊中，进行患者体格检查是为了评估患者的身体状况，体格检查应该根据患者情况和麻醉情况选择，有重点、有针对性，特别注意气管、心肺和神经系统的检查。当实施区域麻醉时，应仔细检查脊柱和四肢的情况，以便制订适当的麻醉计划。以下是一些常见的麻醉门诊患者体格检查项目。①一般外观：医师会观察患者的一般外貌，包括体型、站立姿势、面色、意识状态等。②体重和身高：医师会测量患者的体重和身高，以计算体质指数（BMI）以评估肥胖程度，这对麻醉计算和药物剂量的确定非常重要。身高和体重是计算用药量、液体需要量及围手术期尿量是否足够的有效指标。肥胖患者应使用理想体重估算给药剂量和设置呼吸机参数（如潮气量）。肥胖患者理想体重的计算公式为男性（kg）＝50+2.3×［身高（cm）/2.54－60］，女性（kg）＝48.67+1.65×［身高（cm）/2.54－60］。BMI分类与参考指标见表2-2。③血压：测量患者的血压，包括收缩压和舒张压，以评估心血管状况。分别测量双上肢血压，注意两者之间的差异（明显差异提示胸主动脉主要分支可能存在病变）。疑有低血容量的患者，应检查体位变化对血压的影响。④脉搏：注意患者静息时的脉率和节律。测量患者的心率，以评估心脏功能。⑤呼吸状况：观察患者的呼吸频率、深度和规律，以评估呼吸系统功能。呼吸频率：观察患者静息时的呼吸频率、深度和呼吸方式。⑥体温：测量患者的体温，以评估体内炎症或感染的存在。⑦眼底检查：通过眼底镜检查患者的眼底，以评估眼睛和神经系统的健康状况。⑧颈部活动度：评估患者颈部的活动度和颈椎的稳定性。具体包括以下几项。a.张口度，充分地评估气管插管条件。b.舌体大小。c.Mallampati分级。d.甲颏距离，即颈部完全伸展时，从下颌骨下缘到甲状软骨切迹的距离，约三横指，过长或过短可能提示气管插管困难。e.牙列，记录有无松动牙齿或残牙、牙套、牙托和其他正牙材料。f.胡须，长胡须或络腮胡须可能会干扰面罩通气时面罩的气密性。g.颈椎，注意颈椎屈曲、仰伸和旋转活动度。h.颈部表现，注意是否存在气管偏移、颈部包块及颈静脉怒张。颈动脉杂音虽然无特异性，但是仍需要进一步检查。i.颈围测量，男性超过43 cm，女性超过41 cm，提示存在阻塞性睡眠呼吸暂停综合征的可能。⑨肺部听诊，用听诊器听取患者的双肺部呼吸音，以评估肺部功能和可能的呼吸问题。注意有无喘鸣、干湿啰音，同时观察双肺呼吸幅度是否对称顺畅，是否存在呼吸困难。⑩心脏听诊：用听诊器听取患者的心音，包括心率、心律和可能的心脏杂音。可能闻及杂音、S3、S4或心包摩擦音。⑪腹部触诊：通过轻轻按压患者的腹部，以评估腹部器官的大小、形状和敏感度。注意有无腹胀、腹部包块或腹水，此类患者易发生反流误吸和限制肺通气。⑫氧饱和度：通过氧饱和度关注患者组织灌注情况及缺氧的状况。⑬神经系统检查：检查患者的神经系统功能，包括患者的意识状态、肢体力量、协调性、感觉、反射等。记录意识状态、脑神经功能、认知功能及周围感觉运动功能。⑭牙齿和口腔检查：评估患者的口腔健康状况，包括牙齿状况、口腔感染和颌面关节问题。⑮四肢及背部：注意患者是否存在肌肉萎缩、肌无力及全身末梢血管灌注情况；注意有无杵状指、发绀及皮肤感染（尤其在拟行血管穿刺和区域麻醉的部位）无明显诱因的瘀斑或不能解释的损伤，特别是在儿童、妇女和老年患者的皮下瘀斑，可能与家庭虐待有关。注意背部有无畸形、瘀伤或感染，其提示患者仰卧位或者实施椎管内麻醉是否存在困难。⑯其他系统：根据具体情况，医师可能会进行其他系统的检查，如泌尿系统、皮肤等。

表2-2 BMI分类与参考指标（单位：kg/m^2）

BMI 分类	中国参考指标	BMI 分类	中国参考指标
体重过低	＜18.5	Ⅰ度肥胖	27 ~ 29.9
正常范围	18.5 ~ 23.9	Ⅱ度肥胖	≥30
肥胖前期	24 ~ 26.9	Ⅲ度肥胖	≥40

2. 麻醉门诊患者的体格检查的时机

麻醉门诊患者的体格检查通常在以下几个时间点进行：①术前评估阶段，这是最关键的检查时间点。通常在手术前1 ~ 4周，患者会被安排到麻醉门诊进行术前评估。在这个阶段，麻醉医师会对患者进行全面的体格检查和相关辅助检查，了解患者的全身情况，确定手术和麻醉的风险等级。②当天入院时，有些医院在患者当天入院时，会再次进行一次体格检查，主要是复查术前评估时发现的异常情况是否得到纠正，同时评估患者近期是否出现新的问题。③手术当天，在手术室，麻醉医师会再次快速检查患者的生命体征、气道等，确认术前评估无遗漏。④术后病房或苏醒室，术后需要持续监测患者的生命体征和意识状态等，确保没有手术并发症或麻醉相关并发症发生。

总的来说，术前评估阶段的体格检查是最全面、最关键的，后续各个环节都是为了持续评估和监控患者状况。若发现问题需及时处理，以保证麻醉和手术的安全性。

3. 麻醉门诊患者体格检查通常所需时间

①麻醉门诊患者体格检查的时间长度因患者的具体情况而有所不同，通常会在10 ~ 30 min。检查的时间取决于患者的病史、手术类型、年龄和健康状况等因素。②对于一般健康的患者，体格检查可能相对较快，只需花费10 ~ 15 min。医师会核实患者的身高、体重，检查生命体征，观察一般外观，进行简要的呼吸、心血管和神经系统评估，检查口腔和喉咙等。③对于复杂病史或存在潜在健康问题的患者，体格检查可能需要更长的时间。医师需要更详细地了解患者的病史、进行更全面的系统检查，以确保患者的麻醉过程安全可行。④此外，如果患者需要进行特殊的麻醉评估或特定的检查，如心电图、血液检查等，时间也会相应延长。

总体而言，麻醉门诊患者体格检查的时间是相对较短的，但具体的检查时间会因患者情况而异。医师会根据患者的具体情况和手术需求，合理安排时间，确保对患者进行全面而准确的评估。

4. 麻醉门诊患者体格检查对评估麻醉风险的重要性

麻醉评估门诊的体格检查在麻醉过程中起着至关重要的作用。以下是麻醉评估门诊体格检查的重要性。①评估患者的健康状况：通过体格检查，麻醉医师可以全面评估患者的健康状况，包括心血管、呼吸、神经、肝肾功能等方面。这有助于发现潜在的健康问题，如高血压、心脏病、肺疾病等，以确定麻醉方案的安全性。②识别潜在的手术风险：通过体格检查，麻醉医师可以发现患者身体的特殊情况，如肥胖、颈部活动度受限、口腔问题等。这些因素可能会对麻醉操作和气道管理产生影响，并增加手术风险。通过体格检查，麻醉医师可以提前识别这些问题，并制订相应的麻醉计划。③个性化的麻醉方案：每个患者的情况都是独特的，体格检查可以帮助麻醉医师制订个性化的麻醉方案。通过评估患者的体格特征和器官功能，麻醉医师可以选择合适的麻醉药物、麻醉技术和监测方法，以确保手术过程的安全和有效。④预测和预防并发症：体格检查有助于预测和预防麻醉过程中可能出现的并发症。例如，通过检查患者的呼吸系统和心血管系统，麻醉医师可以识别风险因素，并采取相应的预防措施，如预防术中低氧血症、心律失常等。⑤提供综合评估和建议：体格检查是综合评估患者的一部分，与患者的病史、实验室检查结果和其他评估工具结合使用。

第四节　麻醉门诊患者实验室检查和影像学检查

1. 麻醉门诊患者常规的实验室检查内容

麻醉门诊患者在进行术前通常需要进行一些实验室检查，以评估患者的健康状况和确定麻醉的安全性。以下是一些常见的实验室检查项目。①血常规检查：血常规检查包括血红蛋白、红细胞计数、白细胞计数、血小板计数等指标，用于评估患者的贫血程度、免疫功能和凝血功能等。②凝血功能检查：凝血功能检查包括凝血酶原时间（PT）、国际标准化比值（INR）和部分凝血活酶时间（APTT），用于评估患者的凝血功能状态和出血风险。③生化指标检查：生化指标检查包括血清肌酐、尿素氮、血清谷丙转氨酶、血清谷草转氨酶等指标，用于评估患者的肾功能、肝功能和代谢状态。④血型和交叉配血：血型和交叉配血检查用于确定患者的血型，以确保手术期间的输血安全。⑤尿液分析：尿液分析可以提供关于患者的肾功能、尿路感染等方面的信息，包括尿常规、尿蛋白定量和尿培养等。⑥心电图（ECG）：心电图检查用于评估患者的心脏电活动，检测心律失常和心脏病变。⑦其他特定检查：根据患者的具体情况和手术类型，可能需要进行其他特定的实验室检查，如血糖检测、甲状腺功能检查等。

需要注意的是，具体的实验室检查项目会根据医师的判断和手术类型而有所不同。在麻醉门诊之前，医师会根据患者的病史和手术需求确定需要进行的实验室检查，并告知患者相应的注意事项。

2. 需要进行常规实验室检查的患者类别

没有必要进行所有的实验室检查，应依据患者所患疾病和拟实行手术选择必要的检查。以下项目可供参考。①血液学检查：有助于明确患者是否存在术前、术中血液丢失情况，是否存在贫血和凝血功能异常。a.近期血细胞比容（Hct）和血红蛋白（Hb）水平：目前尚无公认的能够耐受麻醉的最低Hct。无其他系统疾病的患者，Hct在25%～30%时，均可耐受麻醉；而存在冠状动脉疾病的患者可能会发生心肌缺血。对于术前贫血的患者，要依据其病因、持续时间、有无其他并发症，进行具体的分析。贫血原因未明的患者应延期手术。身体状态良好的患者，如行小而非创伤性手术则不必常规检查Hct。b.血小板功能：平时易有瘀斑、牙龈出血、小伤口出血不止及出血性疾病家族史的患者应评估血小板功能，完善相关检查并请血液科医师会诊。c.凝血功能。对于具备明确临床指征，无出血性疾病家族史、服用抗凝血药、严重的肝脏疾病、全身性疾病或术后计划抗凝治疗的患者，术前应做凝血功能检查。使用低分子肝素的患者应检查抗Xa的水平。d.血型或抗体筛查。术中预计出血较多的患者应常规检查。②血生化检查：病史和体格检查有异常的患者需进行血生化检查，如慢性肾功能不全，心血管疾病、肝脏疾病、糖尿病和病态肥胖患者，以及正在服用利尿药、地高辛、类固醇激素或氨基糖苷类抗生素的患者均应行血肌酐和尿素氮检查。a.低钾血症：围手术期低钾血症多见于长期服用利尿药的患者，术前需口服补钾。轻度缺钾（2.8～3.5 mEq/L）不必推迟择期手术。快速静脉补钾可能诱发心律失常和心脏停搏。重度缺钾尤其是口服地高辛治疗或伴心律失常者应延期手术，并谨慎纠正低血钾。b.高钾血症：多见于终末期肾功能不全的患者。此类患者可以耐受轻度血钾升高，但术中补液应选择不含钾离子的替代液。血钾过高易导致心律失常，当血钾超过6.0 mEq/L，或心电图有高钾改变时应积极治疗。③心电图：存在冠状动脉疾病高危因素的患者年龄≥65岁、高血压、糖尿病、高胆固醇血症、冠状动脉疾病家族史及吸烟患者等应行心电图检查。该检查对新发的心律失常、评估既往心律失常病情的稳定性有重要意义。是否行心电图检查不应单纯根据患者年龄决定。老年患者，心电图普遍存在非特异性改变，因而对预测临床风险并无特殊意义。静息心电图对发现隐匿性心肌缺血并不敏感。异常心电图需根据病史、体检和对比以前心电图结果进行综合诊断。④胸部放射线检查：急性心肺疾病有明显体征和症状或存在慢性心肺疾病的患者术前因常规性胸部X线检查可能提示病情变化。

⑤肺功能检查：用于评估肺疾病严重程度及对支气管扩张药治疗反应，以及拟施行肺切除术患者术前肺功能的评估。该检查对拟行肺切除的患者有重要意义，但并不是非肺切除术患者术后肺部并发症的良好预测指标。

3. 麻醉门诊患者进行实验室检查的必要性

麻醉门诊患者进行实验室检查以评估患者的整体健康状况，确定手术和麻醉的安全性，并提供基础数据用于制订个性化的麻醉方案。以下是麻醉门诊患者进行实验室检查的必要性。①评估基本生理功能：实验室检查可以提供关于患者基本生理功能的信息，如血红蛋白水平、血小板计数、白细胞计数等。这些指标可以反映患者的贫血程度、血液凝结功能和免疫状态，帮助麻醉医师判断手术和麻醉的安全性。②评估肝肾功能：通过检查肝功能和肾功能指标，如肝酶、血清肌酐、尿素氮等，可以评估患者的肝肾代谢和排泄能力。这对于选择合适的麻醉药物、药物剂量调整和药物代谢的预测非常重要。③识别潜在的疾病和病理状态：实验室检查可以帮助发现患者潜在的疾病或病理状态，如糖尿病、甲状腺功能异常、电解质失衡等。这些疾病或病理状态可能会影响手术和麻醉的安全性，并需要在麻醉中予以特殊注意和处理。④预测和预防并发症：实验室检查结果可以用于预测和预防麻醉过程中可能出现的并发症。例如，检查凝血功能可以帮助麻醉医师评估手术出血风险，并采取相应的预防措施。⑤个性化的麻醉方案：实验室检查提供的数据可以帮助麻醉医师制订个性化的麻醉方案。根据患者的实验室指标，麻醉医师可以选择合适的麻醉药物、药物剂量和麻醉技术，以确保麻醉的安全性和有效性。

4. 麻醉门诊患者进行实验室检查前的注意事项

在麻醉门诊患者进行实验室检查之前，有一些注意事项需要考虑和准备。以下是一些常见的注意事项。①医疗记录和病史收集：在进行实验室检查之前，麻醉医师应仔细收集患者的医疗记录和病史。这包括了解患者的过去疾病、手术史、药物过敏史、家族病史等。这些信息对于确定实验室检查项目和麻醉方案非常重要。②饮食和用药指导：麻醉门诊患者通常需要在实验室检查前进行一定的饮食和用药指导。这可能包括禁食或限制进食时间，特别是针对需要进行血液检查的项目。此外，麻醉医师可能会要求患者暂停某些药物，特别是可能对实验室结果产生影响的药物。③心理准备和沟通：在进行实验室检查之前，麻醉医师应与患者进行心理准备和沟通。他们应向患者解释实验室检查的目的、过程和可能的不适或风险，并回答患者可能有的疑问和担忧。这有助于患者理解和配合实验室检查，并减少焦虑和紧张情绪。④特殊需求的考虑：某些患者可能有特殊的需求或限制，需要额外的关注和准备。例如，孕妇、儿童、老年患者或有特殊疾病的患者可能需要特殊的实验室检查项目或特殊的检查安排。麻醉医师应根据患者的特殊情况进行相应的规划和安排。⑤安全措施和隐私保护：在进行实验室检查时，麻醉门诊应采取相应的安全措施，确保患者的隐私和个人信息的保护。这包括合理安排检查顺序、正确标识样本、确保实验室结果的准确性和保密性等。

5. 麻醉门诊患者的影像学检查内容

在麻醉门诊中，以下是一些可能进行的影像学检查。①X射线检查：X射线是最常见的影像学检查之一，可用于检查骨骼和肺部。例如，胸部X射线可以评估肺部和心脏的情况，骨盆X射线可用于评估骨盆和髋关节的状况。②超声检查：超声检查使用声波来创建图像，可以评估器官的结构和功能。麻醉门诊中常见的超声检查包括心脏超声、腹部超声、甲状腺超声等。③计算机断层扫描（CT扫描）：CT扫描使用X射线和计算机技术来创建详细的横截面图像。它可以提供关于骨骼、内脏器官和血管的信息。CT扫描在某些手术前的评估中可能会使用。④磁共振成像（MRI）：MRI利用磁场和无害的无线电波来生成详细的内部器官图像。MRI对于评估脑部、脊柱、关节和内脏器官等方面非常有用。⑤磁共振胆道造影（MRCP）：MRCP是一种MRI技术，用于评估胆道系统和胰腺的情况。⑥骨密度检查：骨密度检查使用特殊的X射线或超声技术，用于评估骨骼的密度和强度，以诊断骨质疏松和骨折风险。

6. 麻醉门诊患者进行影像学检查的注意事项

在门诊患者进行影像学检查时，有一些注意事项需要考虑。①临床必要性：确保进行影像学检查的临床必要性。医师应根据患者的病史、症状和体格检查结果来决定是否需要进行影像学检查，并评估其对诊断和治疗的贡献。②辐射暴露：某些影像学检查（如X射线和CT扫描）会暴露患者于辐射。医师应权衡潜在的益处和辐射风险，并确保辐射暴露量尽可能低，符合辐射保护原则。③孕妇和儿童：对于孕妇和儿童，辐射对胎儿和儿童的影响更为敏感。医师在决定进行影像学检查时应特别关注这些患者，并遵循适当的防护措施，以确保最小化辐射风险。④药物过敏：在进行影像学检查之前，了解患者是否有对造影剂或其他药物的过敏史。有过敏史的患者可能需要采取额外的预防措施或选择不同的检查方法。⑤体位要求：某些影像学检查可能需要患者采取特定的体位，以获得更准确的图像。患者应按照医师的指示正确配合，并遵循任何准备要求，如禁食、清空肠道等。⑥遵循医嘱：患者应遵循医师和技术人员的指示，按时进行影像学检查，并遵守任何特定的准备要求，如服药、禁食或饮食限制。⑦报告解读：影像学检查的结果应由经验丰富的放射科医师进行解读和报告。医师应仔细阅读和解释检查报告，与患者讨论结果，并作出相应的诊断和治疗计划

7. 进行影像学检查之前患者需要做的准备事项

在进行影像学检查之前，患者可能需要进行以下准备工作。①饮食限制：根据具体的检查类型，可能需要患者在检查前禁食一段时间。这是为了避免食物在肠道内干扰图像的清晰度。患者应按照医师或技术人员的指示，在规定的时间内停止进食或饮水。②药物使用：如果患者正在使用某些药物，可能需要调整或暂停使用。特别是对于对造影剂过敏的患者，可能需要在检查前使用抗过敏药物。患者应告知医师或技术人员他们正在使用的所有药物，包括处方药、非处方药和补充剂。③穿着舒适：患者应选择舒适的衣物，并尽量避免穿戴金属饰品、拉链、扣子等可能干扰影像的物品。某些检查可能要求患者更换医院提供的患者服装。④了解检查过程：患者可以在检查前向医师或技术人员咨询检查过程。他们可以了解检查所需的时间、可能的不适或不良反应以及应该如何配合。⑤孕妇或可能怀孕：如果患者怀孕或可能怀孕，应在进行影像学检查之前告知医师或技术人员。某些检查使用的辐射可能对胎儿有害，医师将根据情况决定是否进行检查或采取其他预防措施。⑥资料准备：患者可能需要带上相关的病历、检查报告或医嘱，以供医师或技术人员参考。

重要的是，根据具体的影像学检查类型和医师的建议，患者应遵循具体的准备指南。在检查前，最好与医师或技术人员进行沟通，确保准备工作正确完成。

8. 影像学检查时患者的年龄和病史中的潜在风险因素

医师在决定是否进行影像学检查时通常会考虑患者的年龄和病史中是否存在潜在的风险因素。以下是一些相关考虑。①年龄：不同年龄段的患者可能有不同的病理和

生理特征。年龄可以影响器官功能、组织弹性、代谢率以及对麻醉和手术的耐受性。对于年龄较大的患者，医师可能更倾向于进行影像学检查，以评估潜在的器官功能衰退或病理变化。②病史中的风险因素：医师会仔细评估患者的病史，包括既往疾病、手术史、药物过敏史和家族病史等。如果病史中存在潜在的风险因素，例如心脏病、肺部疾病、肾脏问题或神经系统疾病等，医师可能会更倾向于进行影像学检查来评估器官状况，并确保麻醉和手术的安全性。③疾病的严重程度：如果患者的病史中有严重的疾病，例如晚期癌症、严重心血管疾病或器官功能衰竭等，医师可能会更积极地进行影像学检查，以获取更详细的信息来指导麻醉和手术决策。

综合考虑患者的年龄和病史中的风险因素，医师可以更准确地评估患者的整体状况和手术风险，并决定是否需要进行影像学检查来提供更全面的诊断信息。

9. 影像学检查在麻醉门诊的检查目的

不是所有的麻醉门诊患者都需要进行影像学检查。医师会根据患者的病史、症状和体格检查结果来评估是否需要进行影像学检查。影像学检查在麻醉门诊中的应用可以有多种目的，包括但不限于以下几种情况。①评估术前疾病状态：在进行手术或其他麻醉操作之前，医师可能需要进行影像学检查来评估患者的疾病状态，确定手术的可行性和风险。②导管或置入物的定位：某些情况下，麻醉需要导管或其他置入物的插入，如中心静脉导管或气管插管。影像学检查可以帮助医师确定插管位置和定位的准确性。③疼痛管理：在麻醉门诊中，影像学检查可以用于评估和诊断患者的疼痛病因，指导疼痛管理的决策。④术后随访：对于接受手术或麻醉操作的患者，影像学检查可以用于术后随访，评估手术效果或麻醉操作的安全性。

10. 医生在决定进行影像学检查时还需要考虑的因素

医师在决定进行影像学检查时通常会考虑以下几个因素。①病史和症状：医师会仔细了解患者的病史，包括既往疾病、手术史、药物使用等。此外，医师会询问患者当前的症状，例如疼痛、呼吸困难、消化问题等。这些信息有助于医师确定是否需要进行影像学检查以及选择合适的检查方法。②体格检查结果：医师通过对患者进行体格检查来获取关于患者病情的直接观察和体征信息。例如，医师可能会触诊患者疼痛区域、听诊心肺等，这些结果可以指导医师决定是否需要进一步的影像学检查以及选择何种类型的检查。③临床怀疑诊断：医师根据患者的病史、症状和体格检查结果对可能的诊断进行初步推断。影像学检查可以用来确认或排除这些怀疑诊断，并提供更准确的诊断信息。④检查的可行性和安全性：医师会考虑患者的整体健康状况以及可能的风险因素，评估进行影像学检查的可行性和安全性。例如，对于某些特定的检查，如造影剂对过敏的风险、辐射对孕妇或儿童的影响等，医师会权衡利弊并选择合适的策略。⑤其他辅助检查结果：医师会综合考虑患者可能已经进行的其他辅助检查结果，如实验室检验、超声检查、内镜检查等。这些结果可以提供额外的信息，帮助医师做出是否需要影像学检查以及选择何种类型的决策。⑥医疗资源和成本效益：医师还会考虑医疗资源的可用性以及进行影像学检查的成本效益。医疗资源有限的情况下，医师可能需要权衡不同检查方法的优先级和必要性，以确保资源的合理利用。

第五节　科间会诊和多学科协作

1. 麻醉门诊科间会诊和多学科协作形式

在麻醉门诊中，科间会诊和多学科协作的形式可以有以下几种。①会诊会议：麻醉门诊科间会诊通常是由麻醉科医师与其他专科医师之间的会诊会议。在会议上，医疗团队可以共同讨论患者的麻醉需求和风险，评估患者的健康状况，并共同决定最适合的麻醉方案。会议还可以涉及手术团队、疼痛管理团队和其他相关专家的参与，以确保麻醉过程的顺利进行。②病例讨论：麻醉门诊中的病例讨论是麻醉科医师与其他专科医师之间就特定患者的麻醉相关问题进行详细讨论和分析的形式。通过共享患者的病历、手术计划和相关检查结果，医疗团队可以共同评估患者的麻醉风险和需求，并制订综合的麻醉方案。③麻醉评估和咨询：在麻醉门诊中，麻醉科医师可以与其他专科医师进行麻醉评估和咨询。例如，在手术前，麻醉科医师可以与外科医师、内科医师和心脏专家等进行讨论，评估患者的麻醉风险和合并症，并提供相应的建议和指导，以确保手术过程的安全性。④联合诊疗：在麻醉门诊中，麻醉科医师与其他专科医师之间的联合诊疗是常见的形式。例如，在疼痛管理方面，麻醉科医师可以与疼痛科医师、物理治疗师和康复医师等合作，制订综合的疼痛管理方案。这种联合诊疗的形式可以确保患者在麻醉和疼痛管理方面得到全面和协调的护理。⑤教育和培训：麻醉门诊中的多学科协作还可以包括教育和培训。麻醉科医师可以与其他专科医师和护理人员共同参与培训课程和研讨会，分享最新的麻醉技术和实践经验，提高整个医疗团队的专业水平和协作能力。

2．麻醉门诊科间会诊和多学科协作对患者的医疗结果的积极影响

麻醉门诊科间会诊和多学科协作可以对患者的医疗结果产生多种积极影响，包括但不限于以下几个方面。

（1）综合评估和治疗方案：通过会诊和多学科协作，不同专科医师可以共同评估患者的病情、病史和检查结果等，并综合各自专业领域的知识和经验，制订全面的治疗方案。这可以确保患者的疾病得到全面评估，避免漏诊或误诊，并且能够针对患者的具体情况制订更个性化和有效的治疗计划。

（2）减少手术风险：麻醉门诊科间会诊和多学科协作可以帮助医师评估患者在手术中可能面临的风险，并制订相应的风险管理策略。不同专科医师的参与可以提供独特的专业见解，确保手术安全性的最大化，减少手术相关并发症的发生

（3）优化麻醉方案和疼痛管理：麻醉科医师与其他专科医师的协作可以帮助确定最适合患者的麻醉方案。通过共同讨论和决策，可以选择最适合患者病情和手术类型的麻醉技术和药物，以提供更安全和有效的麻醉服务。此外，多学科协作还可以促进疼痛管理的综合策略，确保患者在术后疼痛控制方面得到充分关注和治疗。

（4）综合康复和护理：多学科协作可以促进患者的综合康复和护理。不同专科医师的合作可以确保手术后的康复计划得到充分制订和执行，包括身体康复、营养支持、心理支持等方面。这有助于加速患者的康复进程，并提高手术后的生活质量。

综合来看，麻醉门诊科间会诊和多学科协作可以促进医疗团队之间的协作和信息共享，提供更全面、个性化和安全的医疗护理。这对于患者的医疗结果具有积极的影响，可以改善治疗效果、减少并发症的发生，并提高患者的整体护理质量。

3．麻醉门诊中的科间会诊和多学科协作通常需要参与的医疗团队成员说明

在麻醉门诊中的科间会诊和多学科协作，通常由以下医疗团队成员参与。

①麻醉科医师：作为麻醉门诊的核心成员，麻醉科医师负责评估和管理患者的麻醉需求和风险。他们在科间会诊和多学科协作中发挥重要作用，为其他团队成员提供专业的麻醉建议和指导。②外科医师：外科医师在科间会诊中提供对手术过程的专业知识和意见。他们与麻醉科医师合作，共同讨论和决定最佳的麻醉方案，确保手术过程的成功和安全。③内科医师：内科医师在科间会诊和多学科协作中提供对患者整体健康状况的评估。他们会讨论患者的基础疾病、慢性病情况以及对麻醉管理的影响，为麻醉科医师和外科医师提供相关建议。④心脏专家：对于患有心脏疾病或需要心脏手术的患者，心脏专家在科间会诊和多学科协作中发挥重要作用。他们提供有关心脏状况、心脏监测和处理心脏相关问题的专业知识和意见。⑤疼痛管理专家：一些麻醉门诊会涉及疼痛管理方面的问题，特别是在术后疼痛管理方面。疼痛管理专家可以参与科间会诊和多学科协作，提供关于疼痛评估、药物管理和其他疼痛缓解方法的专业建议。

除了以上主要的医疗团队成员，根据患者的具体情况，科间会诊和多学科协作还可能邀请其他专科医师或医疗团队成员参与，如康复医师、影像学专家、营养师等。这取决于患者的诊断、治疗需求和麻醉过程中可能涉及的其他方面。

4. 麻醉门诊中的科间会诊和多学科协作通常所需时间

麻醉门诊中的科间会诊和多学科协作的时间会根据患者情况、讨论的内容和医疗团队的安排而有所不同。通常情况下，这些会诊和协作会在一个相对较短的时间内完成，一般为30 min至1 h。然而，对于复杂的病例或需要更深入讨论的情况，会议可能需要更长的时间。

会诊和协作的时间也受到医疗机构和医疗团队的安排和时间限制的影响。医疗团队通常会在合适的时间安排会议，以确保各个专家都能参与其中，并充分讨论患者的情况。这可能需要协调医师们的日程安排和确保他们有足够的时间参与会议。

需要注意的是，会议的时间不应过长，以免影响医疗团队的工作效率和患者的就诊时间。因此，会议的时间通常会根据需要进行合理安排，以便高效地进行病例讨论和决策。

5. 麻醉门诊中的科间会诊和协作对患者治疗方案的影响

麻醉门诊中的科间会诊和协作对患者的治疗方案有以下几个方面的影响。

（1）综合评估：会诊和协作允许不同专科医师和医疗团队成员共同讨论患者的情况。通过综合评估患者的病史、体格检查结果、实验室检查和影像学资料等多个方面的信息，可以更全面地了解患者的健康状况和特殊需求。这有助于制订更精准的治疗方案，考虑到麻醉管理和手术的风险因素。

（2）个性化治疗：会诊和协作使得医疗团队能够共同讨论和决策患者的治疗方案。不同专科医师的专业知识和经验相结合，可以制订个性化的治疗方案，以满足患者的特殊需求。例如，在麻醉门诊中，医疗团队可以根据患者的疾病状态、手术类型和麻醉需求，选择最适合的麻醉技术和药物管理方案，以确保手术的成功和患者的安全。

（3）风险管理：会诊和协作有助于识别和管理潜在的风险因素。医疗团队可以共同讨论和评估患者的病情、手术风险和麻醉相关的风险，并制订相应的管理策略。这可以减少手术和麻醉过程中的并发症和不良事件发生的风险，并提高治疗的安全性。

（4）继发问题处理：会诊和协作也提供了处理继发问题的机会。医疗团队可以讨论可能出现的并发症或意外事件，并制订相应的处理方案。这有助于应对紧急情况，及时调整治疗方案，保证患者的安全和康复。

总的来说，麻醉门诊中的会诊和协作通过多学科的参与和综合评估，可以制订个性化的治疗方案，管理患者的风险，并提高治疗的安全性和效果。这种协作模式有助于医疗团队共同努力，为患者提供全面和优质的医疗护理。

6. 举例说明麻醉门诊科间会诊和多学科协作的成功案例

麻醉门诊科间会诊和多学科协作成功的例子有很多，列举如下。

需要进行复杂心脏手术的患者，同时还有严重的肺部疾病。这种情况下，麻醉门诊科间会诊和多学科协作可以发挥重要作用。

（1）首先，麻醉科医师与心脏外科医师、呼吸内科医师和放射科医师等其他专科医师进行会诊，共同评估患者的心脏病情、肺部功能和手术风险，共同制定最佳的治疗方案。

（2）麻醉科医师提供有关麻醉方案和药物选择的专业建议，考虑到患者的肺部情况和手术类型，他们会评估患者的呼吸功能，并决定使用哪种麻醉技术和药物，从而最大限度地减少对患者呼吸系统的不良影响。

（3）心脏外科医师根据麻醉科医师的建议选择最佳的手术方案，并与麻醉科医师密切合作，确保手术过程中患者的心脏和肺部功能得到有效管理。

（4）呼吸内科医师负责评估患者的肺部情况，并提供术前和术后的呼吸支持和康复计划。可建议使用特定的呼吸治疗手段，如物理疗法、气道管理和呼吸机辅助，以帮助患者更好地应对手术后的肺部挑战。

（5）放射科医师通过影像学检查评估患者的心脏和肺部结构，并提供有关手术方案的重要信息。

该例子充分显示了麻醉门诊科间会诊和多学科协作的重要意义，突显了麻醉门诊科间会诊和多学科协作在处理复杂病例中的重要性。医疗团队共同制定全面的治疗方案，针对患者的特殊情况提供个性化的医疗护理。这种综合的合作和协调有助于最大限度地减少手术风险，提高手术成功率，并改善患者的术后康复和生活质量，以实现最佳的治疗结果。

第六节　确定麻醉方案和术前准备

1. ASA分级评估系统适用的手术类型

ASA分级评估系统是一种常用且广泛适用的手术风险评估工具，主要关注患者的整体健康状况和手术风险，因此在大多数手术中都可以使用该系统进行评估。但并非适用于所有类型的手术。对于某些特殊类型的手术，麻醉医师通常会根据手术类型、患者特点和相关指南来选择适当的评估工具和策略。

2. 除了ASA分级评估系统，其他常用的手术风险评估工具

除了ASA分级评估系统，还有一些其他常用的手术风险评估工具。以下是其中一些常见的评估工具。

（1）POSSUM评分系统（Physiological and Operative Severity Score for the enUmeration of Mortality and Morbidity）：POSSUM评分系统综合考虑了患者的生理状态和手术因素，通过评估一系列参数来估计手术相关的死亡率和并发症风险。

（2）Charlson共病指数（Charlson Comorbidity Index）：Charlson共病指数基于患

者的共病情况，将各种慢性疾病赋予不同的权重，并计算出一个综合性的评分。这个评分可以用来估计手术患者术后并发症和死亡的风险。

（3）麻醉风险评估指数（Anesthesia Risk Assessment Tool，ARAT）：ARAT是一种针对麻醉风险评估的工具，考虑了患者的年龄、ASA分级、手术类型等因素，并给出了相应的风险等级。

（4）NSQIP（National Surgical Quality Improvement Program）：NSQIP是美国外科医师协会（American College of Surgeons）开展的一个多中心数据库，旨在评估手术的质量和风险。它收集了大量的患者和手术相关的数据，并提供了一套评估指标和工具，用于评估手术后并发症和预测风险。可以帮助麻醉医师和外科医师更全面地评估手术患者的风险，并制订相应的管理策略。需要根据具体情况选择适当的评估工具，并结合临床经验和专业判断进行综合评估。

3. 术前气道管理的再次评估

在麻醉前，对患者的气道进行再评估是确保麻醉过程中气道通畅和患者安全的重要步骤。需要考虑到目前患者气道评估的情况、既往气道管理的方法、误吸的风险、插管的选择及手术类型。一般考虑以下几点。①患者的意识水平：评估患者的意识水平，确定其是否能够自主维持气道通畅。②预测气道堵塞风险：根据患者的身体特征、疾病状态和手术类型等因素，评估患者是否存在气道堵塞的风险。例如，肥胖患者、颈部活动受限患者、下颌后缩患者等都可能存在气道堵塞的风险。③气道外观和结构：检查患者的口腔、咽喉和颈部结构，评估是否存在气道梗阻或狭窄的情况。注意观察患者的牙齿、喉部肿物、扁桃体肥大等因素。④预测通气困难风险：根据患者的病史和体征，评估是否存在通气困难的风险。例如，慢性肺疾病、哮喘、气道感染等都可能导致通气困难。⑤气道管理设备选择：根据患者的气道评估结果，选择合适的气道管理设备。这可能包括气管插管、喉罩、面罩等。根据患者的气道情况和麻醉医师的经验，选择最适合的设备来确保气道通畅。⑥麻醉医师的技能和经验：评估麻醉医师对气道管理的技能和经验。气道管理是麻醉过程中的重要环节，确保麻醉医师具备适当的技术和知识来处理潜在的气道问题。

通过对患者气道的再评估，麻醉医师可以识别患者的气道风险，并选择合适的管理策略和设备来确保气道通畅。这有助于提高麻醉过程中的安全性，减少并发症的发生，并确保患者在手术期间获得足够的氧气供应。

4. 在麻醉前气道管理再评估中，麻醉医生的技能和经验对气道管理的重要性

麻醉医师的技能和经验在麻醉前气道管理再评估中起着至关重要的作用。以下是其重要性的几个方面。①气道评估的准确性：麻醉医师通过对患者的气道进行评估来确定气道管理的需求和最佳方法。准确评估患者的气道状况需要麻醉医师熟练的技能和经验，包括观察患者的口腔、咽喉、颈部结构以及预测可能的气道问题。②设备选择和应用：根据气道评估结果，麻醉医师需要选择适当的气道管理设备，如气管插管、喉罩、面罩等。对不同设备的特点、适应证和使用技巧的熟悉程度对成功进行气道管理至关重要。经验丰富的麻醉医师能够根据患者的具体情况做出明智的选择，并熟练地使用这些设备。③处理意外情况和并发症：在麻醉过程中，可能会发生气道相关的意外情况和并发症，如气道堵塞、误吸等。麻醉医师的技能和经验使其能够及时识别和处理这些情况，确保患者的气道通畅和安全。他们可以迅速采取适当的措施，如重新定位气管插管、应用呼气末正压等，以保持患者的通气和氧合。④气道管理的挑战：某些患者可能具有复杂的气道特征或存在风险因素，使气道管理变得更加困难。这包括喉部肿物、气道狭窄、颈部活动受限等情况。经验丰富的麻醉医师能够应对这些挑战，灵活运用各种技术和策略，确保患者的气道通畅和安全。

5. 术前气道评估工具和评分系统

以下是一些常见的术前气道评估工具和评分系统。

①Mallampati评分系统：根据舌根和软腭的可视程度将气道分为不同的类别。Mallampati评分从Ⅰ到Ⅳ级，级别越高表示气道可视度越差，通畅性越差。②田字评分法（Cormack-Lehane分级）：用于评估气管插管时的喉镜视图。分为四个级别，从Ⅰ到Ⅳ级，级别越高表示气道可视度越差。③万氏评分法（Wilson评分法）：评估颈部运动度和颈部的可伸展性。分为四个级别，从Ⅰ到Ⅳ级，级别越高表示颈部运动度和可伸展性越差。④颈围评估：测量患者的颈围，特别是肥胖患者，颈围增大可能会增加气道管理的困难度。⑤亚诺特氏评分法（Yao氏评分法）：评估下颌前伸度，以确定气道开放程度。⑥麦考姆氏评分法（Macintosh评分法）：评估下颌的运动度和喉部的可视度，用于评估气管插管的难易程度。⑦重复喉镜评

分法（Revised Trauma Score，RTS）：用于评估创伤患者的气道通畅性和控制难度。

具体的评估工具和评分系统的选择可能因医院、地区和医师的个人偏好而有所不同。在实际应用中，医师可能会结合多个评估工具和系统，综合考虑患者的气道情况和手术需求，以制订最合适的气道管理计划。

6. 气道评估工具和评分系统中特殊培训的重要性

使用这些评估工具和评分系统通常需要一定的培训和经验才能正确应用。以下是一些考虑因素。①Mallampati评分系统：Mallampati评分系统相对简单易行，医师通常能够通过培训和实践快速掌握其应用方法。改良的Mallampati分级（见图2-2）。②田字评分法（Cormack-Lehane分级）：正确评估喉镜视图需要医师具备一定的喉镜技术和经验，因此在气管插管培训中通常包括田字评分法的教学。③万氏评分法（Wilson评分法）：正确评估颈部运动度需要医师了解评估方法并进行相关训练。④颈围评估：颈围评估相对简单，但在特殊情况下（如肥胖患者），可能需要医师了解如何正确测量颈围并将其与气道管理相关联。⑤亚诺特氏评分法（Yao氏评分法）和麦考姆氏评分法（Macintosh评分法）：这些评分方法需要医师熟悉其应用技巧，并在喉镜导引下进行评估。⑥重复喉镜评分法（RTS）：正确应用RTS需要医师了解评估指标和评分方法，这通常在创伤管理培训中进行教学。⑦医师通常会在麻醉学或外科学等培训和实践过程中学习和掌握这些评估工具和评分系统的应用方法。此外，持续的继续教育和临床实践有助于医师保持对这些工具的熟练掌握和正确应用。在临床实践中，医师可能会结合自身的经验和临床判断，综合考虑多种因素来做出准确的气道管理决策。

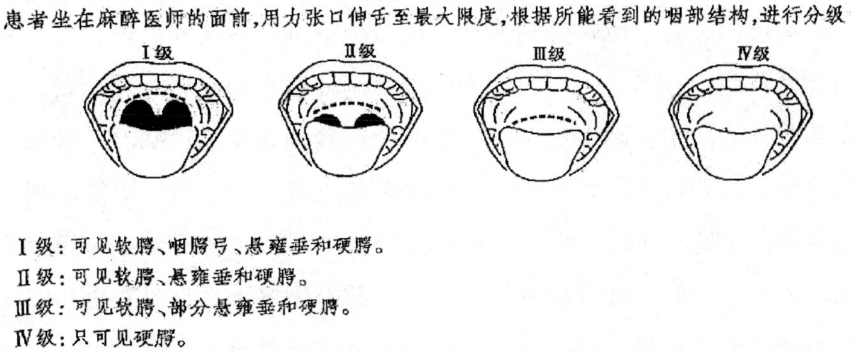

图2-2 改良的Mallampati分级

7. 麻醉方案的确定和注意事项

确定麻醉方案是由麻醉医师根据患者的病情、手术类型、身体状况和麻醉医学的最佳实践来制订的。以下是确定麻醉方案时需要考虑的一些重要因素和注意事项。①手术类型和预期时间：不同类型的手术可能需要不同的麻醉方法。例如，大手术可能需要全身麻醉，而小型手术可能只需要局部麻醉。手术的预期时间也会影响麻醉方案的选择，以确保麻醉的持续时间和效果。a.麻醉方法：全身麻醉，患者会完全失去意识，通过静脉药物或麻醉气体进行麻醉。这种方法常用于大手术或需要深度麻醉的情况；局部麻醉，麻醉局部区域，使该区域失去感觉。可以通过局部注射麻醉药物或局部麻醉药物和镇静药的组合来实现；区域麻醉：通过注射麻醉药物阻断神经传导，使特定区域失去感觉。常见的区域麻醉包括蛛网膜下腔麻醉、硬膜外麻醉和神经阻滞等。b.麻醉前准备：禁食和禁饮，根据手术类型和麻醉方法的要求，患者可能需要在手术前一定时间内禁止进食和饮水，以减少术中呕吐的风险；麻醉咨询，麻醉医师会与患者进行面对面的咨询，详细询问患者的病史、过敏反应、用药情况，并解释麻醉方案的细节和可能的风险；术前检查，麻醉医师可能会要求患者进行特定的检查，如血液检查、心电图、胸部X线等，以评估患者的整体健康状况。②麻醉药物选择：基于患者的评估和手术类型，麻醉医师会选择合适的麻醉药物。常用的麻醉药物包括镇静药、麻醉诱导药、麻醉维持药和镇痛药。③麻醉监测和安全：麻醉监测设备，在手术过程中，麻醉医师会使用各种监测设备来监测患者的生命体征，以确保麻醉的效果和患者的生命体征稳定。监测包括心电图、血压、呼吸频率、氧饱和度等。麻醉医师会全程监护患者，在手术期间调整麻醉药物的剂量和控制患者的麻醉深度，以确保患者的舒适和安全。④麻醉后护理：复苏观察，手术结束后，患者会被转移到恢复室或监护室进行观察和护理，直到麻醉效果消退及患者恢复稳定；疼痛管理，麻醉医师会制订适当的疼痛管理计划，包括使用镇痛药物和其他方法来控制术后疼痛。⑤麻醉风险和并发症：麻醉医师会评估患者接受麻醉可能面临的风险，并采取相应的预防措施。麻醉过程中可能出现的并发症包括过度麻醉、呼吸抑制、过敏反应等。a.区域麻醉：头疼、感染、局部出血、神经损伤、药物不良反应及区域麻醉效果不佳。某些有创麻醉操作具有更多特定的风险（如锁骨下神经阻滞可能出现气胸），应权衡利弊慎重决定。麻醉医师同时应向患者交代改全身麻醉的可能性及其相应风险，因为全身麻醉可能是必需的替代麻醉方案。b.全身麻醉：咽痛、声音嘶哑、恶心呕吐、牙齿损伤、药物过敏反应、术中知晓、心肺功能损伤、脑卒中或死亡、术后视力消失、术后重新气管插管或病情危重入ICU后续治疗。c.输血：发热、溶血反应、感染。目前，每输注1 U血感染乙型肝炎病毒风险为1∶360 000，而感染艾滋病和丙型肝炎病毒的风险为1∶2 000 000。d.动静脉穿刺置管：外周神经、肌腱和血管损伤；中心静脉穿刺置管所致血胸（或）气胸；感染。e.潜在风险：还应告知患者某些不能客观预见和解释的风险。⑥团队合作和沟通：麻醉过程需要医疗团队的合作和协调。麻醉医师会与手术医师、护士和其他医疗人员密切合作，确保手术过程的安全和顺利进行。⑦患者教育和同意：麻醉医师会与患者或患者的法定监护人进行沟通，解释麻醉方案、风险和效果，并取得患者的同意。麻醉同意书是记录患者同意接受麻醉的文件。

需要注意的是，麻醉方案的确定是一个个体化的过程，每位患者的情况都是独特的，麻醉医师会根据患者的具体情况进行评估和决策。

8. 需要延期手术的情况说明

手术延期可能是出于多种原因，以下是一些常见的情况下可能需要延期手术的情况。①患者健康状况：如果患者出现了急性的健康问题，例如感染、心脏疾病加重、呼吸系统问题等，可能需要延期手术以确保患者的安全。某些病情如未得到合理的评估和治疗，可明显增加围手术期患者的病死率。a.近期心肌梗死：30 d内发生的心肌梗死的患者，应推迟择期手术。b.新发不稳定的心律失常：近期发生的心房颤动、心房扑动、室上性心动过速、持续性心动过速、二度Ⅱ型或三度房室传导阻滞的患者，需行心电图、血清电解质等检查，请相关科室会诊。手术应在患者完善上述检查、找到病因且病情稳定后进行。c.凝血功能异常：该类患者手术期间有潜在大出血的风险。包括肝功能异常、药物因素、脓毒血症等术前需详细评估和对症处理。d.低氧血症：不明原因的术前低氧血症需仔细查找病因。应从动脉血气分析、胸片检查开始，并建议做进一步检查以明确诊断。e.新发的心血管症状：不稳定型心绞痛、新出现或变化的胸痛、气短或劳力性呼吸困难均需要留意。新出现心电图改变，尤其是提示无症状心肌梗死（如双分支传导阻滞或新出现有意义的Q波）的患者，择期手术前应充分评估。f.新发的心脏杂音：心脏听诊检查中新出现的心脏杂音提示心脏瓣膜存在病变。择期手术前应进行心脏超声和（或）请心脏科医师会诊。②麻醉相关因素：如果患者的身体状况不适合接受麻醉，例如存在严重的呼吸系统疾病、过敏反应风险、麻醉药物不良反应史等，可能需要延期手术或采取其他麻醉方式。③术前准备不完整：在手术前需要进行一系列的准备工作，包括特定的检查、化验、饮食控制等。如果这些准备工作没有完成或不符合要求，手术可能需要延期。④外部因素：可能存在一些不可控的外部因素，例如手术室设备故障、医护人员调整、突发事件等，这些情况可能导致手术计划需要延期。⑤患者本人的意愿：有时候患者可能因为个人原因或紧急情况而要求延期手术，医师会根据实际情况进行评估和决策。

第七节　麻 醉 文 书

1. 术前麻醉医生与患者的谈话内容

术前谈话是麻醉医师与患者进行的一次重要交流，旨在确保患者对手术和麻醉过程有充分的理解，同时提供必要的信息和指导。以下是术前谈话的一般内容。

①手术目的和类型：麻醉医师会向患者解释手术的目的和类型，以便患者了解将要进行的具体操作。②麻醉方案：医师会向患者详细说明拟定的麻醉方案，包括麻醉的类型（如全身麻醉、局部麻醉、脊麻等）、药物的使用和可能的不良反应。③麻醉风险和并发症：医师会向患者解释麻醉过程中的风险因素和可能的并发症，如呼吸道问题、循环问题、血压变化、恶心呕吐等，并说明医疗团队将如何监测和应对这些问题。④术前准备：医师会告知患者关于手术前的禁食禁水时间、是否需要停止某些药物的使用、是否需要进行进一步的检查或实验室检验等具体指导。ASA术前禁食禁水指南（表2-3）。⑤镇痛管理：医师会与患者讨论术后的镇痛管理计划，包括使用何种镇痛药物、如何控制疼痛、需要注意的事项等。⑥预期效果和恢复时间：医师会向患者说明手术后的预期效果和恢复时间，以便患者对手术结果有合理的期望和对术后恢复有充分的了解。⑦患者权益和同意书：医师会向患者解释他们的权益，包括知情同意、隐私保护、病历保密等，并让患者签署知情同意书。⑧解答问题和疑虑：术前谈话是患者提出问题和疑虑的良好机会，医师会耐心解答患者的问题，并提供必要的解释和建议。

术前谈话的目的是确保患者对手术和麻醉过程有充分的了解和知情同意，并为手术和麻醉的顺利进行提供必要的信息和指导。这也是患者与医师之间建立良好沟通和信任关系的重要环节。

表2-3　ASA术前禁食禁水指南

年龄	清淡液体（h）	母乳（h）	非人类乳 / 清淡快餐（h）	煎炸脂类食物 / 肉类（h）
婴儿	2	4	6	8
儿童	2	4	6	8
成年人	2	N/A	6	8

2. 麻醉知情同意书的签署内容

麻醉知情同意书是在手术前由患者或患者的法定监护人签署的文件，用于确认患者已经理解并同意接受麻醉。具体内容包括以下内容。①麻醉程序和类型：说明将使用的麻醉方法和技术，例如全身麻醉、局部麻醉、静脉麻醉等。②麻醉风险和并发症：列出可能与麻醉相关的风险和并发症，如过敏反应、呼吸困难、恶心呕吐、神经损伤等。③麻醉的效果和限制：解释麻醉可能产生的效果，如无痛、意识丧失等，以及麻醉的限制和可能需要进行的额外麻醉操作。④麻醉中的监测：说明在麻醉过程中将进行的监测措施，如心电图监测、血压监测、氧饱和度监测等。⑤麻醉团队：列出参与麻醉过程的医疗团队成员及其职责，如麻醉医师、麻醉护士等。⑥麻醉前的禁食和用药指导：说明手术前需要禁食禁水的时间，以及哪些药物需要停用或继续使用。⑦麻醉后的恢复和疼痛管理：包括麻醉后的恢复指导和疼痛管理计划，如使用哪些镇痛药物、注意事项等。⑧替代方案和拒绝麻醉的选择：提供患者选择拒绝麻醉或选择其他替代方案的权利，并解释相关的风险和后果。⑨费用和保险：说明与麻醉相关的费用和保险事宜，如费用支付责任和保险索赔等。⑩签署和日期：患者或法定监护人在阅读和理解上述内容后，签署并注明日期。⑪麻醉知情同意书的目的是确保患者充分理解麻醉过程的风险和效果，并能够做出知情同意的决定。在签署之前，医师通常会与患者进行术前谈话，解释和讨论上述内容，并回答患者可能有的问题。

3. 患者的亲属能否代签署麻醉知情同意书

（1）麻醉知情同意书通常需要由患者本人签署，以确保患者个人对麻醉过程的理解和同意。然而，在某些特殊情况下，患者可能无法独立签署同意书，例如患有认知障碍、精神疾病或未成年等。

（2）在这种情况下，可以考虑由患者的法定监护人代为签署麻醉知情同意书。法定监护人通常是指患者的父母、法定监护人或法律上指定的代理人。法定监护人应当具备代表患者作出医疗决策的法律授权。

（3）每个国家和地区对于法定监护人的定义和授权规定可能略有不同，具体要遵守当地的法律和规定。在任何情况下，医疗机构和医师会根据法律要求和伦理准则来确定是否接受代签署，并会要求提供相关的法律文件或授权证明。

代签署麻醉知情同意书是一种例外情况，仅在患者无法自行签署且有合法代理人的情况下才会考虑。在一般情况下，为了确保患者的自主权和知情同意，麻醉知情同意书应由患者本人签署。

4. 未成年患者的法定监护人，代签署麻醉知情同意书需要提供的文件

如果患者是未成年人，其法定监护人需要代为签署麻醉知情同意书，通常需要提供以下文件。①患者的出生证明：作为法定监护人，需要提供患者的出生证明来证明其与患者的亲属关系。②法定监护权判决书或法院指定的监护人文件：如果监护人是通过法院判决或法律程序获得监护权的，需要提供相关的法定监护权判决书或法院指定的监护人文件。③患者的身份证件：提供患者的身份证件，例如身份证、护照或其他有效的身份证明文件。④法定监护人的身份证件：作为法定监护人，需要提供自己的身份证件，例如身份证、护照或其他有效的身份证明文件。

相关授权文件：如果拥有其他授权文件或委托书，授权监护人代表患者作出医疗决策，也可以提供这些文件。

5. 麻醉医疗文书的内容

麻醉医疗文书是指与麻醉相关的记录和文档，用于记录麻醉过程中的医疗信息和事件。具体的麻醉医疗文书可能因医疗机构和实际情况而有所不同，但以下是一些常见的麻醉医疗文书。①麻醉知情同意书：患者签署的文件，确认患者已经理解并同意接受麻醉，并了解相关的风险和后果。②麻醉术前评估记录：麻醉医师对患者进行评估的记录，包括患者的身体状况、既往病史、过敏反应、特殊需求等。③麻醉方案和操作记录：记录麻醉医师制订的麻醉方案和具体的麻醉操作，包括使

用的麻醉药物、剂量、途径、监测措施等。④麻醉监测记录：记录麻醉过程中的监测数据，如心电图、血压、呼吸频率、氧饱和度等。⑤麻醉药物使用记录：记录使用的麻醉药物名称、剂量、途径等信息。⑥麻醉事件记录：记录麻醉过程中发生的重要事件、异常情况、并发症、处理措施等。⑦麻醉术后评估记录：麻醉医师对患者术后进行评估和观察的记录，包括恢复情况、疼痛管理、并发症等。⑧麻醉术后关注和指导记录：麻醉医师对患者术后的关注和指导的记录，包括注意事项、用药指导等。⑨麻醉报告和总结：对麻醉过程进行总结和记录的文档，包括手术名称、麻醉方法、麻醉效果、并发症、特殊处理等。⑩麻醉团队交接记录：麻醉医师之间的交接记录，用于传递患者的麻醉信息、特殊注意事项等。

6. 麻醉医疗文书的保存期限

麻醉医疗文书的保存期限可能会因国家、地区或医疗机构的法规和政策而有所不同。一般来说，医疗文书的保存期限是根据法律法规或医疗行业的要求确定的，旨在保护医患双方的权益，并提供后续的医疗参考和法律依据。

以下是一些常见的保存期限范围，但请注意这些时间仅供参考，具体的保存期限还需根据当地法规和医疗机构的规定来确定。

（1）麻醉同意书：通常保存期限为患者成年后的一定年限，一般为10年以上。

（2）麻醉评估记录、操作记录、监测记录、药物使用记录、事件记录、术后评估记录、术后关注和指导记录、报告和总结：保存期限一般为10年以上。

请注意，这些保存期限可以根据特殊情况进行调整，例如对于未成年人的记录可能需要保存更长时间。

（俞润英　柴云飞）

参考文献

[1]Timerga S,Befkadu A.Prevalence and associated factors of postoperative nausea and vomiting among adult patients undergoing elective surgery[J].Ann Med Surg (Lond),2024,86(3):1304-1308. DOI:10.1097/MS9.0000000000001678.PMID:38463094;PMCID:PMC10923364.

[2]Kang SJ,Tae CH,Bang CS,et al.International Digestive Endoscopy Network consensus on the management of antithrombotic agents in patients undergoing gastrointestinal endoscopy[J].

Clin Endosc,2024,57(2):141-157.DOI:10.5946/ce.2024.002. Epub 2024 Mar 14.PMID: 38556472;PMCID: PMC10984749.

[3]Singh M,Tian C,Hyman JB,et al. Level of Evidence of Guidelines for Perioperative Management of Patients With Obstructive Sleep Apnea:An Evaluation Using the Appraisal of Guidelines for Research and Evaluation II Tool[J]. Anesth Analg,2023,136(2):262-269.DOI: 10.1213/ANE.0000000000006320. Epub 2022 Dec 12.PMID:36638510.

[4]Girish P.Joshi,Basem B.Abdelmalak,Wade A.Weigel,et al.2023 American Society of Anesthesiologists Practice Guidelines for Preoperative Fasting: Carbohydrate-containing Clear Liquids with or without Protein,Chewing Gum,and Pediatric Fasting Duration—A Modular Update of the 2017 American Society of Anesthesiologists Practice Guidelines for Preoperative Fasting[J]. Anesthesiology,2023,138:132 - 151.DOI:https://DOI.org/10.1097/ALN.0000000000004381.

[5]Jeffrey L.Apfelbaum,Carin A.Hagberg,Richard T.Connis,et al.2022 American Society of Anesthesiologists Practice Guidelines for Management of the Difficult Airway[J]. Anesthesiology,2022,136:31 - 81.DOI:https://DOI.org/10.1097/ALN.0000000000004002.

[6]Özkartal T,Demarchi A,Caputo ML,et al.Perioperative Management of Patients with Cardiac Implantable Electronic Devices and Utility of Magnet Application[J]. J Clin Med,2022,11(3):691.DOI: 10.3390/jcm11030691.PMID: 35160149;PMCID: PMC8836758.

[7]陈朝君，冯惠东.麻醉门诊规范化管理的实施与成效[J].当代护士（下旬刊），2021，28（3）:164-165.DOI:10.19793/j.cnki.1006-6411.2021.09.067.

[8]Cao D,Chandiramani R,Capodanno D,et al.Non-cardiac surgery in patients with coronary artery disease: risk evaluation and periprocedural management[J].Nat Rev Cardiol,2021,18(1):37-57. DOI:10.1038/s41569-020-0410-z. Epub 2020 Aug 5. PMID: 32759962.

[9]中华医学会麻醉学分会“麻醉门诊建设专家指导意见”工作小组.麻醉科门诊建设专家指导意见 [J].中华麻醉学杂志，2019，39（1）：7-13.DOI:10.3760/cma.j.issn.0254-1416.2019.01.003.

[10]Dewachter P,Kopac P,Laguna JJ,et al.Anaesthetic management of patients with pre-existing allergic conditions:a narrative review[J]. Br J Anaesth,2019,123(1):e65-e81.DOI: 10.1016/j.bja.2019.01.020. Epub 2019 Mar 13. PMID: 30916009.

第三章

无痛诊疗麻醉门诊评估（消化内镜检查和生殖无痛诊疗）

1. 实施无痛诊疗的作用和意义

无痛诊疗检查可给患者带来确切的诊断和治疗效果，但可能给患者带来不同程度的痛苦及不适感。随着患者对医疗服务要求的不断提高，对无痛诊疗的舒适需求也日益增加。无痛诊疗的镇静/麻醉是指通过应用镇静药和（或）麻醉性镇痛药及相关技术等，消除或减轻患者在接受检查或治疗过程中的疼痛、腹胀、恶心呕吐等主观痛苦和不适感，尤其可以消除患者对检查的恐惧焦虑感，提高患者对检查和诊疗的接受度，同时创造更好的诊疗条件。

2. 对无痛诊疗检查患者的评估要点

麻醉前应了解病史和体格检查，镇静或镇痛方法的选择根据患者需要、医疗条件、特殊操作及医师的经验。术前评估主要抓病史、体检和实验室检查，其中最主要的是病史采集。由于与患者接触时间短，应非常重视住院患者手术麻醉的术前访视，要对患者的病情做出正确评估，术前访视时询问和检查有重点，通过发现阳性问题再深入探索。

根据病史和体检必要时可做一些有针对性的实验室检查，如有异常出血史，应用抗凝药、肝病和营养不良者，要检查出凝血功能；有高血压、糖尿病、心脏病、服用强心药、利尿药和激素的患者，应检查电解质、血糖、尿素氮和肌酐等。术前访视可以在充分应用专科医师所提供的资料基础上询问病史，既要系统回顾又要重点突出，目的是重点把握有可能与麻醉实施及围手术期治疗和并发症防治有关的病情如药物过敏史、手术史、循环和呼吸疾病、气管插管有无困难、脊柱有无外伤等等。

门诊评估的另一重要作用是与患者沟通，减少患者的焦虑，取得患者或家属对手术麻醉的知情同意、认可和签字。为了减少患者对手术的顾虑，增加患者对手术麻醉的理解和减少焦虑，许多医院在消化内镜和生殖无痛科候诊室开展宣教，并编印宣传资料供患者阅读，也有通过电视录像、播音向患者宣教。

3. 无痛诊疗麻醉的监测项目

无痛诊疗检查时的监测项目应以能保证患者安全为标准，一般应满足以下条件：①在麻醉的全过程中，始终有一位合格的麻醉医师在场；②在所有形式的麻醉过程中，对患者的氧合、通气、循环进行持续的监测和评估。无论全麻和镇静，是否用镇痛药，监测应与手术室相同。

麻醉仪器应与手术室一样方便使用。应努力保证患者在操作期间能得到适当的监护，包括对氧供、呼吸、循环的监测。患者氧合情况的监测需要适当的照明和接近患者，便于根据患者皮肤颜色进行判断，暗室难以识别发绀状态；通气是否有效可以根据胸廓运动、观察储气囊及听呼吸音进行判断；气管内插管控制呼吸时应确认导管的位置，呼吸环路内应连接压力、流量等报警装置。连续心电监护和SpO_2监测，每隔5 min测血压、心率，全麻时应连续监测$ETCO_2$，并应监测体温。

4. 患者耐受无痛诊疗检查的评估

由于患者的病情越来越复杂，术前评估和术前准备方面应更加重视，以减少不必要的住院和推迟手术。选择ASA 1～2级的患者一般能良好耐受无痛诊疗。当患者为ASA3或4级时，如果在术前病情得到良好控制达3个月，麻醉手术并发症发生率可以降到很低。因此，不要孤立地看患者的ASA分级，应综合手术的类型、麻醉技术等因素，判断患者是否适合作无痛诊疗检查。麻醉门诊评估对减少患者的焦虑，确保合理的术前用药是必要的。

5. 不适宜做门诊无痛诊疗检查而应改为住院手术的评估

不适于行门诊无痛诊疗而应改为住院治疗的患者人群主要有以下几类。

（1）ASA3～5级、病情严重未得到控制、有潜在危及生命的糖尿病、不稳定性心绞痛、有症状的哮喘。

（2）病理性肥胖伴有呼吸系统或血流动力学改变。

（3）使用单胺氧化酶抑制剂。

（4）早产的婴儿，孕龄小于60周。

（5）在手术/检查当晚没有成年人负责照顾的患者。

6. 镇静深度的分级

镇静深度可分为四级：即轻度镇静、中度镇静、深度镇静和全身麻醉。不同患者耐受无痛诊疗所需的镇静/麻醉深度不同，理想的状态是患者安全、舒适、无记忆，诊疗操作易于实施。消化内镜诊疗所需镇静/麻醉深度受诸多因素的影响，包括患者年龄、健康状况、正在使用的药物、术前焦虑状态、疼痛耐受程度、诊疗操作类别及操作者熟练程度等。

清醒镇静是指通过药物或非药物或联合使用两种方法，对意识水平的浅抑制，保留患者维持呼吸道通畅和对躯体刺激和语言指令做出反应的能力。而深度镇静的定义是：通过药物或非药物或者联合使用两种方法，产生的一种可控制的意识抑制状态，保护性反射的部分丧失，不能对语言指令做出有意识的反应。无痛诊疗门诊检查的麻醉最常用静脉输注法，最常用的药物为丙泊酚，尽管单剂量给药可能起效更快，但小剂量输注能精确调节镇静深度，输注速度在25～100 ug/kg/min时能产生剂量依赖性的镇静作用。

镇静时必须进行适当的监测和具备复苏的能力。监测标准与全麻相同，特别注意氧饱和度和二氧化碳监测。镇静时所用的药物都可能导致缺氧，患者应常规吸氧。监测患者的镇静水平和意识状态，可以更好地确定患者的镇静状态。

7. 丙泊酚麻醉成为无痛诊疗门诊麻醉的优势

丙泊酚是无痛诊疗麻醉的一个较好选择。丙泊酚具有快速诱导麻醉的特性，可以迅速使患者进入睡眠状态，从而确保无痛诊疗的顺利进行。丙泊酚的消除半衰期是1～3 h，丙泊酚的麻醉作用时间短，手术后患者能迅速苏醒，并且生理功能恢复得较为完善，这大大缩短了患者的恢复时间，提高了诊疗效率。丙泊酚的恢复质量比其他绝大多数的静脉麻醉药都好，术后发生PONV的机会较少，并有镇吐作用，使用低于催眠剂量的异丙酚能使81%的患者化疗后的恶心和呕吐有改善。在儿童中的恢复时间差别也很明显，患儿使用丙泊酚、氟烷或硫喷妥钠诱导，丙泊酚诱导的患儿的恢复时间、离院时间均明显短于氟烷和硫喷妥诱导的患儿，而且术后恶心的发生率也低。静脉注射丙泊酚时静脉痛和不适感的发生率较高，在手背静脉注射时疼痛更容易发生，而在前臂或肘前静脉等较大的静脉注射疼痛会减轻。

8．无痛诊疗患者术中最容易出现的并发症

无痛诊疗检查时期镇静/麻醉及麻醉恢复期间最容易出现的并发症为呼吸抑制。应密切观察患者的呼吸频率、呼吸幅度以及有无反常呼吸。如怀疑舌后坠引起的气道梗阻，应行托下颌手法，必要时放置口咽或鼻咽通气管；同时应增加吸氧流量或经麻醉面罩给予高浓度氧。必要时嘱检查医师停止操作。麻醉科医师辅助托下颌，可预防舌后坠的发生。如果患者脉搏血氧饱和度低于85%，应立即处理。可通过大声询问和压眶刺激患者加深呼吸。如采取上述措施后仍无效，则应给予辅助或控制呼吸，必要时行气管内插管或放置喉罩。

9．无痛诊疗患者的麻醉后管理

无痛诊疗检查术后的恢复分为三个阶段，即早期、中期和晚期。早期和中期恢复要在医院内完成，而晚期恢复指的是恢复正常的日常活动，是在患者离开医院回到家里之后。麻醉或镇静后患者的管理与其他手术患者一样，患者应在麻醉后恢复室（PACU）复苏，不能在走廊进行简单地观察，对生命体征和脉搏氧饱和度进行严密监测，吸氧，少数情况可能需要使用镇静和镇痛药以及镇吐药。转送时患者的情况必须是稳定的，如距离PACU路程较长，转运中应有适当的连续监护，推床等应配备监测仪、供氧设备、气道管理、静脉输液、复苏药物和设备。麻醉后甚至镇静后常见低氧血症，而且有时难以识别，无论成年人或小儿运转中及术后吸氧是必要的。相对健康患者的监测用无创血压、ECG和SpO_2，对危重患者则应有连续动脉压监测，ECG监护可发现心率变化和心律失常，但缺血和ST-T改变难以发现。

中期恢复阶段，患者在躺椅上接受照顾，逐渐开始活动、饮水、上厕所，准备离开。晚期恢复是从患者回家开始，到完全恢复正常生活、重新开始工作为止。

患者离院前应以口头或书面形式通知患者术后注意事项。患者术后至少24 h不能驾驶，不能操作电动工具或是作出重要的决定。至少24 h内可能会感到头痛、头昏、恶心、呕吐、肌肉痛和伤口疼痛，让患者对可能发生的问题有充分的认识，降低患者回家后一旦发生上述症状导致紧张。术后症状一般都会在术后24 h内消失，但是如

果症状持续存在，应与随访医师取得联系。医院还必须建立随访制度，很多医院在术后的第一天对患者进行随访了解恢复的情况，可以采取电话随访等形式。

对独居、监护人不能满足其需要、交通不便、经济受限的患者，应为需要观察的患者保留病床。

10. 生殖无痛诊疗的诊治范围

生殖无痛诊疗的诊治范围包括无痛人工流产、无痛上环、取环、无痛清宫术、无痛诊断性刮宫、无痛取卵和（或）取精等。

11. 生殖无痛诊疗行麻醉的主要作用

部分患者担心强烈的疼痛感，导致生殖无痛诊疗非常恐惧。甚至有患者因为术中恐惧和疼痛出现喊叫和肢体乱动等机体应激反应，反应过度则对机体造成伤害，如血压增高、心率增快等，都会给患者自身和操作者带来不利的后果，甚至为此留下心理阴影，影响进一步治疗。因此，为了缓解患者的恐惧心理和减轻疼痛，保证生殖无痛诊疗的顺利进行，在生殖的诊疗中麻醉扮演着重要的角色。

12. 消化内镜检查的麻醉门诊的重点评估内容

消化内镜检查使用纤维镜，刺激较小，大多数可在表面麻醉和适当镇静下进行。检查前的准备工作很重要。准备不充分可能导致检查失败。很多患者对消化内镜检查有疑虑和恐惧，需要耐心讲解，主要包括以下内容：内镜可以直接观察病变，尤其是早期病变，对可疑或不确定的病变可以通过内镜取组织进行病理检查帮助诊断；内镜检查通常会造成较小的损伤和疼痛。检查和切除活组织对健康无害。术前讲解必要的工作，一般都能得到患者的良好配合。

胃镜检查还具有一定的生理影响，以下情况通常认为是禁忌证：患者有严重的心脏疾病，如严重的心律不齐和心肌梗死活动期和严重心力衰竭；严重的肺部疾病如哮喘、呼吸衰竭不能平躺；食管、胃、十二指肠穿孔急性期；不能插入内镜的急性重症咽喉炎患者；腐蚀性食管胃损伤急性期。此外，明显的食管静脉曲张、高食管癌、高脊柱曲度畸形、心、肺等重要脏器功能不全、有出血倾向、高血压控制不佳等应慎重考虑。

麻醉医师主要通过评估三个方面即病史、体格检查和实验室检查，重点判别：

①患者是否存在困难气道、阻塞性睡眠呼吸暂停（OSA）、急性上呼吸道感染、肥胖及其程度、哮喘和未禁食等可能导致围手术期严重呼吸系统事件的情况；②是否存在急性冠状动脉综合征、未控制的高血压、严重心律失常和明显心力衰竭等可能导致围手术期严重心血管事件的情况；③是否有胃肠道潴留、活动性出血、反流或梗阻等可能导致反流误吸的情况。

13．消化内镜检查前的胃肠准备

在检查前两天，避免食用红色或多籽的食物，如西瓜、西红柿、猕猴桃等，因为这些食物可能影响肠镜的观察效果。同时，检查前一天午餐和晚餐应选择少渣、半流质的食物，如稀饭、面条，避免食用蔬菜、水果等多渣食物和奶制品。这样的饮食调整有助于保持肠道的清洁，提高检查的准确性。

在检查前按照要求服用泻药以清除肠道内的粪便残留。如果在口服泻药后一段时间内没有排便或排便不完全，可能需要进一步在医师的指导下进行清肠。对于长期便秘的患者，最好咨询消化内科医师，进行必要的药物和其他调整确保肠道清洁度符合要求。

在检查前，需要停止使用某些药物，特别是抗凝血和活血化瘀的药物。这是因为这些药物可能增加检查过程中的出血风险，尤其是在可能进行病理活检的情况下。同时，应严格按照医嘱服用清肠药物，这些药物有助于进一步清理肠道，提高观察的清晰度。

胃镜检查前空腹禁食至少8 h，禁饮2 h，否则胃中有食物会影响观察。肠镜患者则要在检查前清洁肠道。如果患者胃排空延迟或幽门梗阻，应延长禁食时间。检查前，镇静剂可用于缓解紧张，山莨菪碱或阿托品等解痉药可用于减少胃肠蠕动。胃镜检查时能够配合的患者，咽部表面麻醉即可，目的是减少咽部反应，使镜体插入顺利。咽部喷雾法或麻醉药吞食法比较简单，局部麻醉药的主要成分为丁卡因和利多卡因。

14．消化内镜检查目前常用的麻醉方式和注意事项

最常用使用的是以丙泊酚为主的静脉麻醉。必须由专业麻醉医师管理呼吸。消化内镜检查经多年临床实践和应用，有较高的安全性，但也会发生一些并发症，严重者甚至死亡。胃镜检查发生的心脏意外主要指心绞痛、心肌梗死、心律不齐和心

搏骤停。受检者需进行心电监测，有30%左右的患者出现房性期前收缩、室性期前收缩、心房颤动等心律失常。原有心肌缺血、慢性肺疾病及检查时患者紧张、焦虑、憋气、挣扎都有可能诱发心脏问题。胃镜检查时会出现低氧血症，一般多为轻度，原因为检查时内镜部分压迫呼吸道、引起通气障碍，或患者紧张屏气，麻醉药物呼吸抑制作用等。食管或胃穿孔是胃镜检查的严重并发症之一，其后果严重，甚至可致死。检查活检时多数不会引起大量出血，但下列情况有可能引起大出血：活检损伤黏膜内血管；原有食管胃底静脉曲张等病变；患者有出血性疾病；检查过程中患者出现剧烈呕吐动作。

15. 消化内镜诊疗镇静/麻醉的适应证

（1）所有因诊疗需要并愿意接受消化内镜诊疗镇静/麻醉的患者。

（2）对消化内镜诊疗心存顾虑或恐惧感、高度敏感而不能自控的患者。

（3）操作时间较长、操作复杂的内镜诊疗技术，如逆行胰胆管造影术（Endoscopic Retrograde Cholangiography，ERCP）、超声内镜（Endoscopic Ultrasound，EUS）、内镜下黏膜切除术（Endoscopic Mucosal Resection，EMR）、内镜黏膜下层剥离术（Endoscopic Submucosal Dissection，ESD）、经口内镜下肌离断术（Peroral Endoscopic Myotomy，POEM）、小肠镜等。

（4）一般情况良好，ASA Ⅰ级或Ⅱ级患者。

（5）处于稳定状态的ASA Ⅲ级或Ⅳ级患者，可酌情在密切监护下实施。

16. 消化内镜诊疗镇静/麻醉的禁忌证

（1）有常规内镜操作禁忌证或拒绝镇静/麻醉的患者。

（2）ASA5级的患者。

（3）未得到适当控制的可能威胁生命的循环与呼吸系统疾病，如急性冠状动脉综合征、未控制的严重高血压、严重心律失常、严重心力衰竭以及急性呼吸道感染、哮喘发作期、活动性大咯血等。

（4）肝功能障碍（Child-Pugh C级以上）、急性上消化道出血伴休克、严重贫血、胃肠道梗阻伴有胃内容物潴留。

（5）无陪同或监护人者。

（6）有镇静/麻醉药物过敏及其他严重麻醉风险者。

17. 特殊人群消化内镜的镇静/麻醉评估的关注点

（1）心脏病患者：镇静/麻醉下消化内镜诊疗有再次诱发或加重原有心脏疾病的风险。麻醉前要详细询问病史，了解患者心脏病病史，包括患者心脏结构、心脏起搏与传导、心脏收缩与舒张功能以及冠状血管有无异常。应尽可能改善心脏功能和全身情况，提高心血管系统的代偿能力。对心脏病患者镇静/麻醉的基本要求是保障心肌的氧供与氧耗平衡，包括保证充分的镇静镇痛、维护循环状态稳定、维持接近正常的血容量和适度的通气。三个月内曾发生心肌梗死的患者应尽量避免行镇静/麻醉下消化内镜操作。

（2）高血压病患者：内镜诊疗除了急诊外，尽可能使血压控制在≤180/110 mmHg，一般应在高血压得到控制后进行。患者应持续服用降压药至内镜诊疗当日，服用降压药与术中低血压风险无关。检查前一天要尽量消除顾虑，保证良好的睡眠。镇静/麻醉期间应当密切监测，及时防治低血压。

（3）肥胖及OSA患者：肥胖尤其是病态肥胖患者常伴有呼吸循环功能异常以及其他代谢性疾病，且为OSA极高危人群；而OSA患者大多数没有得到明确诊断。因此镇静/麻醉前应仔细评估患者肥胖及其程度以及可能并发的疾病，明确患者是否为OSA，患者是否为困难气道。病态肥胖以及OSA患者必须由经验丰富的麻醉科医师实施镇静/麻醉，并备有随时可用的气道管理设备。

（4）肝功能异常患者：静脉麻醉和肝功能密切相关。很多麻醉药物都要经过肝脏转化和降解。严重肝病时，在肝内生物转化的药物作用时间可延长，药物用量应酌减。肝功能严重受损的患者，常因严重低蛋白血症产生腹水和水肿；大量腹水可影响患者呼吸，应注意密切监护。

（5）老年患者：老年患者，尤其是高龄患者选择依托咪酯替代丙泊酚或者配伍丙泊酚，可有利于血流动力学稳定，必要时及时使用血管活性药物干预。老年患者全身生理代偿功能降低，并可能伴有多种疾病，对镇静/麻醉的耐受能力降低，老年人药代与药效动力学的改变以及对药物的反应性增高，因此镇静/麻醉药物的种类及剂量均应认真斟酌。老年患者颞下颌关节易脱位，注意及时发现，及早复位。

（6）儿童：儿童的生理功能有别于成年人，加上由于检查时离开父母，对医院存在恐惧心理，可产生严重的抑郁、焦虑、夜梦及其他的心理创伤和行为改变。应注意患儿牙齿有无松动、扁桃腺有无肿大以及心肺功能情况等。丙泊酚或丙泊酚复合舒芬太尼可安全有效地用于儿童消化内镜诊疗。

18. 内镜检查期间出现返流误吸的处理原则

镇静/麻醉可减少胃肠蠕动，部分胃镜检查过程中可能会大量注射空气和水，导致胃肠张力下降。如果患者胃食管交界处有解剖缺陷，胃出血或幽门梗阻，反流和误吸的风险会增加。将固体或液体吸入呼吸道均可导致呼吸道阻塞、气道痉挛、吸入性肺不张、吸入性肺炎等严重后果。因此，应采取措施减少胃内容物，提高胃液pH值，降低胃内压低于食管下括约肌肌阻力，保护气道。当EUS检查需要在胃腔内大量注水时，应注意注水部位、量和速度，如食管、贲门等距咽喉部声门裂较近，应采用气管插管全麻。

一旦发生误吸，立即退出内镜并沿途吸引，尤其是口咽部；同时立即将患者置于头低足高位，并改为右侧卧位，因右肺叶大部受累，使左肺保持有效通气引流；必要时及时气管插管，纤维支气管镜下吸气管内吸液及异物，机械通气纠正低氧血症。

（邱倩琪）

参考文献

[1]中华医学会麻醉学分会编.《中国消化内镜诊疗镇静/麻醉的专家共识》.2020版中国麻醉学指南与专家共识[M].人民卫生出版社，2022.

[2]Kim DB,Kim JS, Huh CW,et al.Propofol compared with bolus and titrated midazolam for sedation in outpatient colonoscopy: a prospective randomized double-blind study[J].GASTROINTEST ENDOSC,2020,93 (1): 201-208.DOI:10.1016/j.gie.2020.05.045.

[3]Bielawska B, Hookey LC, Sutradhar R, et al.Anesthesia Assistance in Outpatient Colonoscopy and Risk of Aspiration Pneumonia,Bowel Perforation,and Splenic Injury[J].GASTROENTEROLOGY,2017,154(1):77-85.e3.DOI: 10.1053/j.gastro.2017.08.043.

[4]刘民强，石浩文，马明飞，等.意识指数与脑电双频谱指数在无痛人流术镇静深度监测中的比较[J].实用医学杂志，2015，31(14):2410-2411.DOI:10.3969/j.issn.1006-5725.2015.14.061.

[5]罗俊，赵汝兰，赵颖.降低门诊胃肠镜麻醉风险的临床分析[J].中国内镜杂志，2008，14（6）:656-658.DOI:10.3969/j.issn.1007-1989.2008.06.035.

第四章

预住院手术患者的麻醉评估

第一节　预住院的概念、流程及作用

1. 预住院的定义

预住院是指对于病情相对稳定需要住院治疗的患者因床位紧张不能立刻收治的情况，通过收住虚拟床位的形式，进行正式住院前的术前一切必要检查和处置。患者在虚拟床位下接受医院给予的必要检查和处置，完善术前检查及术前准备，根据床位情况安排正式入院，预住院期间，医院不收取床位费、护理费、诊查费，前期门诊费用可纳入医保结算范围，从而缩短患者的术前住院等待时间，降低医疗费用。

2023年5月26日，国家卫生健康委、国家中医药管理局印发了《改善就医感受提升患者体验主题活动方案（2023–2025年）》，该方案旨在进一步解决人民群众看病就医难的问题。方案中提到：对于有条件的医疗机构，可对诊断明确、病情相对稳定，经评估符合住院指征、行择期手术的患者，在保障医疗质量安全的前提下办理“预住院”，在患者入院前完成术前检查检验，缩短入院后术前等待时间。

2. 我国当前的预住院实施情况

预住院对参保群众有很大好处。目前我国人口基数大，就医需求量多，而医院床位相对紧张，为缓解群众就医与医疗资源紧缺的矛盾，减少患者院前等待的时间以及经济负担，国家实施预住院模式。预住院可进行医保报销，纳入医保结算范围。预住院可做到三减两提高：缩短患者住院等待时间，减少患者医疗负担，减少医疗总费用；提高床位周转率，提高患者满意度。因此，对参保的群众有很大益处。

预住院模式已陆续在各大医疗机构开展，但目前缺乏较全面的数据统计。有研究者通过检索分析发现，目前国内对预住院管理模式的研究较少，已有的研究大多都集中在肛肠手术。从已有的研究结果可以看出，与传统住院模式相比，预住院模式可降低患者的术前住院日0.02～2.04天，可减少术后住院日0.80天，减少患者流失率3.23%，降低诊疗费用135.87元，减少药品费用981.23元。同时，预住院模式可提高17.5%～20%的床位利用率。预住院模式同样存在一些问题，其中医疗安全问题是最核心的问题。预住院模式下医疗安全问题主要出现在预住院登记后，患者进入检查与评估到正式入院治疗阶段。在患者办理好预住院手续后，一方面需要患者有较高的依从性才能完成医师要求的院前检查，另一方面要求医务人员能同时应对院内和院外患者的管理工作。由于预住院期间患者不在院内，医师查房、评估病情、调整诊疗方案等不能与患者进行面对面交流，在一定程度上增加了后续治疗的安全隐患。

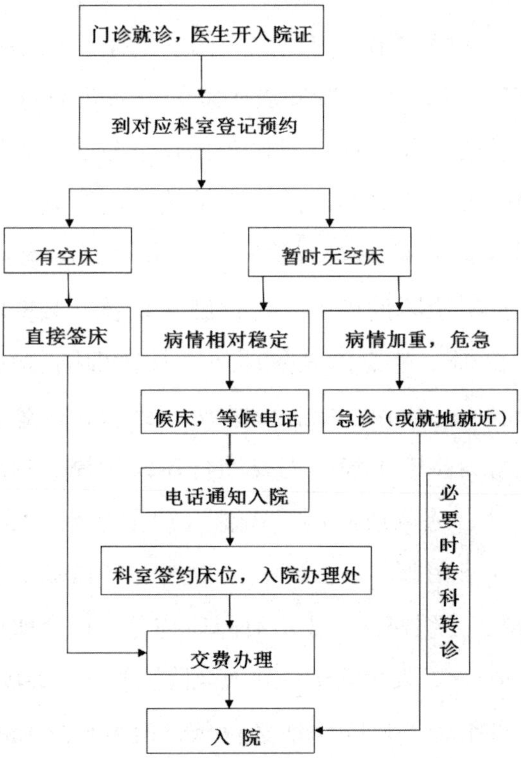

图4–1　预住院患者的入院流程

3. 预住院的流程

一般而言，预住院患者为病情比较稳定，治疗方案基本确定，择期手术的患者。开展预住院常见的科室包括妇科，泌尿外科，消化内科，耳鼻喉科，眼科等。预住院患者一般的流程如下图所示，接诊医师开具预住院手续后，患者在病区接诊可享受与住院患者相同流程的检验与检查。完善检查后评估再正式入院（图4–1）。由于目前互联网的发展，预住院患者在预住院时期的各项检查检验活动可以通过医院预设的互联网系统进行查看和预约，如检查预约、住院办理等，可缩短患者现场等待时间，方便快捷，提升患者住院体验。

4. 预住院患者的风险防范

预住院患者在办理预住院手续到正式入院期间，有一段时间不能得到医师和护士的照护。怎样保证患者安全是值得我们关注和思考的问题，主要从以下方面进行预住院患者的安全保障。第一，成立专门的安全管理小组，由两名住院医师和4名护士组成。两名住院医师对当日预住院的患者进行评估，只有符合预住院标准的患者才能进行后续流程办理。若存在危及生命的危险因素，应立即安排住院。若患者一般情况尚可，予以办理预住院手续，由两名护士对患者进行跌倒、坠床、走失、自杀等风险评估，对有风险的患者每日与家属沟通进行动态再评估。另外两名护士负责实施防范措施、进行健康宣教，必要时引导与陪同患者进行相关检查，并及时反馈。第二，风险评估的具体细则：跌倒/坠床风险评估，此项评估从7个项目进行。①年龄大于70岁或小于10岁；②意识状态为烦躁，谵妄，躁动；③走动能力为步态不稳、需要助行器或轮椅、需要他人扶持；④自我照顾程度为大小便失禁、尿频或腹泻、需他人协助如厕、洗漱、洗澡；⑤过去1年内有跌倒坠床史；⑥使用镇静、安眠、降血压、降血糖、利尿、泻药等药物；⑦环境设施如地面湿滑、光线暗淡、走道有障碍物等。每个项目分值为1分，有风险＞1分，应至少每日评估1次，发生病情变化或风险因素发生改变时适时动态评估。

自杀风险评估：自杀走失风险评估必备条件有4项，具备其中1项即为风险人群。①疾病晚期或治疗预后较差，有绝望感；②言语流露自杀意念；③有自杀家族史或自杀未遂；④有重型精神障碍病史。只要满足一项就要警惕，但是如果没有明确的前四项中的表现，下面的危险因素如大于3项即为高风险人群：a.家庭经济困难，有欠费；b.病情反复，治疗效果不佳；c.治疗依从性差；d.可能有抑郁状态；e.社会关系紧张；f.性格孤僻、偏执、情绪低落；g.近期有亲友去世或亲密关系丧失；h.丧偶或独居；i.有酗酒或精神活性物质使用史；j.存在睡眠障碍；k.存在持续疼痛等。针对有跌倒/坠床风险的患者，做好健康宣教，告知在外卧床休息时做好安全防护设施，起床动作需缓慢，起床时避免动作过猛，如有头昏、目眩等不适及时呼叫家属或平躺。活动区域采光良好，外出时应穿防滑鞋，家人做好陪护。存在自杀风险和倾向的患者，告知家属配合医护人员做好看护。嘱咐家属全天不间断陪护，陪护期间保持情绪稳定，勿将剪刀、铁具、绳索等危险物品放置在容易拿到的地方，及时检查患者有无囤积药品，及时疏导患者情绪。医务工作者对预住院患者进行有效管理，并与患者签署知情同意书，才能防范各种安全风险。

5. 麻醉门诊对预住院患者的作用

由以上流程可以看出，当患者做完预住院所开具检查后，再次进入门诊评估，此时如果是手术患者，评估的门诊部门应包含麻醉门诊，麻醉门诊在预住院患者的作用概括起来有三大方面：①评估患者是否能耐受麻醉与手术，如果患者身体状况很差，不适合做外科手术，麻醉门诊可建议患者暂缓手术，通过其他相关科室改善身体状况。②评估患者是否还有麻醉相关的检查未进行，开具检查进行完善。③已完善检查，对患者进行麻醉前知情同意的告知。

6. 评估患者是否能耐受麻醉与手术：病情较重患者的处置原则

麻醉门诊中麻醉医师的职责通常是对患者进行术前评估和完善术前检查，并进行麻醉知情同意的宣教。随着麻醉门诊的发展以及对患者护理理念的更新，麻醉医师可在高价值高质量，以患者为中心的护理理念中发挥作用。尤其是在一些合并症多的癌症终末期患者，建议麻醉医师和患者进行深度的对话。这是麻醉门诊赋予麻醉医师的新角色。在Gawande的书里面有五个问题，提供给严重疾病患者进行思考。同时，麻醉门诊医师可以和患者讨论这五个问题：①你对你的疾病和预后的理解是什么？②你对未来的担心和恐惧是什么？③你的目标和优先事项是什么？④哪些结果你是无法接受的？⑤如果你的健康状况恶化，你将如何度过你的时间？提问五个问题的原因是有些患者在生命终末期还会接触到手术，而并发症较多。美国的一项2008年的调查评估了两万多名死亡的医保受益者，32%在去世一年内做过手术，接近

20%在生命的最后一个月接受过手术。这些患者与未接受手术的患者相比，他们在生命的最后阶段有更多的住院时间，更长的ICU停留时间。我们要清醒的认识到，在围手术期评估门诊中可能存在生存期只有一年的患者，这种认识可能会改变我们对患者的决策。虽然在生命的最后一年所做的手术治疗是适当和有益的，但有些手术可能是徒劳的，或者被患者事后判断为不需要的。为此，美国有学者提出评估标准：风险分析指数临床问卷（Risk Analysis Index-Clinical，RAI-C），当RAI-C指数小于21分时，可以手术，当RAI-C大于21分时就要慎重考虑。RAI-C的评估表分为评分细则及决策见下图4-2与图4-3。

eFigure: RAI-C Questionnaire and Scoring System

Risk Analysis Index (RAI)

Last Name:____________________ Last Four: ________

Date Form is Completed:__________ Date & Type of Anticipated Surgery:________________

A. Age, Sex & Cancer

Age	Score *without* Cancer	Score *with* Cancer
< 69	2	20
70-74	3	19
75-79	4	18
80-84	5	17
85-89	6	16
90-94	7	15
95-99	8	14
100+	9	13

1. Sex Female= 0 Male= 5 __________
2. Age __________
3. Does the patient have cancer?
   (Excluding skin cancer,except for melanoma)
   If no, score *without* cancer __________
   or
   If yes, score *with* cancer __________

B. Medical Co-Morbidities

4. Have you had unintentional weight loss in the past 3 months (>10 lbs)? No= 0 Yes= 5 ______
5. Renal failure? No= 0 Yes= 6 ______
6. Chronic/congestive heart failure? No= 0 Yes= 4 ______
7. Poor appetite? No= 0 Yes= 4 ______
8. Shortness of breath (at rest)? No= 0 Yes= 8 ______

C. Cognition, Residence & Activity of Daily Living

9. Do you reside in a setting other than independent living?
   If yes, check answer: Skilled nursing facility □ Assisted living □ Nursing home □
   No= 0 Yes= 8 ______
   If yes, were you admitted within the past 3 months? No □ Yes □

D. Activities of Daily Living & Cognitive Decline (*Circle score for each ADL*)

10. Mobility/Locomotion	11. Eating	12. Toilet Use	13. Personal Hygiene
0. Independent 1. Supervised 2. Limited assistance 3. Extensive assistance 4. Total Dependence	0. Independent 1. Supervised 2. Limited assistance 3. Extensive assistance 4. Total Dependence	0. Independent 1. Supervised 2. Limited assistance 3. Extensive assistance 4. Total Dependence	0. Independent 1. Supervised 2. Limited assistance 3. Extensive assistance 4. Total Dependence

14. Have your cognitive skills or status deteriorated over the past 3 months? No □ Yes □ (*see score chart*)

ADL Score *without* Cognitive Decline (*Sum of ADL Scores*)	ADL Score *with* Cognitive Decline
0	ADL Score -2
1,2	ADL Score -1
3,4	ADL Score 0
5-7	ADL Score +1
8,9	ADL Score +2
10,11	ADL Score +3
12,13	ADL Score +4
14-16	ADL Score +5

Score *without* cognitive decline __________ (0 to 16)
or
Score *with* cognitive decline __________(-2 to 21)

Total RAI Score: __________

图4-2 RAI-C评分细则

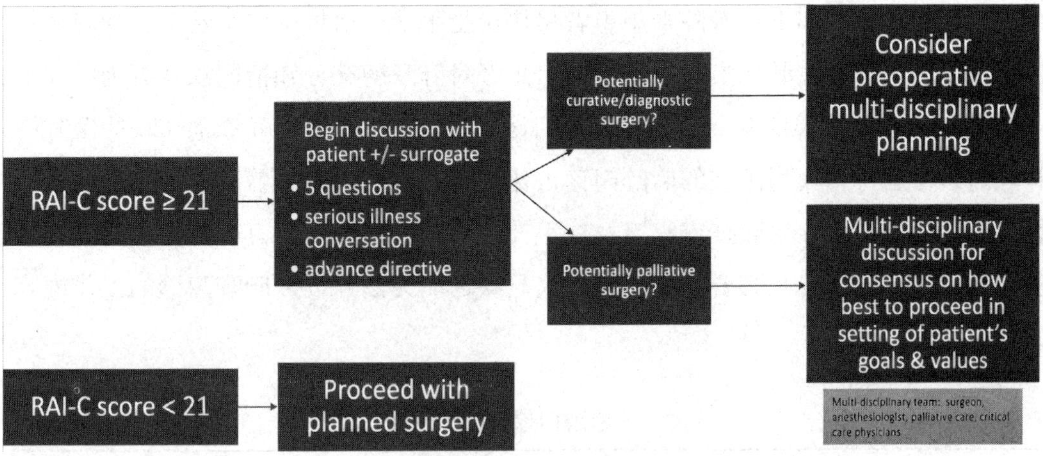

图4-3　RAI-C决策

7. 患者麻醉相关检查未完善的评估

在平时的临床工作中，麻醉医师经常会碰到患者麻醉术前检查不完善，术前准备不充分，如果停掉手术或停掉胃肠镜等无痛检查项目，会增加患者住院时间，降低患者的满意度。若不停掉手术，冒风险进行麻醉，则会增加围手术期因为准备不充分检查不完善带来的风险。对于预住院需要外科手术的患者，住院前经过麻醉门诊的评估至关重要，可以协助完成术前检查，查漏补缺。如椎管内麻醉的患者，是否有凝血常规与全血常规；有心脏疾患的患者是否完善了心脏超声检查，若怀疑心肌损伤，是否完成心肌酶学检查；对呼吸系统存在问题的患者是否进行肺功能检查，是否需要做血气分析。还有一些麻醉禁忌证问题需要把控：例如患者高血压未控制，建议前往心内科门诊确诊高血压是原发性还是继发性的。对于择期手术合并急性心梗的患者，需六个月后再来行择期手术。

第二节　预住院过程中麻醉门诊的工作内容

1. 麻醉门诊开设对于预住院患者的必要性

麻醉门诊已被引入预住院患者的入院前评估。研究显示，麻醉门诊的评估可以减少手术的取消概率，增加当日入院人数，减少住院天数。麻醉门诊在中国的需求在逐渐增加，原因如下：医院希望患者尽快接受手术，增加床位周转率；随着老龄化的增加，患者合并其他疾病越来越多；患者对麻醉的充分知情同意及管理的知晓日渐增加。一项关于日本全国范围麻醉门诊开设情况的调查显示，有52%的医院有麻醉门诊在运行，大型医院的麻醉门诊占比更高。麻醉门诊涵盖的业务包括病史采集，体格检查，实验室数据审查以及获得知情同意。大多数没有麻醉门诊的医院麻醉医师承认麻醉门诊是必要的，但由于人员缺乏而无法开设。麻醉门诊的工作内容如下（表4–1）。

表4–1　麻醉门诊详细干预措施

获取知情同意	382（93.4%）
病史采集	400（97.8%）
体格检查	340（83.1%）
术前用药回顾	373（91.2%）
审查术前检查数据	314（76.8%）
开具手术当日处方药	203（49.6%）
制订术前禁食时间	339（82.9%）
术后镇痛干预说明	320（78.2%）
戒烟咨询	245（59.9%）

结果用数字表示

2. 预住院手术患者的麻醉门诊评估：术前评估的内容

预住院患者的术前评估包括三方面的内容：病史采集，体格检查及辅助检查。病史采集的内容需要偏重于麻醉相关的内容，现有的疾病，既往并存疾病、过敏史、既往接受过的手术及麻醉方式、是否发生过麻醉相关不良事件。确认疾病最近有无加重、治疗方案以及控制程度。目前和既往服用药品的类型、剂量、时间、是否出现中断服药的情况，是否需要进行药物调整。烟酒史及药物成瘾史等。体格检查，主要包括基本生命体征如血压心率、身高、体重，肢体活动，皮肤黏膜、精神状态，营养状态检查等；气道评估包括Mallampati分级、颈部活动度、甲颏距离、牙齿有无，头面部有无畸形。

3. 预住院手术患者的麻醉门诊评估：术前用药的调整方案

预住院的患者中有部分服用降压药、降糖药、抗凝药等，术前有些药物可能会影响到患者围手术期安全，所以需要仔细评估并做相应调整。以下两个表格总结了常用的心血管系统（表4-2）与中枢系统的药物（表4-3）的术前使用时间。除以下两种常见的药物外，呼吸系统、消化系统、泌尿系统绝大部分药物可服用至手术当日。一些活血化瘀的中药如银杏、人参、麻黄、鹿茸等影响凝血与循环，需提前一周停药。需要强调的是抗血小板药物及抗凝药围手术期如何使用，如阿司匹林、氯吡格雷、华法林等，需充分权衡出血和血栓形成相对风险，由外科医师、麻醉医师、心脏科医师、神经外科、相关专科医师及患者共同决定。

表4-2　心血管药物的术前停用时间

药物类型	常用药物	停用时间	原因
β 受体阻滞剂	倍他乐克 比索洛尔	继续服用到手术当日	突然停用 β 受体阻滞剂会出现撤药综合征，并可伴随高肾上腺素能状态，从而增加心肌耗氧，严重时可危及生命
ACEI ARB	卡托普利 依那普利 氯沙坦 缬沙坦	全麻：手术当日早晨停用； 监护麻醉：手术当日早晨继续使用	麻醉状态下交感神经系统受抑制，如果手术当日早晨不停用容易引起顽固性低血压，心脏与大血管手术术前应停用长效ACEI药物
钙离子拮抗剂（CCB）	硝苯地平 尼卡地平 地尔硫䓬 维拉帕米	使用至手术当日晨	心肌缺血患者突然停用CCB类药可发生撤药综合征，出现心率及血压的上升，继发急性冠脉综合征。由于其与吸入药物及肌松药有协同作用，应调整吸入麻醉与肌松的用量
硝酸酯类	硝酸甘油 异山梨酯	继续使用直至手术当日晨	多用于冠心病及慢性心力衰竭的治疗，术前停药有导致病情加重的风险，因此不主张术前停药
利尿药	呋塞米 氢氯噻嗪 螺内酯	应在手术当日的早晨停用（慢性心衰患者术晨服用一次）	易引起电解质紊乱，尿量增多加上麻醉因素会引起循环不稳
复方制剂	复方利血平 利血平	术前停药1周，改用其他抗血压药物	阻止肾上腺素能神经末梢内介质的储存，将囊泡中有升压作用的介质耗竭，会出现血压难升的风险

续表

药物类型	常用药物	停用时间	原因
抗心律失常药	地高辛 胺碘酮	继续使用直至手术当日晨	该类药物对麻醉药影响较轻，停用可能产生严重的心律失常
抗凝药	华法林 利伐沙班	华法林术前停 4 ~ 5 天 利伐沙班停 24 h	华法林作用维持 2 ~ 5 天，利伐沙班为高选择性抑制 Xa 因子的药物，半衰期为 5 ~ 13 h，至少术前停药 24 h。注意高危患者用肝素桥接
抗血小板药物	阿司匹林 氯吡格雷	术前应停用 1 周	阿司匹林通过 TXA_2 生成减少，减少血小板聚集，氯吡格雷的活性代谢与血小板上的 P2Y12 结合，停药后 5 ~ 7 天待新生血小板足够多时才能发挥正常的凝血功能

表4–3　中枢系统的药物的停用时间

药物类型	常用药物	停用时间	原因
抗癫痫药	苯妥英钠 卡马西平	继续使用直至手术当日	术前如果停药，可能诱发癫痫发作，术后应尽快恢复用药
抗抑郁药	丙咪嗪 舍曲林 氟西汀	继续使用直至手术当日	此类药长期应用可减少儿茶酚胺的储存，因此术前不应停药，否则可引起高热和昏迷的风险
抗焦虑用药	地西泮 劳拉西泮	继续使用直至手术当日	突然停药会造成疾病反跳和戒断症状，如失眠、焦虑、激动、震颤等，必须减量停药
抗精神病药	氟哌啶醇 利培酮 奥氮平	继续使用直至手术当日	药物长期应用者停药时需逐渐减量，骤然停药可出现迟发性运动障碍，恶心、呕吐、头痛、心率加快以及促使抑郁复发的风险
抗帕金森用药	左旋多巴	继续使用直至手术当日	用药应持续至术晨，以减轻震颤并减少口腔分泌物，术前如停用可引起症状显著加重，甚至诱发神经安定药恶性综合征
单胺氧化酶抑制剂药	苯乙肼 溴法罗明 托洛沙酮 异唑肼 苯环丙胺	术前至少停用 2 周	单胺氧化酶抑制剂可导致儿茶酚胺类递质蓄积，麻醉中会出现多种药物相互作用，与阿片类合用可能发生呼吸抑制、嗜睡、低血压和昏迷
毒麻类药物	大麻、可卡因	对各类择期手术，均应尽早停用	对呼吸具有抑制作用，增加气道阻力，干扰循环系统稳定，造成低血压甚至休克发生，并对脑、心和肾等全身多个器官具有危害作用

（张光燕）

参考文献

[1]Goldenberg E,Saffary R,Schmiesing C.New Role for the Anesthesia Preoperative Clinic:Helping to Ensure That Surgery Is the Right Choice for Patients With Serious Illness[J].Anesth Analgm,2019,129(1):311-315.

[2]中华医学会麻醉学分会“麻醉门诊建设专家指导意见”工作小组.麻醉科门诊建设专家指导意见[J].中华麻醉学杂志，2019，39（1）：7.

第五章

日间手术麻醉门诊的评估

1. 日间手术的定义

临床诊断明确的患者在24 h内完成计划性入院、手术或有创操作、术后短暂观察并出院的手术模式，不包括在门诊进行的手术或有创操作。此类择期手术或有创操作包括但不限于：开放性手术操作、经皮抽吸、选择性注射、活检、经皮心血管诊断/介入操作、腹腔镜等内镜检查与手术操作。

2. 日间手术延期出院的定义

日间手术模式在开展初期，基于安全考虑或因病情需要，住院时间超出24 h的患者，医院安排在日间手术中心/病区继续收治，或转住院病区观察。延期出院的日间手术患者医院可规定最长不超过48 h。

3. 日间手术中心的定义

为日间手术患者提供一站式全流程服务的，便于为准入的各临床学科提供集中式管理服务平台的，日间手术模式专用的、独立的场所或楼宇。日间手术中心一般包括综合服务区、手术室、恢复室及病房。

4. 日间手术麻醉医师的资质

独立的日间手术中心应匹配麻醉医师岗位并选择相对固定的人员。日间手术中心应选择年资较高，经验丰富，对急危重事件能快速反应的麻醉医师。

5. 日间手术术前评估的意义和作用

进行适当的术前评估是日间手术顺利实施的根本。有效的术前评估标准是：规范、有效、信息完整、相对简单（但需全面）。充分的术前评估可以防止在日间手术中发生意外，避免手术延误或取消。术前评估可有两种方式，患者到门诊接受评估或通过电话访谈获取病史。两种方法均有利弊，不少国家联合应用这两种方法也很有效。评估时应安排好所有必要的术前检查，同时要建立制度对检查结果进行审核。术前评估也是医护人员对患者及其陪护人员进行手术麻醉与术后护理教育的重要时机。

6. 日间手术麻醉评估的内容

麻醉门诊评估是患者准备日间手术的一个组成部分，包括完整的病史和身体评估。病史要素应包括但不限于基本病史和症状回顾、既往手术以及先前麻醉引起的任何并发症、药物、过敏、烟草制品的使用、饮酒等。建议进行必要的身体检查。气道、呼吸和心血管系统在内的检查始终是必要的。在手术前还应始终对每位患者的牙列进行检查，并在病历中记录适当的文件。

术前评估期间收集的信息使医师能够制订麻醉计划，对术前测试做出正确的临床决策，制订术后疼痛管理策略，并进行风险分层。麻醉门诊评估的一个重要目标是把那些患有严重疾病且择期手术的风险大于益处的患者识别出来，并通过手术前的医疗干预来进行术前优化或调整治疗策略以改善患者的预后。此外，麻醉门诊评估为患者及其家属提供了咨询的重要机会。

7. 适合实施日间手术的患者

大多数患者都可接受门诊手术，除非有特殊原因需要过夜。由于门诊手术的复杂性和合并症发生率的增加，患者的选择已成为一个重要因素。麻醉医师根据合并症进行术前评估和优化能有效改善围手术期结果。门诊手术患者的选择取决于多种因素，包括手术、社会、医疗和麻醉因素。

（1）手术因素：

1）门诊手术不应有重大并发症（例如大出血、心血管不稳定）风险。

2）尽量采用微创技术进行胸腹腔手术。

3）术后疼痛应通过口服镇痛药和神经阻滞或局部麻醉技术来控制。

4）患者应能够尽快恢复正常胃肠功能。

5）患者在出院前应有正常的活动能力。

6）手术后不需要长期的专业护理或观察。

7）预期的手术创伤程度比手术持续时间更重要。

8）外科医师应该有足够的手术经验和低并发症发生率记录。

（2）社会考虑：

1）患者必须了解手术过程和术后护理要求并同意日间手术。

2）当患者出院回家时，应有负责的成年人陪同，以便在术后24 h内照顾患者。

3）对于患者和护理人员来说，出院后能够轻松使用电话至关重要。

4）患者在麻醉或镇静后至少24 h内不应开车。

5）同样重要的是患者出院后如出现紧急情况（住宿距离不能太远，有人照顾或陪护），要确保患者在1 h内可到达医院获得紧急医疗服务并尽量减少疼痛。

6）患者的家庭环境应适合术后护理。

（3）医疗考虑：

是否选择日间手术应考虑评估时患者的整体功能状态，不一定受年龄、体重指数（BMI）或美国麻醉医师协会ASA分级状态的限制。虽然高BMI并不是绝对禁忌证，但肥胖患者可能存在其他健康问题，例如阻塞性睡眠呼吸暂停（OSA）。对于肥胖患者，麻醉门诊评估必须全面，以识别患有肥胖相关疾病的患者，并排除那些患有严重共存疾病的患者，这些疾病在医院环境中可以得到更好的治疗。患有慢性但稳定疾病的患者行日间手术利大于弊，因为家庭环境对他们的日常生活影响较小。病情不稳定的患者，例如不稳定型心绞痛或糖尿病控制不佳，则不适合门诊手术。

8. 日间手术麻醉评估的注意事项

除了一般医疗评估外，还应解决一些特定领域的问题，包括麻醉史和术后恶心呕吐（PONV）风险，还应进行气道评估。

（1）麻醉史：调查麻醉相关问题，如琥珀胆碱引起的恶性高热和其他相关并发症，询问不良围手术期事件的家族史并获取相关医疗记录非常重要。此类并发症不一定是绝对禁忌证，但如果存在，则可能需要额外的准备。即使使用无触发麻醉剂后也有可能出现恶性超敏反应（<1%），建议术后监测4 h的体温。

（2）术后恶心呕吐（PONV）风险：PONV是麻醉最常见的并发症，根据患者情况和麻醉方法的不同，风险差异很大。在术前评估中，使用四个危险因素（女性、PONV病史和（或）晕动病史、非吸烟状况以及术后使用阿片类药物）来评估PONV

风险是有用的。这使得可以将患者PONV风险进行分级，以便更好地规划麻醉。

（3）气道评估：为了预测气道插管困难，应进行术前气道检查。某些患者群体，例如OSA和肥胖患者，发生麻醉相关并发症的风险可能较高，但适当的治疗选择可以预防气道相关并发症。必须仔细评估气道情况，做好常规和紧急气道管理的麻醉计划。

9. 麻醉门诊评估风险的决定因素

评估患者麻醉期间的风险取决于许多不同的因素。评估患者的手术风险时必须考虑的因素包括他们的年龄、潜在的合并症和手术类型。此外，这些因素也会影响麻醉计划和所用麻醉药物的类型。长期使用阿片类药物的癌痛患者需要最佳实践策略，以确保术后疼痛得到适当管理。手术类型也会影响心源性死亡和非致命性心肌梗死发生率的风险。通常分为低风险、中风险和高风险三类。低风险手术是指那些已被证明心脏病风险发生率＜1%的手术。这些包括大多数小型手术，例如内镜手术、门诊手术、乳房手术和白内障手术。据报道，中等风险手术的心脏风险在1%到5%之间，包括骨科、前列腺、头颈、胸内、腹膜内和颈动脉手术。心脏风险最高的手术是血管手术，可能发生在外周血管、主动脉或其他主要血管上，风险＞5%。因此必须讨论为特定手术选择的麻醉计划以及患者在围手术期可能遇到的常见风险。对于非紧急手术来说，需和患者和家属详细解释并获得知情同意。

10. 评估实验室检查结果的注意事项

麻醉医师应根据病史和体检情况来安排术前实验室检查，并考虑与手术和麻醉选择相关的风险。常规检查包括但不限于全血细胞计数、凝血指标和生化指标。常规检查被定义为没有特定指示或目的的测试。ASA实践指南指出，尽管常规检查可能有助于围手术期决策，但手术医师和麻醉医师更应该关注符合患者的特定检查指标。麻醉门诊在安排术前实验室检查时，应结合患者情况和各个医院尤其是手术麻醉科室的具体规范要求。

11. 特殊患者人群类别

仔细选择门诊手术患者是提供最佳围手术期护理的重要组成部分之一。手术、麻醉和康复技术的进步使得具有复杂病史的患者能够以较低的并发症发生率接受日间手术。有研究收集了超过200 000例日间手术，确定了与日间手术相关的几个独立风险因素，包括肥胖、慢性阻塞性肺疾病、脑血管事件史、高血压、既往心脏手术干预以及手术时间延长。其他可能增加门诊手术风险的特殊患者群体包括65岁及以上以及学龄前儿童患者。

12. 肥胖患者做日间手术麻醉门诊评估的注意事项

体重指数（BMI）是用于对疾病严重程度进行分类的定量替代指标；BMI为24～28为超重，28～30为轻度肥胖，30～35为中度肥胖，35以上为重度肥胖。麻醉门诊经常会遇到需行日间手术的肥胖患者，需谨慎评估（详细意见可参考第十四章《肥胖患者的麻醉门诊评估》）。

肥胖是一种全身性疾病，会产生促炎症、促血栓形成状态，并使个体易患多种共病，包括但不限于糖尿病、睡眠呼吸暂停和心脏病。肥胖患者在围手术期发生低氧血症、需要补充氧气、需要气道操作、喉痉挛和支气管痉挛的发生率均有所增加。肥胖患者的术前评估应包括全面的病史和体检，特别注意潜在的未被识别的心肺疾病。需要筛查的最重要的疾病之一是阻塞性睡眠呼吸暂停（OSA）。虽然OSA不仅仅影响肥胖患者，但在这一人群中更为普遍。由于肺储备有限、耗氧量增加以及肺力学效应，俯卧位的中度和深度镇静也会显著增加患者潜在的通气问题。虽然不少肥胖固由营养过剩所引起，但也有不少疾病可导致肥胖，如甲状腺功能低下时的黏液水肿、库欣综合征、长期大量应用皮质激素、下丘脑综合征、生长激素瘤、胰岛素瘤、糖尿病等等。麻醉门诊评估时，不仅要注意肥胖造成的麻醉困难，还应处理原发病变。静息时，肥胖人体的心排出量与体重成线性关系，有研究测定体重100 kg成年人的心排出量，结果比标准体重成年人的心排出量增加1倍。随着体重的增加，前负荷增加、肺动脉压上升、心肌增厚，终致左室肥厚；心电随之可出现QT延长、QRS电压降低，并可能合并1度、2度房室传导阻滞。

13. 阻塞性睡眠呼吸暂停患者行日间手术麻醉门诊评估的内容

OSA患者围手术期的关注点包括面罩通气和插管困难的可能性增加、氧饱和度降低和低氧血症、心脏合并症恶化、拔管延迟、术后可能需要重新插管、恢复时间延长、缺氧性脑损伤和死亡。鉴于上述情况，围绕已知或疑似OSA患者是否适合日间手术的问题存在相当大的争议。肥胖患者的术前评估应包括全面的病史和体检，特别注意潜在的未被识别的心肺疾病。OSA在肥胖患者这一人群中更为普遍。

根据现有的建议和指南，我们建议采用STOP-Bang方法（详见第十四章第二节）对OSA进行术前评估。大多数OSA患者在术前没有被确诊，而且术前也没有足够的时间行多导睡眠监测（PSG）。已发表的系统评价、meta分析和指南均推荐手术患者行术前OSA筛查。虽然PSG是诊断OSA的金标准，但尚无足够的证据支持术前常规行PSG检测。STOP-Bang问卷、P-SAP评分、Berlin问卷和ASA核查表等已在手术患者中被证实可作为OSA筛查工具，且具备一定的准确性。STOP-Bang问卷是最有效的OSA筛查工具，评分越高，中重度OSA的可能性越大。当STOP-Bang问卷"是"≥2项时，如果患者是男性和（或）BMI>35，则提示OSA风险更高。根据STOP-Bang评分或其他提示性病史和检查结果推定患有OSA的患者，如果其合并症得到改善，并且可以使用阿片类药物节俭策略来有效控制术后疼痛，则被认为适合日间手术。

14. 心血管疾病患者拟行日间手术麻醉门诊的注意事项

心脏患者进行非心脏手术，传统的术前评估方法常依据病史、体格检查、临床表现以及各项常规与特殊检查结果进行评估，存在一定的局限性。如许多血管外科手术患者常可伴有冠状动脉病变，但仅有少数在围手术期发生心脏原因的并发症。目前各项检查对发现冠状动脉病变的敏感性相对较高，而特殊性较低。若试验结果为阴性，一般表示情况良好，预计发生心脏并发症的机会很少。

（1）心血管危险因素临床预示：根据病史、体格检查、各项常规和特殊试验结果估计患者围手术期发生心脏原因的并发症的机会而分成高危、中危和低危。

1）高危：①近期心肌梗死病史（心梗后7～30天）伴严重或不稳定心绞痛；②充血性心力衰竭失代偿；③严重心律失常（高度房室传导阻滞、病理性有症状的心律失常、室上性心动过速心室率未得到控制）；④严重瓣膜病变。

2）中危：①心绞痛不严重；②有心肌梗死病史；③曾有充血性心衰史或目前存在代偿性心衰；④糖尿病（需治疗）。

3）低危：①老年；②心电图异常（左心室肥厚、束支传导阻滞、ST-T异常）；③非窦性节律（房颤）；④有脑血管意外史；⑤高血压未得到控制。

（2）体能状态：患者的体能状态也是很重要的指标，通过对患者日常活动能力的了解，从而估计患者的最大活动能力。现用代谢当量水平（Metabolic Equivalent Levels，METS）表示。1MET是休息时的氧消耗，如40岁男性、体重60公斤，分钟氧耗约相当于3.5 mL/kg，依此为基础单位，对应不同的体力活动就可计算出不同的MET（表5-1）。良好的体能状态，体能活动一般可大于7METS；中等体能状态为4～7METS。若METS小于4则提示患者体能状态差。由于METS与患者体力活动时氧消耗密切相关，目前已有不同的体力活动测试出的METS值。

有心血管疾病史或既往有心脏介入治疗史的患者需要特别考虑风险分层，以确定是否适合日间手术。帮助评估主要不良心脏事件临床风险的工具包括修订心脏风险指数（RCRI）和美国外科医师学会国家外科质量改进项目（ACS NSQIP）风险计算器。主要不良心脏事件的手术风险可能较低或较高，分别为<1%风险或>1%风险。低风险手术包括内镜手术、浅表手术、白内障手术、乳房手术以及在门诊进行的手术。风险较高的手术包括血管手术、腹膜内手术、胸内手术、头颈手术、骨科手术和前列腺手术。麻醉医师需要认识到那些发生重大不良心脏事件的风险较高的患者，并确定是否应按计划进行日间手术还是推迟手术先进行医疗优化，或者患者是否更适合住院手术和术后管理。

不稳定或严重心绞痛、最近发生过心肌梗死（60天内）、失代偿或新发心力衰竭、高度房室传导阻滞、有症状的心律失常或心动过缓以及严重主动脉或二尖瓣狭窄构成活动性心脏病，需要在非紧急情况下进行额外评估。值得注意的是，虽然术前心脏评估往往集中于患有冠心病的患者，但患有活动性心力衰竭、严重瓣膜病和心房颤动的患者术后死亡风险明显高于冠心病患者。患有临床心力衰竭（症状或身体状况）的患者检查发现外周水肿、颈静脉怒张、啰音、第三心音或胸部X线检查发现肺水肿，或有心力衰竭病史的患者发生围手术期并发症的风险显著增高。因此，需强调术前评估过程中病史采集和体格检查的重要性。面谈应明确说明与这些情况相关的症状，包括胸痛、呼吸困难、晕厥和心悸，以及任何已知的心脏病史和干预措施。体格检查应该能够识别杂音、心率或心律不规则、心力衰竭和容量超负荷的症状。

人工瓣膜患者需要仔细考虑其抗凝治疗以及抗生素心内膜炎预防的围手术期管理。机械瓣膜患者抗凝要求的详细信息应重点记录，还需要了解针对近期心脏经皮介入治疗后患者的抗凝建议。对于使用裸金属支架的患者，择期日间手术应推迟至少1个月，对于最近放置药物洗脱支架的患者，应推迟至少12个月。如果需要中断噻吩并吡啶治疗，建议在整个围手术期继续使用阿司匹林，并在术后尽快重新开始使用噻吩并吡啶。

病史和体格检查可能会显示是否存在心血管植入式电子设备（CIED），例如起搏器或除颤器（ICD）。这些设备的功能可能会因手术室使用的设备产生的电磁干扰而改变，并导致对患者不适当的电击或抑制起搏。一般来说，麻醉医师应该确定设备的品牌和型号、其模式和起搏功能的精确细节，以及它对磁铁放置的反应。这些设备的应用范围和复杂性不断增加，因此有必要咨询设备专家以获得所有需要的信息。

术前进行静息12-导联心电图检查对于患有已知冠心病、明显心律失常、外周动脉疾病、脑血管疾病或其他明显结构性心脏病的患者是合理的。

患者特定的风险因素和手术相关的风险因素相互作用，可预测总体围手术期心脏风险。这主张对患有特定心血管疾病状态和（或）危险因素且打算接受特定手术的患者进行个性化的术前评估和围手术期管理，麻醉门诊术前评估往往侧重于识别和优化患者特定的合并症和风险。这种围手术期管理最好以跨学科的方式执行，涉及心脏病专家和外科医师，特别是患者病情复杂或存在高风险因素的情况下。

表5-1　不同体力活动时的能量需要（METs）

体力活动	METs
休息	1.00
户内行走	1.75
吃、穿、洗漱	2.75
平地行走 100 ~ 200 米	2.75
轻体力活动如用吸尘器清洁房间等	3.50
整理园林如耙草、锄草等	4.50
性生活	5.25
上楼或登山	5.50
参加娱乐活动如跳舞、高尔夫、保龄球、双打网球、投掷垒球、足球	6.0
参加剧烈体育活动，如游泳、单打网球、足球、篮球	7.5
重体力活动如搬运重家具、擦洗地板	8.0
短跑	8.0

左室射血分数是评估心脏收缩功能较好的指标。成年人的正常值为：60% ± 7.0%（左室）、48% ± 6.0%（右室）。如静息患者左室此值不足50%、右室不足40%，是心室功能降低的反映。心脏患者作运动负荷试验，可以从心电、血压及心率的改变中，评判心肌缺血的有无及心功能状态的好坏，从而有助于评估心脏能否耐

受手术及麻醉以及有无心血管方面并发症风险。两种运动试验，即滚动板上踏步及原地蹬自行车，都能测出冠心患者因运动而心肌需氧增加因而出现ST下移的情况。若同时测超声心动图可显示室壁运动。运动负荷试验，用作术中冠心病及心功能不良患者危险性的预估，有其意义及价值。在临床上，预估风险应综合考虑包括血压、心率、心绞痛、心电、运动量及代谢当量以及其他相关指标。

曾有心梗史的冠心病患者，再发心梗的预防是此类患者术前准备的重点。需要注意的点有：①再梗的发生，与上次心梗距离手术时间密切有关。如手术允许，至少应推迟至6个月之后。②上次心梗后，如血胆固醇仍然居于高值，再梗的危险性更大。血胆固醇如能下降10%，则非致命性再梗的发生率可下降19%。③收缩压的下降，亦有助于再梗发生率的降低。④对同时并发有糖尿病的患者，血糖应加以控制。⑤肥胖患者的体重如持续增加，再梗发生的可能性亦随之增大。⑥做超声心动或胸部X线，发现左室增大（这对男性较为重要）。⑦老年患者是发生冠心病的高危人群。

15. 日间手术麻醉门诊对神经系统评估的注意事项

与麻醉有关的神经系统异常应特别关注，如有可能应弄清原因，并作充分评估。①意识状态，须分清患者是否清醒、嗜睡、昏迷及其程度。②感觉障碍，包括：感觉减退或缺失；感觉敏感；感觉分离；感觉异常，以及疼痛有无，如有，应分清部位、性质及频度、疼痛程度等，以便在术前及术中作出相应处理。③运动障碍，应重视病变的原发部位；对肌松剂的应用，此类患者须谨慎。④有无晕厥史或短暂的脑供血不足。⑤癫痫史、服用抗痫药的情况及药效。⑥颅内压是否增高及其有关症状。⑦有无精神或行为异常。⑧智力是否低下，这在小儿及老年更须重视。⑨头痛史及其原因、性质，疼痛程度等硬脊膜外麻醉、腰麻等的选用具有意义。⑩神经肌肉疾病的有无，对决定肌松剂的能否应用具有价值。

16. 进行麻醉门诊呼吸评估方法

应注意患者有无严重的呼吸症状。患者具有下述呼吸症状或病史，麻醉危险性就增加：①呼吸浅而快。②鼻翼翕动。③发绀。④剧咳、多痰。⑤重度贫血、过度肥胖、长期大量吸烟。⑥上呼吸道感染，哮喘发作。

此外，还可以做简便的呼吸功能估计，具有重要参考价值。①火柴试验：点燃的火柴，放置距口15 cm的正对前方，患者张口命其吹熄。若不能将火熄灭，可能存在阻塞性肺病变，须作进一步呼吸功能检测。②咳嗽试验：要患者咳嗽，却引出一连串咳嗽或剧咳不止。表示气道内郁积痰液，也可能气道存在较强刺激因素。③憋气试验：先令患者作数次深呼吸，然后在一次深吸气后憋住，至不能憋住为止。从开始憋气计时起至开始再呼吸所经过时间（以秒计），作为试验估计标准。正常应在30 s以上。若不足此值，可能心肺储备功能降低。④用力呼气时间：用力深吸气后，快速用力将气呼出。正常多在3～4 s以内呼尽。超过此值，多为阻塞性肺病变之征，须作深入检测。患有肺疾病、胸腹部严重创伤或重大手术的患者，作呼吸功能测定，可以掌握肺功能损害的性质及其程度，以便估计术中、术后可能出现的问题。简单的肺功能损害性质分类为限制性、阻塞性及混合性三类。从第一秒用力呼气容量及肺活量等的测定可将其划分。⑤从血气分析了解呼吸情况：发现呼吸功能中度以上受损，或需作肺切除的患者，宜作静息时的动脉血血气分析。如发现静息时动脉血二氧化碳分压低下，动脉血氧分压又处于正常边缘状态，应作运动时或吸入纯氧后的血气测定，以进一步弄清患者能否运动或是否需吸氧，以便进一步弄清患者能否耐受麻醉和手术。

17. 肝功能的麻醉门诊评估关注点

术前需充分了解肝的储备功能，这对患者能否耐受麻醉及手术以及预估术后并发症风险有价值。为此，对病史、体检及生化检验等加以综合考虑，即可得出初步结论。下列各项是评估肝储备功能的有用指标：①腹水，含量超过200 mL以上的过量积液，这在肝病患者多为中、晚期各型肝硬化或重症的急、慢性肝炎的结果。②曾有肝性脑病病史。肝性脑病是急性或慢性肝细胞功能衰竭，严重肝病引起的、以代谢紊乱为基础的中枢神经系统功能失调的综合征，使患者出现神志改变、嗜睡、情绪及性格的异常、语言不清、昏迷、扑翼样震颤及脑电变化。其病情严重度，取决于肝功能及是否有门–体分流的存在而定。若肝硬化有腹水、黄疸及低蛋白血症（说明肝功能不佳），门–体分流较差，则预后往往严重。③肝细胞的再生，依赖赖氨酸、蛋氨酸、色氨酸、异亮氨酸、苏氨酸或缬氨酸等养料的足够供应。如若缺乏，将对肝的再生不利。④血小板数及血红蛋白。患者因肝病而致脾功能亢进时，可使血小板数减少，增加术中凝血异常。肝病严重时，亦多同时并发贫血。⑤血清胆红素，应低于15 mg/L。长时郁积过高胆汁，多出现心率缓慢、贫血、出血倾向、脂溶性维生素A、D及K的缺乏；钙亦显不足，有时较为严重。⑥血清白蛋白：除免疫球蛋白之外，血浆内的蛋白质皆由肝合成。从血清白蛋白的测定，可灵敏反映肝脏是否受损及损害程度，由此可估计肝实质的贮备功能及预后。其正常值为35 ~ 55 g/L，肝病患者至少应能保持于40 ~ 31 g/L。⑦凝血酶原时间：凝血酶原是肝内合成的凝血因子之一；肝病患者的凝血酶原及纤维蛋白原、第5、第7及第9、第10凝血因子则有缺乏。用凝血酶原时间作测定，不仅能反映凝血酶原的不足，也涉及上述诸凝血因子的缺少。凝血酶原时间显著延长，除弥散性血管内凝血患者有此特征之外，严重肝病患者亦能反映肝细胞的受损，这在暴发性肝炎、肝细胞性黄疸或阻塞性黄疸患者身上可得到反映。肝硬化的患者可选用Child分级来评估风险。

对于肝炎患者慢性肝炎，有多种情况，须分别考虑。①慢性持续性肝炎：患者有传染性肝炎病史，现无重大肝病症状。体检可发现肝大。自觉右上腹不适。肝生化检验转氨酶上升，但不过高；血浆白蛋白及球蛋白值正常。此类患者多能耐受手术及麻醉，较少发生肝受损害问题。②慢性活动性肝炎：轻症患者，症状可不显；重症，则有食欲缺乏、消瘦、低热及黄疸。生化检验，可出现转氨酶及胆红素值上升、血浆白蛋白降低、凝血酶原时间延长。重症患者易致肝硬化，故麻醉及手术的危险性增加，麻醉应慎重。轻症或抗原阳性而转氨酶不高，术后一般较少出现肝脏重大并发症。

18. 肾功能的麻醉门诊评估及其关注点

下述具有特征性的肾疾患症状结合尿常规结果，应值得关注。①水肿：多先起自眼睑、颜面，然后为踝部、下肢，甚至波及全身。颜面水肿患者，应用面罩供氧有时有困难；而术中输液种类与液量都要十分慎重。②高血压：多与肾小球功能减退有正相关关系，这对肾功能的估计，有一定帮助；而麻醉处理上应更加重视。③血尿：多种病因可以引发；但泌尿系疾病占重要地位。尿经离心沉淀，高倍视野红细胞＞3个，都算血尿。长时间血尿，应注意患者血红蛋白是否低下，围手术期要否需要加以纠正，值得注意。④贫血：原因众多，若血尿素氮＞10.7 mmol/L（30 mg/dL）、血清肌酐值＞177 mmol/L（2 mg/dL），即能出现贫血。一般而言，肾脏疾病的贫血，多非严重，且进展缓慢。术前要否处理，需根据具体病情而定。⑤尿量异常：a.少尿，即24 h尿总量＜400 mL。见于血容量过少、肝肾综合征、心搏出量下降；急性间质性肾炎、急性肾小球肾炎、急性肾小管坏死，膀胱颈梗阻等原因，都可引起少尿。b.多尿，是指24 h尿量＞2500 mL；若尿比重＞1.020，为高渗性多尿，多出现于糖尿病、高热量或高蛋白质饮食或静脉高营养。

在麻醉门诊常遇到肾功能不全的患者，应注意评估肾功能损害的性质及其严重程度，此外还应注意以下两项：①现时对肾小球过滤率受损后的残余功能，认为这是患者术前有没有并发水、电解质失衡、体内代谢产物能否排除、凝血有无障碍、营养及免疫功能是否受损的重要依据；而且还关系到术中或术后会不会发生急性肾衰竭的重要条件（即使是慢性肾衰竭患者，也会并发急性肾衰），为此，术前及术中，麻醉医师要调节好水的平衡，以保持正常心排出量及肾脏的正常灌注，此点至关重要；而水平衡的判断，在肾功能慢性衰竭的患者不能完全依仗于尿量多少，此时的肾脏已很少具有良好的尿浓缩功能。②对残余肾小球过滤率功能的保护，除注意上述水平衡之外，还须重视一些药物的影响，如某些对肾有损害的抗生素，诊断用的静脉注入造影剂或染料等，应用要慎重；必需应用时，也应作相应的保护性处理，如用药前无体液的过多或不足、利尿剂或甘露醇的预先应用等，以减少肾功能进一步受损或发生急性肾衰。

19. 高血压患者麻醉门诊评估和注意事项

高血压患者除了血压测量值的阳性体征外，还可以从以下体征观察。①眼底：从眼底检查，如出现2级改变，表明视网膜有小动脉硬化及高血压视网膜征。3级或4级，意味着高血压向加速性恶性高血压发展的征象。此外，还应警觉眼底动脉硬化，也可能意味着其他部位动脉硬化的存在。②心脏：若心脏受到高血压的损害，会出现如下改变。a.左室肥大，这是左心后负荷增重，以及躯体血管阻力上升的反应。左室肥大进一步发展，将引起功能障碍。室性心律失常，多是左室过于肥厚所产生的结果之一。b.左室功能损害，最先出现的是左室舒张功能异常，从而有射血分值的正常或上升、左室舒张末期容量的正常或下降。进一步损害则可引起左室充盈压的升高。待左室功能损害严重就会形成肺静脉淤血、呼吸急促等的充血性心衰症状。c.左室舒张功能损害之后，随之出现收缩功能的障碍。此时射血分值下降，左室舒张末期容量增升；左室亦趋扩张。严重时，心排出量受到限制，于是出现低心排综合征。d.高血压可促使部分患者出现心肌缺血及心梗。

原发性高血压，若长期不经降压治疗，麻醉的风险增高，一方面来自高血压造成机体的损害；另一方面，在麻醉过程中会出现各种险情，对患者生命安全可以构成直接威胁。因此，在麻醉前应对此类患者作系统了解，以掌握患者有无上述损害以及损害的严重程度，然后作出积极治疗，使这些损害有一定好转，至少也应制止其进一步增重。高血压患者必须在术前进行血压控制，良好的血压控制可增加麻醉安全性。未经控制的高血压患者，可能发生的并发症包括：

①心脏方面，可能出现以下几种情况：a.左室肥厚，这是心肌受损的开始，也说明高血压已使心肌进行代偿；b.严重时，可发展成充血性心力衰竭；c.合并冠心病；d.也可发生心肌梗死；e.心脏性猝死。②主动脉夹层动脉瘤的形成。③脑血管的损害：a.脑出血及b.脑血栓。④肾脏亦可因长期高血压而受损：a.受损早期的症状为蛋白尿。b.进一步即可出现肾功能不全。⑤外周血管损害，特别是下肢血管，可致跛行。⑥眼底可引起视网膜病。⑦高血压还容易发展成恶性高血压或高血压危象。因此，在麻醉前，应对此类患者作系统了解以掌握患者有无上述损害，以及损害的严重程度，然后作出积极治疗。

严重高血压即使进行积极降压，血压仍居高不下，难以降至理想水平，形成所谓“难治性高血压”，此类患者应住院治疗。如病情不允许手术延后，则血压控制的目标，以降低舒张期血压至14.7 kPa（110 mmHg）为准则。对此类患者，如手术允许可选用硬脊膜，硬外麻醉本身具有降压作用（但须小心应用这一特点，以免导致血压过低）。另一方面，良好的硬外麻醉，对麻醉范围内的感觉神经及自律神经阻断较充分，较少引起血压波动（上腹手术则为例外）。

20. 评估糖尿病患者做日间手术的关注点

糖尿病是一种慢性全身性疾病，具有多器官系统影响，可影响患者的围手术期各个方面，包括不受控制的高血糖、自主神经和周围神经病变、胃轻瘫、肾功能不全以及心血管合并症风险增加。持续的高血糖会引起生化紊乱，例如代谢改变、酮症酸中毒、氧化应激增加、渗透压过高、白细胞功能受损和凝血功能障碍。轻型糖尿病或控制良好的糖尿病患者，无糖尿病并发症，这类患者对手术和麻醉的耐受性较好，围手术期死亡率与常人无异。但病情较重或已出现糖尿病并发症的患者，如合并了心血管疾患时死亡率为常人5倍，手术和麻醉风险增加。

糖尿病患者因手术等应激情况，血糖会进一步剧升，而此时胰岛素的释出反见减少。结果容易出现各种严重的糖尿病并发症。在下述情况必须积极控制血糖：①只要空腹血糖持续＞200 mg/dL，或糖基血红蛋白值＞11%，不管患者有无糖尿病症状，都要在术前控制血糖。对难以控制的高血糖，至少应降低至240 mg/dL以内。②术前的血糖控制水平，要求空腹血糖能至120 ~ 180 mg/dL。③择期手术患者，要求在术前3 ~ 4天起（难以控制的高血糖，还应提前至7天或以上）就要控制血糖。急症手术，至少应在术前几小时，用胰岛素作短时控制。

21. 老年人日间手术麻醉门诊的关注点

老年人随着年龄的增长，生理状况衰退，各个系统特别是呼吸、循环、肝肾和大脑等随着老化出现相应的生理变化（具体参考第十章老年患者麻醉门诊评估），老年人伴发病增多，对手术的打击及麻醉的直接干扰抵抗水平低。

老年人门诊手术的评估策略必须包括拟行手术的风险、计划的麻醉和镇痛方案以及患者的基本健康状况。老年门诊患者的风险降低策略涉及优化共存疾病。为了最大限度地减少老年人围手术期不良事件，术前对患者的身体和功能状态进行准确评估可以让麻醉医师有机会实施适当的围手术期护理计划，包括术前干预（例如预康复）和（或）预防性治疗（例如"高危"患者的止吐预防）。对计划进行门诊手术的老年门诊患者进行早期评估还可以识别出那些在出院后有发生短暂认知功能障碍风险的患者。此外，最近的一项研究发现情绪和认知因素是术后不良反应（如疼痛、恶心和疲劳）的预测因素。这表明术前评估老年患者心理状态（例如术前痛苦、听力缺陷和认知功能障碍）的重要性。

应仔细评估患有慢性肺部疾病的老年患者，以确定他们的疾病是否具有可逆性。患有严重慢性阻塞性肺疾病的患者应在使用或不使用支气管扩张剂的情况下进行术前肺功能检查。戒烟已被证明可以降低围手术期并发症风险，并且应在手术前至少4周戒烟。接受手术与老年人戒烟的可能性增加有关，麻醉门诊可以成为戒烟的"教学时刻"。最后，对于患有可逆性阻塞性疾病和（或）气道高反应性的吸烟者和非吸烟者，建议术前进行短期（48 h）β_2肾上腺素能激动剂和全身皮质类固醇治疗。尚未发现短期使用类固醇对伤口愈合或感染控制有不利影响。

22. 术前治疗用药中，应予停用的药物说明

有些术前治疗用药，易与麻醉药物产生不利影响，应在术前停用或改用其他药物。下述治疗药物值得重视：可的松与巴比妥类药能引起低血压；易丢钾的利尿剂与非去极化肌松剂可产生低血钾，且持续时间较久；能保钾的利尿剂遇上司可林，

可能引起高血钾影响心律。甲基多巴、左旋多巴与麻醉药或拟交感药合用，可能引起中枢神经抑制；锂制剂与肌松剂或巴比妥能抑制中枢神经；华法林与巴比妥类能引起出血。具有细胞毒性化学制剂遇司可林能引起长时间的呼吸抑制。硝酸甘油使潘可罗宁的作用时间延长。碘乙膦硫胆碱（缩瞳药）与司可林作用可致肌松时间延长。奎尼丁、氨基糖苷类及多粘菌素会影响肌松剂，导致肌松作用加强。三环类抗抑郁剂与拟交感药一起可致血压剧升。阿米替林（抗抑郁药）遇新斯的明可能导致心电图中的ST及T异常。单氨氧化酶抑制剂遇麻醉性止痛药、巴比妥类及拟交感药，可增强其作用，须在术前停用单氨氧化酶抑制剂或不用上述麻醉用药。异搏啶与β受体阻滞剂，可显著降低心排出量，术前须停用异搏啶。

心脏疾患常使用多种治疗用药。有些药物可能影响麻醉或引起一些其他并发症，此类药物在术前究竟该停、还是继续应用，须视具体情况而异。以下所列可供参考：①钙通道阻滞剂如地尔硫䓬（Diltiazem）、硝苯地平及维拉帕米，可继续应用到手术当晨。②洋地黄。此剂如用作强心药，术前一天，最好停用。如为控制房颤或房扑的快速心室率，先须测试洋地黄用量是否适当：可请患者作室内步行等活动，心室率不见增快，所用洋地黄剂量应认为适当，可按其量（即每次用量）持续应用至手术当天早晨。③硝酸甘油、消心痛及戊四硝酯（亦称长效硝酸甘油、四硝季戊醇）等扩血管药，在手术当天停用后，可改用油膏制剂涂于皮面，但改用静脉点滴前，此类药物应将其抹掉，以免药效过强。④一般降压药。建议应继续服用至手术当天早上。由于降压药的药性及不良反应各不相同，必须根据药物的清除快慢，注意合适的停药时间，如利血平或胍乙啶宜在术前2周停药；有些药物停用后，易出现血压的“反跳或反弹”，必须及时用硝普钠静脉点滴以控制血压。⑤抗心律失常药特别是用于控制室性心律失常的药物，须持续至手术当天上午；其他药物，可根据病情在手术前一天或手术当天停用。⑥利尿剂及阿司匹林等应在术前几天停药，以便有足够时间处理因这些药物停用引起的不良反应，如电解质失常、凝血障碍等。

（邱倩琪）

参考文献

[1]Teunkens A,Valedon A.Anesthesia for ambulatory surgery[J].Best Pract Res Clin Anaesthesiol,2023,37(3):267–268.DOI: 10.1016/j.bpa.2023.05.001.Epub 2023 Jun 3.PMID: 37938076.

[2]Chinese Society of Anesthesiology.[Guidelines for anesthesia management for ambulatory surgery][J].Zhonghua Yi Xue Za Zhi,2023,103(43):3462–3471.Chinese.DOI:10.3760/cma.j.cn112137–20230803–00151. PMID: 37981773.

[3]Filipovic MG,Schwenter A,Luedi MM,et al.Modern preoperative evaluation in ambulatory surgery–who, where and how?[J]. Curr Opin Anaesthesiol,2022,35(6):661–666.DOI:10.1097/ACO.0000000000001192.Epub 2022 Oct 4.PMID: 36194141.

[4]Rajan N.The high–risk patient for ambulatory surgery[J].Curr Opin Anaesthesiol,2020,33(6):724–731. DOI: 10.1097/ACO.0000000000000919. PMID: 33093300.

第六章

分娩镇痛麻醉门诊的评估

1. 孕妇的生理变化

（1）呼吸系统：①妊娠时呼吸频率及潮气量的增加，分钟通气量增大。②容易出现低碳酸血症，其二氧化碳分压由未孕前的5.3 kPa降至孕时的4 kPa。③气道阻力降低，是否是黄体酮作用所致尚不得而知。④功能残气量和呼气储备量降低，氧耗量增加（约增加15%），这些作用的综合结果使孕妇氧储备降低而容易出现缺氧。故孕妇麻醉时的充分氧合非常重要，这不仅关系到母体本身的安危，也关系到胎儿的生命安全。

（2）血液系统：①血管内液体容量增加，在受孕33～36周，较之未孕约增加50%。②红细胞数量增加，但其增幅不及血管内液体容量的增加，血红蛋白的浓度可能会相对下降，故易出现稀释性贫血。③血液黏稠度降低。④易于发生凝血改变，孕妇在妊娠期间，血液常处于一种生理性高凝状态。

（3）心血管系统：①心率、心搏量及心排出量皆有所增加。心排出量增30%～50%。②外周阻力降低，血压亦有所下降。③皮肤血管扩张，故肢体温暖、体表静脉扩张。④增大的子宫易压迫腹主动脉及下腔静脉，有时可引起仰卧位低压综合征。

（4）胃肠系统：①胃内容物易淤滞，容易产生呕吐、反流。②牙齿易于龋蚀。③胃内压可以增加。④胃泌素及胃酸增多。发生呕吐、误吸可导致严重后果。

（5）泌尿系统：①肾小球过滤率增加。②肾的葡萄糖阈值降低，因而易出现尿糖。③孕妇较易发生泌尿系感染及菌尿。

（6）代谢特点：①孕妇的基础代谢率增加。②葡萄糖耐量降低。③易于发生酮症，即所谓“加速饥饿状态”。④甲状腺结合球蛋白的量上升。

（7）中枢神经系统：硬脊膜外腔的容量减少，主要由于硬膜外腔内静脉充血扩张之故。故硬脊膜外腔的局麻药注入量应减少30%～50%。

（8）胎盘血流量易受以下因素的影响：①母体血压。②胎盘血管张力与麻醉关系最密切。注入α受体激动剂可使这些血管收缩；若有低碳酸血症，亦可引起此类血管紧缩。硬脊膜外麻醉可增加胎盘血流，亦可使子宫血流增多。③宫缩的出现，使胎盘血流减少。④子宫疾病可能使胎盘血量降低。孕产妇的麻醉要重视调控这些影响因素，保障胎儿的安全。

2. 分娩疼痛的定义

分娩疼痛是一种正常的生理现象，是产妇在临产时由于子宫收缩所引起的一种重要的生物学效应，提示产程的开始。但进而出现的持续性难以忍受的疼痛，不仅使产妇感到痛苦、烦躁或忧郁，以此为应激所产生的神经-内分泌反应，还会引起一系列生理改变，最终对分娩过程和胎儿造成不利影响。

3. 分娩疼痛的产生机制

分娩疼痛包含内脏成分和躯体成分，其产生机制复杂且多元。子宫收缩可能导致子宫肌层缺血，导致钾、缓激肽、组胺和血清素的释放。此外，子宫下段和子宫颈的拉伸和扩张会刺激机械感受器。这些有害冲动沿着包含交感神经末梢的感觉神经纤维传递，穿过宫颈旁区域以及骨盆和腹下丛进入腰神经交感链。疼痛信号通过T_{10}、T_{11}、T_{12}和L_1脊神经进入脊髓的背角。分娩镇痛就是在不同级别阻滞该路径（骶神经根阻滞S_2至S_4；阴部阻滞、颈旁阻滞、骶尾部阻滞、腰交感神经阻滞、节段性硬膜外阻滞T_{10}至L_1；以及椎旁阻滞T_{10}至L_1）以减轻分娩疼痛的内脏成分疼痛。

经阴道自然分娩分为三个阶段（产程）。分娩疼痛主要出现于第一和第二产程。不同产程疼痛的神经传导不同。

（1）第一产程（分娩开始直至宫颈完全扩张）期间的疼痛主要源自子宫颈和子宫下段。宫颈和子宫下段扩张导致组织牵拉、拉伸和撕裂。这些解剖结构的迅速变化构成强烈的刺激信号，这些疼痛冲动通过内脏传入神经纤维（包含交感神经纤维）传递，并在第10、第11和第12胸椎段和第1腰椎段进入脊髓。来自阴道和会阴的躯体感觉冲动通过阴部神经传递到第2、第3和第4骶椎节段。作为典型的内脏疼痛，第一产程的疼痛通常是由接收子宫和子宫颈（T_{10}至L_1）的脊髓节段所引起的。在第一产程后期和第二产程期间，盆腔内疼痛刺激腰骶丛从而导致大腿和下背部疼痛、烧灼或痉挛不适。如果胎儿处于异常位置（例如枕后位），疼痛可能会很严重。

第一产程疼痛主要关联于子宫和子宫颈的扩张，这涉及到内脏C纤维的激活。由于这些纤维在脊髓中有广泛的神经网络，疼痛信号可能在多个区域被处理和感知，从而导致疼痛感觉更为扩散和难以定位。

对分娩疼痛解剖学的了解是使用局部麻醉技术治疗分娩疼痛的基础。第一产程的内脏痛可用双侧颈旁神经丛或腰交感神经阻滞来阻断。胎儿在产道中下降引起的骶部躯体疼痛可以通过双侧阴部神经阻滞来阻断。硬膜外和鞘内阻滞（椎管内阻滞）可为第一产程和第二产程提供完全镇痛。

（2）第二产程自宫颈口开全至胎儿娩出，此阶段除了子宫体的收缩及子宫下段的扩张外，胎儿先露部对盆腔组织的压迫以及会阴的扩张是引起疼痛的主要原因。疼痛冲动经阴部神经传入骶2、3、4脊髓节段，并上传至大脑，构成典型的“躯体痛”，其疼痛性质与第一产程完全不同，表现为刀割样尖锐剧烈的疼痛，疼痛部位明确，主要集中在阴道、直肠和会阴部。

（3）第三产程胎盘娩出，子宫体缩小，子宫内压力下降，痛觉显著减轻。

4. 分娩疼痛对母体和胎儿的影响

分娩期间机体对有害刺激的反应导致了复杂的生理、行为和情感反应。分娩疼痛本身以及分娩产生的组织损伤对母亲和胎儿有直接和间接的影响。疼痛可影响到呼吸、循环系统以及神经内分泌功能、边缘结构和下丘脑系统；还有焦虑和忧虑等心理动力学行为也可能会对母亲和胎儿/新生儿产生不良影响。这些反应可以通过有效的疼痛缓解来缓解。

分娩疼痛会引起种强烈的呼吸做功，导致宫缩间歇分钟通气量和耗氧量显著增加。宫缩间歇代偿性通气不足可能会导致短暂的母体低氧血症，并可能导致胎儿低氧血症。导致呼吸抑制的镇痛技术（例如全身阿片类镇痛）可能会加剧通气不足和缺氧。过度换气会导致严重的呼吸性碱中毒和母体氧合血红蛋白解离曲线左移，从而减少向胎儿氧的输送。

分娩的疼痛和压力会激活交感神经系统，导致血浆儿茶酚胺浓度升高、心输出量和血压增加。在不使用药物的分娩过程中，循环肾上腺素和去甲肾上腺素水平会增加，而儿茶酚胺的增加会导致子宫血流量减少。剧烈疼痛、焦虑和儿茶酚胺水平升高与分娩时间延长或子宫收缩功能失调有关。有研究观察到，子宫收缩功能失调的分娩模式可以通过有效的镇痛来纠正。最后，无法缓解的剧烈疼痛可能会导致严重的心理健康障碍，干扰母婴关系及未来的性关系，并导致产后抑郁症，极少数患者甚至会患上创伤后应激障碍。

临产和分娩会影响心肺系统功能。子宫收缩将血液从子宫转移到体循环（自体输血），从而增加心脏做功。收缩还会减少子宫胎盘灌注，因为子宫仅在子宫舒张期间进行灌注。健康的产妇很容易忍受心脏做功的大幅增加，但患有心脏病、肺动脉高压或严重先兆子痫的产妇可能无法忍受这些变化而不产生不良后果。同样，虽然健康的胎儿很容易耐受子宫血流和氧气输送的变化，但这些变化在子宫胎盘功能不全的情况下（例如先兆子痫、宫内生长迟缓、糖尿病）可能是有害的。对于这些高风险母亲和胎儿，有效的镇痛可能有助于更好的结果。

5. 分娩镇痛麻醉评估的注意事项

麻醉医师应详细了解孕妇现病史、既往史、麻醉史、药物过敏史、合并症、特殊药物应用史等。进行详细的体格检查包括基本生命体征、全身情况，注意是否存在困难气道、椎间隙异常、穿刺部位感染等禁忌证。检查相关实验室检查包括血常规、凝血功能检查等。

6. 无痛分娩的目的

分娩镇痛遵循产妇自愿和临床安全的原则，通过实施有效的分娩镇痛技术，达到最大限度减轻产妇产痛的目的。椎管内镇痛因其镇痛效果确切，对母婴安全性高，是首选的分娩镇痛方式。椎管内分娩镇痛不仅能有效减轻产妇产痛，还能为器械助产或产程中转剖宫产提供快捷及良好的麻醉效果。

7. 理想分娩镇痛应具备的条件

首先应对母婴影响小，而且应易于给药，起效快，作用可靠，能满足整个产程镇痛的需求。避免运动神经阻滞，不影响子宫收缩和产妇运动。整个过程产妇清醒，可参与分娩过程。在必要时可满足手术的麻醉需要。

8. 常用分娩镇痛的方法

主要包括非药物分娩镇痛和药物分娩镇痛两大类。目前公认以腰段硬膜外镇痛最为有效且不良反应较少，可使产妇保持一定的活动能力，主动参与分娩过程；即使自然分娩失败，仍可继续用于剖宫产的麻醉，对胎盘功能不全的胎儿也有益处。

9. 分娩镇痛的非药物方法

分娩教育、情感支持、按摩、芳香疗法、音频疗法和冷热疗法已被列为可缓解或减轻分娩疼痛和痛苦的非药物方法。医护人员需要专门培训这些技术，包括水疗、皮内注水、生物反馈、经皮神经电刺激（TENS）、针灸或指压按摩以及催眠。但是这些技术大多数尚没有经过严格的科学研究，因此，不能得出关于其功效的明确结论。

分娩教育对分娩镇痛使用率、产程持续时间、分娩方式和胎儿不良结局发生率等影响的临床研究质量较差，结论也不一致。

产妇的伴侣或朋友经常在分娩过程中提供情感支持。没有一致的证据表明这种类型的支持会影响分娩疼痛。“持续分娩支持”是指由经过培训的人员（例如导乐）为产妇提供的非医疗支持。目前研究发现，接受持续分娩支持的妇女分娩时间更短、手术分娩次数更少、镇痛干预也更少，产妇的满意度更高，且对新生儿结局没有影响。

TENS是对贴在下背部的表面电极施加低强度、高频率的电脉冲。TENS装置引起的嗡嗡声和电流感可能会降低孕妇的子宫收缩痛。产妇能自主控制刺激的程度和频率。TENS的研究结果也不一致，但总的来说，似乎并不能明显减轻分娩疼痛。

水疗是在分娩（而非胎儿娩出时）期间将产妇浸入温水中（深度足以覆盖腹部）以减轻分娩疼痛。对随机对照试验的系统评价得出的结论显示，使用水疗的女性疼痛减轻，镇痛药物用量减少，且不影响产程持续时间、手术分娩率和新生儿结局。

皮内水注射包括使用注射器在下背部的四个部位注射0.05至0.1 mL的无菌水。注射会带来持续20至30 s的剧烈疼痛，但随着注射疼痛的减轻，腰痛也会减轻。随机对照试验发现，该技术可有效减轻分娩期间的严重背痛，但与对照组相比，两组的镇痛药物用量没有差异。皮内水注射对母亲和胎儿没有已知的不良反应。

自我催眠技术，需要由训练有素的催眠治疗师对母亲（有时还有她的伴侣）进行产前培训。荟萃分析显示催眠治疗可减少镇痛药物的需求。关于自我催眠技术对分娩进程和分娩过程的影响目前数据还比较有限。

针灸是传统中医的一个组成部分，近年来越来越受到欢迎。研究表明，与对照组（无针灸或“假”针灸）的女性相比，针灸组的产妇疼痛评分稍低，硬膜外镇痛和全身阿片类镇痛的使用率也更低。尚需要进一步研究来明确针灸在分娩疼痛中的作用。

10. 分娩镇痛的全身镇痛方法

目前全身分娩镇痛的方法有吸入镇痛和全身阿片类镇痛两类。一氧化二氮是目前常用的吸入麻醉剂。它在英国以Entonox®的名称出售，是50%一氧化二氮和50%氧气的混合物，需要特殊的净化设备以确保药品能安全给药而不污染环境。医护人员应教会母亲正确吸入混合物，使大脑中一氧化二氮的峰值浓度与子宫收缩疼痛的峰值一致。使用一氧化二氮进行分娩镇痛是有争议的，关于该药物是否确实有效具有益处目前尚存在争议。不过，目前倾向认为间歇性使用一氧化二氮对母亲和胎儿/新生儿是安全的，但同时使用一氧化二氮和全身阿片类药物可能会增加产妇低氧血症的风险。

新型药物地氟烷和七氟烷的血气溶解系数较低，理论上比甲氧氟烷、氟烷具有优势，因为它们的镇痛起效更快，作用消失也更快。在一项小型研究中，接受0.8%七氟烷吸入治疗的产妇的疼痛缓解评分显着高于接受50%一氧化二氮治疗的产妇，并且产妇更喜欢七氟烷。然而，七氟烷与较高的镇静评分相关，并且挥发性药物是否会干扰分娩的进程（抑制子宫收缩）仍有待确定。

全身阿片类镇痛药在世界各地广泛使用，尽管其用于分娩镇痛尚缺乏严格的科学研究。母体不良反应的发生率很高，而且镇痛也多是不完全的。现有数据表明阿片类药物的镇痛作用有限。哌替啶是最常用的全身阿片类药物，但很少有研究比较不同阿片类药物的分娩镇痛效果，也很少有科学证据表明一种阿片类药物优于另一种。所有药物都具有相似的、与剂量相关的母体和胎儿不良反应。母体不良反应包括恶心、呕吐、烦躁、胃排空延迟和呼吸抑制。所有阿片类药物都会穿过胎盘。子宫内阿片类药物暴露会导致胎儿心率减慢，心率变异性降低。新生儿呼吸抑制的风险取决于母亲阿片类药物的剂量和使用时间。哌替啶的活性代谢产物去甲哌替啶在新生儿中的半衰期为60 h。

理论上，患者自控静脉阿片类镇痛（PCIA）较护士或助产士使用的阿片类镇痛药更有优势。优点包括用较小的药物剂量提供良好的镇痛效果从而降低不良反应的发生率，以及增强患者对镇痛的自主控制。PCIA哌替啶、纳布啡、芬太尼以及瑞芬太尼用于分娩镇痛的研究均已有报道。

与其他阿片类药物相比，瑞芬太尼在PCIA方面具有理论上的优势，因为其潜伏期短（静脉注射后达到峰值效果的时间为60～90 s）。此外，由于其通过血浆酯酶快速代谢，因此对新生儿来说可能更安全。瑞芬太尼PCIA推注剂量范围为0.2 μg/kg至1 μg/kg，锁定间隔为1至5 min，输注速率为0.025 μg/kg/min至0.1 μg/kg/min。与其他全身阿片类药物技术类似，瑞芬太尼PCIA是否可以在提供令人满意的镇痛效果同时不带来明显不良反应，仍需更多研究进行探索。

11. 硬脊膜外麻醉时，对子宫血流和胎儿血气及酸碱状况产生的影响

①子宫血流量：当麻醉平面到达胸部水平时，该处交感神经受到抑制，麻醉范围内的血管扩张，血管阻力减少，导致血压有中等程度的下降（但此时心输出量可能仍保持原水平）。血压下降的同时子宫血流量随之减少。因此，硬膜外麻醉时需要保持血压正常或维持原来水平，以免子宫血流量受到影响。②升压药的选用：母体血压下降，可加快输液及使用升压药。输液量应适当，并注意下腔静脉有否受压（受增大的子宫压迫）。经增加前负荷后，血压仍然降低超过基础值的30%，须立即应用升压药。升压药可选用麻黄碱，此药不仅使母体血压回升，还能保持子宫血流量；用去氧肾上腺素或甲氧胺，仅能升高母体血压却不增加子宫血流量。③硬膜外麻醉对胎儿无直接影响，除非母体血压显著下降则可能产生不良影响。

12. 腰段硬膜外镇痛的优缺点

（1）优点：提供完全的镇痛；无需镇静；母体能够享受并参与分娩过程；减轻机体对疼痛的有害反射和不良反应；硬膜外连续镇痛可转变为手术时的麻醉；用于紧急剖宫产时可避免因全身麻醉导致的反流误吸风险。

（2）缺点：需要熟练的麻醉医师；偶尔镇痛不全；可能使第二产程延长，阴道助产风险可能增加；患有凝血功能障碍或使用抗凝剂的产妇禁用。

13. 腰段硬膜外分娩镇痛的适应证

（1）产妇自愿，知情同意。

（2）经产科医师评估，可阴道分娩或经阴道试产者。

14. 腰段硬膜外分娩镇痛的禁忌证

（1）产妇拒绝应用。

（2）患有精神病、严重神经症、精神高度紧张等不能配合操作者。

（3）存在椎管内阻滞禁忌证，如凝血功能障碍、穿刺部位感染或损伤、未纠正的产妇低血容量或低血压、颅内压增高、严重脊柱畸形等。

（4）对局部麻醉药或阿片类药物过敏。

（5）神经系统疾病或神经病变并非椎管内镇痛的绝对禁忌证，但在操作前应进行必要的神经病学检查并充分告知产妇潜在风险。

（6）产妇如接受抗凝治疗（如抗血小板药物、抗凝药物）或血小板功能异常，会增加硬膜外/蛛网膜下腔血肿风险。需根据产妇病史、体格检查和临床症状等因素，权衡利弊后考虑是否实施椎管内镇痛。产妇应用小剂量阿司匹林并非椎管内镇痛的禁忌证。

（7）血小板数量$<50\times10^9$/L。

15. 需要多学科诊治的合并症或其他异常情况

孕妇合并以下情况会增加麻醉和镇痛风险，建议至麻醉门诊评估麻醉和镇痛风险，进行相应的实验室检查和影像学检查，必要时进行多学科诊治：

（1）心脏疾病，如瓣膜疾病、心肌病、先天性/获得性心脏病、心脏起搏器置入。

（2）血液系统异常，如免疫性/先天性血小板减少症、凝血障碍、抗凝或抗血小板治疗。

（3）脊柱融合、脊柱手术史、骨骼肌疾病（如脊柱侧弯）。

（4）中枢神经系统疾病，如癫痫、颅内压增高、颅内病变、截瘫/四肢瘫。

（5）感染性疾病或感染，如HIV、流感、绒毛膜羊膜炎。

（6）麻醉高风险因素，如预计困难插管、困难插管史、椎管内穿刺困难或失败史、麻醉药物过敏史，恶性高热史、阻塞性呼吸暂停综合征。

（7）病态肥胖。

16. 孕妇硬膜外麻醉用药减少的原因

妊娠时腰椎前突、硬外腔及蛛网膜下腔容量减少等因素，导致局麻药在硬脊膜外腔或蛛网膜下腔的弥散加大。妊娠之后，神经纤维对局麻药的敏感度增加，局麻药的弥散度亦日趋增强，局麻药起效时间缩短。

17. 硬膜外分娩镇痛的实施步骤

孕妇取侧卧屈曲位或坐位，选择穿刺点$L_{1\sim2}$或$L_{2\sim3}$椎间隙。穿刺方法：可根据操作者习惯和产妇脊柱情况采用正中路、旁正中路或侧路进行穿刺。判断是否进入硬膜外腔可采用负压消退法（建议优先选用生理盐水，而非空气），如具备条件也可采用超声技术。硬膜外穿刺成功后向头端置入导管3～5 cm。建议麻醉阻滞最高平面：$T_6\sim T_4$。硬膜外麻醉局部麻醉药用量较大，应警惕局部麻醉药中毒等不良反应。预防措施包括注药前回抽、给予试验剂量（1%利多卡因3～5 mL）以排除导管置入血管内；配伍1∶400 000～1∶200 000肾上腺素（合并心脏病、子痫前期的产妇慎用）等。

18. 硬膜外分娩镇痛的局麻药和阿片类药物选择

用于分娩镇痛时，局麻药的浓度要相应降低以减少对产妇运动和子宫收缩的影响。局麻药可选择0.0625%～0.125%布比卡因、0.0825%～0.2%罗哌卡因或1%利多卡因；阿片类药物可选择芬太尼2～10 μg/mL、吗啡0.05～0.1 mg/mL或舒芬太尼0.4～1 μg/mL。

19. 硬膜外自控镇痛（PCEA）的具体实施方案

研究表明，PCEA是一种安全有效的分娩镇痛方法，对宫缩和子宫血流无影响，不会导致分娩过程延长、停滞或导致产后出血，不抑制胎儿的呼吸和循环，因此对产程、剖宫产率和新生儿Apgar评分均无明显影响。PCEA最大的优点是产妇处于主动地位，可根据自己的感受最大限度地调控用药量，是目前临床上应用最为广泛的分娩镇痛技术。方法是在产妇宫口开大3 cm后可选腰2～3间隙行硬膜外穿刺置管。局麻药可选择0.0625%～0.125%布比卡因、0.0825%～0.2%罗哌卡因或1%利多卡因；阿片类药物可选择芬太尼2～10 μg/mL、吗啡0.05～0.1 mg/mL或舒芬太尼0.4～1 μg/mL。PCEA选用LCP模式（即负荷剂量+持续剂量+PCA量）。硬膜外穿刺置管成功后，以1%利多卡因3～5 mL为试验剂量，连接PCA泵，开始PCEA。负荷剂量一般为

3～5 mL，持续剂量为6～12 mL/h（根据配伍药物浓度来调整），PCA量为3～5 mL，锁定时间10～30 min，每小时限量40mL。

20．应用PCEA于分娩镇痛的注意事项

（1）以局麻药（布比卡因或罗哌卡因）配伍麻醉性镇痛药（芬太尼、舒芬太尼等），既满足镇痛要求，又减少麻醉药的用量，可消除或减轻对产程的影响。

（2）施行镇痛后，宫颈变松、变薄，产妇肛门放松，容易误导产妇过早使用腹压，应及时观察产妇，必要时行阴道检查以确诊。

（3）在活跃期的减速期，即宫口开至9～10 cm抬高床头40度，并停止注药，以恢复盆底肌张力，加强胎儿先露部对盆底底压迫，刺激产妇产生便意感，主动使用腹压。

（4）将分娩镇痛与导乐陪伴分娩相结合，专人指导产妇配合宫缩使用腹压。

（5）必须选用合适的麻醉药，并按产妇的个体情况调整首剂与注药速度以提高PCEA分娩镇痛产妇的顺产率。

（6）在产程中及时检查发现胎位异常并纠正可降低产妇的手术产率，对宫缩乏力者在除外头盆不称后应用缩宫素调整宫缩，有利于提高产妇的顺产率。

总之，PCEA使得产妇可以改善镇痛效果，提高舒适程度，并减少不良反应；缺点在于给药速度需要产妇理解和自行控制。

21．药物分娩镇痛的并发症

低血压和瘙痒是椎管内镇痛的常见不良反应；不太常见的不良反应包括胎儿心动过缓和孕妇体温过高。低血压是局麻药阻断交感神经系统导致血管舒张、静脉容量增加、前负荷减少和心输出量减少。由于子宫血流不是自动调节的，母体血压降低会导致子宫胎盘灌注减少。因此，神经阻滞诱导后15至30 min应监测母体血压和胎儿心率。母亲的体位应避免腹主动脉和下腔静脉受压，低血压时可采用小剂量静脉注射升压药治疗，例如麻黄碱（5～10 mg）或去氧肾上腺素（50～100 μg）。

鞘内给药后的瘙痒比硬膜外或全身使用阿片类药物给药更常见。其原因目前暂未明确，但证实与组胺无关。其发生率和严重程度与剂量相关。与单独使用阿片类药物相比，鞘内注射阿片类药物时添加局麻药可降低瘙痒的发生率和严重程度。症状通常在给药后的最初30 min内最严重，且通常是自限性的。一单次给予纳洛酮

（40～80 μg）或纳布啡（2.5～5 mg）可治疗严重瘙痒。

有研究发现，在分娩过程中使用鞘内和硬膜外镇痛后可能会出现子宫张力过高和胎儿心动过缓，一些观察结果表明这种情况在鞘内注射阿片类药物后可能更常见。对临产妇女鞘内阿片类药物镇痛与非鞘内阿片类药物治疗方案的临床研究进行系统评价，研究结果显鞘内阿片类药物镇痛导致胎儿心动过缓的风险显著增加。没有证据表明椎管内镇痛相关的胎儿心动过缓会导致女性剖宫产率升高。心动过缓通常通过保守治疗调整，包括停止外源性催产素和静脉推注液体。硝酸甘油已成功用于治疗与椎管内镇痛启动相关的子宫张力过高。

硬膜外分娩镇痛时间超过6 h与产妇发热相关。机制尚不清楚，这可能是由于产热增加（例如颤抖）、热损失减少（神经阻滞继发的出汗抑制，或由于缺乏过度通气而导致呼吸道热损失减少）或硬膜外镇痛引起的温度调节改变所致。

恶心和呕吐在分娩过程中比较常见。但如果能有效控制血压，椎管内镇痛期间恶心和呕吐并不常见。颤抖在分娩过程中很常见，并且在硬膜外镇痛后可能更常见。在一项观察性研究中发现，18%的妇女在分娩前出现颤抖，其中15%的孕妇发作时体温正常，表明颤抖源于非体温调节。与全身哌替啶镇痛相比，选择硬膜外镇痛（布比卡因/芬太尼）的女性颤抖发生率没有差异。

观察性研究表明，与非硬膜外分娩镇痛或无镇痛相比，接受硬膜外分娩镇痛的女性发生产时和产后尿潴留的风险更高。硬膜外镇痛增加尿潴留的风险高达80%。虽然尿潴留可能会减慢产程和影响胎儿下降，但研究发现膀胱充盈似乎并不会影响分娩过程。目前尚不清楚这一发现是否反映了因果关系或患者选择偏差。应在分娩过程中定期观察产妇是否有膀胱扩张的问题，特别是患者主诉宫缩期间耻骨上疼痛或爆发性疼痛。产妇无法排尿和膀胱扩张应给予导尿以排空膀胱。

椎管内镇痛的并发症包括硬膜外针无意中刺穿硬膜（发生率约为1.5%）和比较少见的椎管内镇痛的严重并发症（呼吸抑制/呼吸骤停、全脊髓麻醉、因无意的血管内注射局部麻醉剂而继发的全身局麻药中毒和椎管内感染）。尽管30%至50%的女性抱怨产后背痛，目前的前瞻性报告和随机对照试验均显示显示使用硬膜外镇痛与长期背痛之间无明显相关性。

爆发性疼痛可能是由于尾部（骶段皮区）或头侧（低胸段皮区）的疼痛阻滞程度不足、阻滞密度不足或单侧/斑片状阻滞造成的。产程进展较快的妇女往往骶尾部镇痛不足。临产晚期的妇女需要更密集的阻滞，胎儿较大或胎位不正或产程功能障碍的妇女也是如此。可以通过增加局麻药浓度或额外增加阿片类药物，或两者一起，加大剂量或输注速度来重新达到较好的镇痛效果。

穿刺过程因子宫收缩影响可误穿破硬脊膜或在施行“可行走的硬膜外镇痛”过程中导管穿破硬脊膜，如大量局麻药持续输注进入蛛网膜下腔可发生全脊髓麻醉，甚至出现心跳、呼吸停止。分娩镇痛期间要密切观察阻滞平面的变化，并监测血压、呼吸等生命体征，是能够及时发现和处理这些并发症的。

22. 椎管内镇痛对胎儿和新生儿的影响

硬膜外和鞘内阿片类药物对胎儿的间接影响可能比直接影响更显着。母亲低血压可能导致子宫胎盘灌注降低和胎儿氧合减少。如果母亲有严重的呼吸抑制和低氧血症，胎儿的低氧血症和缺氧也会随之发生。椎管内镇痛开始后可能导致胎儿心动过缓。目前没有证据表明低剂量局麻药镇痛对胎儿有直接不良作用。与硬膜外布比卡因镇痛相比，全身性哌替啶镇痛与胎心率变异率更高、胎心率加速更少相关，新生儿呼吸抑制发生率也更高。

（邱倩琪）

参考文献

[1]Sharawi N,Williams M, Athar W,et al.Effect of Dural-Puncture Epidural vs Standard Epidural for Epidural Extension on Onset Time of Surgical Anesthesia in Elective Cesarean Delivery:A Randomized Clinical Trial[J]. JAMA Netw Open,2023,6(8):e2326710.DOI:10.1001/jamanetworkopen.2023.26710.

[2]Zuarez-Easton S,Erez O,Zafran N,et al.Pharmacologic and nonpharmacologic options for pain relief during labor: an expert review[J]. AM J OBSTET GYNECOL,2023,228 AM J OBSTET GYNECOL. DOI:10.1016/j.ajog.2023.03.003.

[3]Callahan EC,Lee W,Aleshi P,et al.Modern labor epidural analgesia: implications for labor outcomes and maternal-fetal health[J]. AM J OBSTET GYNECOL,2023,228 AM J OBSTET GYNECOL. DOI:10.1016/j.ajog.2022.06.017.

[4]ACOG Practice Bulletin No.209 Summary: Obstetric Analgesia and Anesthesia[J]. OBSTET GYNECOL,2019,133 OBSTET GYNECOL.DOI:10.1097/AOG.0000000000003133.

第七章

科间会诊与多学科合作

1. 多学科合作的定义

国外对多学科合作（Multi-Disciplinary Team，MDT）的定义为“能够独立为某一特定患者提供诊治意见的不同专业专家在特定时间（可在同一地点、或通过电视或电话会议形式）共同讨论该患者诊治方向。MDT服务模式是指来自两个以上不同学科组成的固定工作组，针对某种疾病进行定期、定时、定址的临床讨论，提出临床治疗方案。MDT服务模式可更好地服务患者，充分体现以人为本的理念。

“一站式”服务早期始于工商服务行业，本意指将许多服务通过集成的方式整合在一起，减少烦琐的服务过程，以最快的时间提供最优质的服务，使服务过程变得快捷与方便。我国一站式门诊在十几年前已开始探索，到目前已经有多家医院在摸索实践。

传统综合医院门诊属于由多个专科组成的综合性门诊，属于多站式诊疗模式。随着医学模式的发展，社会老龄化的加剧，老年患者群体通常存在多个脏器、多个系统疾病，这使得罹患多种疾病的患者在医院多个学科、多个专家之间往返会诊，加长了等待时间，患者看病体验不佳。在这样的背景下，一站式多学科门诊建设十分必要。

2. 我国多学科门诊发展的现状

同济大学附属上海市肿瘤医院开展多学科合作的癌痛整合门诊，采用制度化管理和规范化运作，为癌痛患者提升临床医疗服务质量。他们的组成架构包括领导班子和工作人员。领导班子中分管业务副院长担任领导小组组长，门诊办公室主任、医务科科长、护理部主任组成领导小组，负责癌痛整合门诊的管理和统筹工作，制订工作制度和工作流程。工作人员则包括肺内科副主任医师、麻醉医师、临床药师、有心理咨询师资质的疼痛专科护士，负责解决本学科领域相关的具体问题，各成员的职责分工明确，起到互相补充的作用。工作人员必须通过癌痛规范化管理的制度考核。经过系统培训，达标后方可上岗。管理上实施高效绿色通道模式，门诊固定每周开诊两次。癌痛患者不需预约，直接进入绿色通道，门诊开具的检查如抽血化验与CT均实施绿色通道流程，快速实施检查，确保患者能尽快解除疼痛。对每个初诊患者进行建档，定期对建档患者进行电话随访，并将此种诊疗模式进行宣传，使更多的癌痛患者能享受到便捷的医疗服务。通过调研患者的总体满意度高，认为一次性达到诊疗目的的患者达88.3%。整合门诊可在实施有效镇痛治疗的同时，根据患者病情将其快速转诊至放疗科、肿瘤科等科室进行病因治疗，帮助晚期癌痛患者实现“无痛生存”的终极目标，达到疼痛“一站式”治疗的效果，具有良好的社会效益。

为推动MDT在我国的发展，2018年国家卫生健康委员会出台了《关于开展肿瘤多学科诊疗试点工作的通知》，明确提出2018—2020年在全国范围内开展肿瘤多学科诊疗试点工作。对我国三级综合医院进行的200多份问卷调查发现，已开展多学科协作诊疗模式的医院有140所，开展率为67.31%，开展的平均时间是3.36年。在已开展MDT模式140所医院中，有117所医院开展了门诊MDT模式。17所（14.53%）医院采用固定专家模式，53所（45.30%）医院采用专家库模式，47所（40.17%）医院两种模式均有。54所（46.15%）医院的门诊MDT模式有固定的出诊时间，21所（21.37%）医院不设定固定出诊时间。89所（76.07%）医院采用层级预约制，即门诊患者需要经过首诊医师的建议才能进入门诊MDT流程。72所（61.54%）医院的门诊MDT每月诊疗病例数在10例及以下，18所（15.39%）医院的门诊MDT平均每天诊疗病例数在1例以上，开展的病种如下图所示（图7-1）。83.76%的医院门诊MDT收费在600元以下。医院管理人员对本院多学科协作诊疗流程的满意度偏低。多学科协作诊疗模式的组织方式、收费方式、激励方式等尚没形成统一的机制，可能存在两方面的因素：一是MDT推行效果较差，调查发现门诊MDT平均每月诊疗例数在10例及以下的医院高达61.54%。二是MDT相关制度不完善。收费标准不明确，收费偏低，缺少对参与专家的绩效奖励，不能体现参与专家的价值；管理制度不完善，新MDT项目开展审批流程不明确，专家组织模式不统一，缺少对MDT团队的培训等。

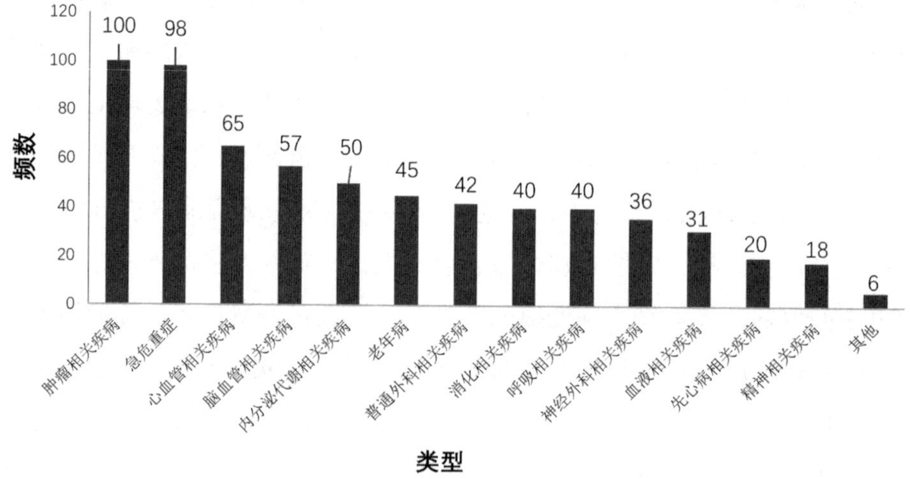

图7-1　已经开展MDT模式的疾病类型

我国大多数三级医院在最近2～3年才进行MDT模式探索，且主要应用于肿瘤相关疾病、急危重症及心血管相关疾病。麻醉学科的发展也在探索新的工作方式，如从传统的麻醉医师到病房访视患者到开展择期手术患者预住院门诊评估，再到多学科合作，麻醉门诊提前介入麻醉术前访视等。

3．麻醉门诊高效实现多学科合作的方案

麻醉门诊在接诊患者时，有部分患者合并其他疾病，存在多重用药，多病共存的情况。有一些治疗及决策是麻醉学科单独不能解决，需要与其他学科共同讨论决策。麻醉门诊是麻醉医学临床实践的重要组成部分，国内外均以麻醉医师为主体对需要麻醉的患者在住院以及舒适化诊疗前实施麻醉评估，对发现的专科问题及时转诊至专科门诊做进一步的诊疗。这就需要建立门诊一站式麻醉与多学科评估、诊疗、预康复与随访合作中心。

4．门诊一站式麻醉与多学科心中的架构

门诊一站式麻醉与多学科合作中心需在医院的支持下发展门诊一站式多学科合作中心模式，这种模式早在十几年前已经提出。其宗旨是一切为患者为中心，改变传统的就医模式，整合多个学科，优化就医流程，简化就医手续，对疑难杂症进行全方位、多学科诊治，可减少患者门诊等待时间及多次往返门诊的不便，减少就诊环节。目前这种模式已经在多家医疗机构开展。其架构是由一个专科为主导，整合

其他专科的医师、护理人员、康复理疗人员等成为一个团队，对某一个病种进行综合管理。

以老年人手术的麻醉前评估为例，一站式麻醉门诊与多学科诊疗对于老年合并多种疾病患者的诊疗相比于传统的门诊更有优势。该中心需配备足够的麻醉医师、综合科医师、神经科医师、心内科医师、呼吸科医师内分泌科医师、营养师、药剂师、麻醉护士等多科室医护人员，以完成该中心需要完成的一站式评估与诊疗任务。患者进入该中心后，第一站进入麻醉评估室，麻醉医师经过问诊与检查发现患者是否合并未经过治疗的高血压、未发现的或未控制好的糖尿病、哮喘、心绞痛、抑郁、睡眠呼吸暂停综合征、心功能不全等内科疾病后，将该患者及时转至同一区域内科专科医师，这样可以减少患者再次预约与门诊等待时间。转至内科专科医师后，如果患者合并单一的专科疾病，内科专科医师可以让患者吃药继续治疗或直接收住内科病房做进一步诊治；当合并的多种内科疾病复杂时，可将患者收住综合科老年共病病房。所有专科疾病或老年共病在经过内科医师诊治优化后，可再将患者转至“门诊一站式麻醉与多学科评估、诊疗、预康复与随访中心”做评估。患者在内科疾病诊治有效、脏器功能处于最优状态后，由麻醉评估医师通知外科主诊医师将患者随时收住院或快速预约舒适化诊疗。这些经过“门诊一站式麻醉与多学科评估、诊疗、预康复与随访中心”的患者，可以在当日提交手术或无痛胃肠镜申请，为患者缩短等待时间。

5. 麻醉门诊多学科会诊的平台搭建

麻醉门诊与多学科团队对患者进行评估及相关专科治疗，为患者提供个性化服务。择期手术患者在入院服务中心预住院登记，患者根据指引完成各类检查，由服务中心护士完成病史采集，再由中心临床医师和麻醉医师评估无麻醉禁忌并完成术前麻醉访视后收住院。如果患者存在血压、血糖异常、肾功能异常或者其他严重合并症的患者，多学科团队中相关专科医师进行诊疗，麻醉医师再次评估达到手术条件后方可收治入院。对治疗效果不佳的患者，多学科团队评估患者，住院后收入相关专科进行治疗。患者有任何疑问可与麻醉医师、专科医师、护士及时沟通交流，为患者提供个性化诊疗方案。

信息共享是多学科会诊平台搭建的关键。依靠医院信息一体化平台，融合预约信息、手术、麻醉、医保、疾病病情等信息，实现从入院、检查、围手术期管理中心、加速康复团队、日间手术管理中心相关信息共享。依靠信息化系统，医院将患者的麻醉前访视节点提前，改变传统的排好手术后再由麻醉医师访视患者的模式。医院将患者的麻醉术前访视纳入入院服务中心，该中心有专职的管理人员、配备护士、专职临床医师、麻醉医师，由心脏内科、内分泌科、血液病科、呼吸内科、麻醉科等专科医师协同，开展多学科协作诊治，所有择期手术的患者经过多学科麻醉术前访视后再入院。通过医院信息平台，实现专科护士、手术医师、麻醉医师、手术护士实时共享患者信息，相关科室、病区医护人员均可以获取患者的麻醉访视信息，入院服务中心麻醉访视“基本合格”“不合格”患者信息实时推送至收治专科医师工作站和护士工作站，并同时推送手机短信，避免信息遗漏，为患者的进一步诊疗增加安全保障。多学科麻醉访视团队共同参与诊疗强化了对内分泌、心脏内科等专科疾病的规范化诊治，治疗患者术前并存的疾病，使患者的身体状态属于适宜手术状态，是对手术专科医师的诊疗有效补充，可提高医疗质量，降低围手术期并发症，保障手术安全。

6. 科间会诊与多学科合作的成效

随着医学的发展，就医模式随之更新。对于麻醉科主导的多学科合作对手术患者的成效如何，从一些研究中可以看出显著的成效。英国关于腹主动脉瘤修补患者，术前多学科的评估与治疗中，麻醉科医师在围手术期发挥了典范作用。英国是欧洲选择性开放式腹主动脉瘤修复术死亡率最高的国家（7.9%）。为此，英国开展了一项横跨外科、麻醉科、放射科和护理学科的全国性质量改进计划。这项质量改进使腹主动脉瘤修复术的各个方面都发生了重大变化，包括麻醉医师的作用。术前评估必须由一名有血管实践经验的麻醉医师进行，麻醉医师在血管多学科小组会议（MDT）中的作用也得到了确立。这些变化与麻醉医师在围手术期医学中的角色演变同步，到2012年，英国肾下型腹主动脉瘤修复术的死亡率降至2.4%。这一改善反映了围手术期支持手段的变化，有部分病例是由麻醉医师支持和主导。在这项改进计划中，麻醉医师在术前对患者进行评估，按交通信号灯模型把患者分为红、橙、绿三种颜色标识，对不同的患者进行分类，决定是否适合手术，是否需要更进一步进行术前评估与检查。术前评估的分层管理，使患者术前准备充分，提高围手术期安全。

（张光燕）

参考文献

[1]樊嘉欣，李玉梅.多学科协作癌痛整合门诊的实施与管理[J].上海护理，2023，23（2）：24–27.

[2]吕艺芝，杨坚，陈郁明，等.我国三级医院多学科协作诊疗模式开展现状调查分析[J].中国医院，2021，25（2）：3.DOI:10.19660/j.issn.1671–0592.2021.2.07.

[3]李小芳，宋慧，蔡滨，等.基于预住院开展多学科参与的麻醉术前访视应用思考[J].现代医院，2021（010）：021.

第八章

麻醉相关问题的咨询和处理

现代麻醉学始于1942年第1例乙醚麻醉，至今已有180多年历史。麻醉学科的蓬勃发展推动着医学的不断进步，无数的麻醉药物、技术、理念不断出现，同时也出现了很多人们关心的麻醉相关问题，现将大众普遍关心的问题总结如下。

第一节　孕期的手术和麻醉

据调查显示，孕妇在妊娠期接受非产科手术的概率在0.3%～2%，在我国尚无准确的统计数据，但随着我国生育政策的开放，孕期非产科手术的发生率呈上升趋势。孕期非产科手术的常见原因包括阑尾炎、泌尿系结石、卵巢囊肿及创伤等。孕期手术及麻醉是否会引起早产，是否会影响胎儿生长发育，这是患者、家属和医师都关心的问题。

1. 孕期手术的时机选择

择期手术应避开在孕期实行。如果确实有必要进行手术，应尽量避免在孕期的前 3 个月进行麻醉和手术，以避免胎儿在器官发育期间暴露于麻醉药物及围手术期的用药。手术最好在孕中期进行，因为此时自然流产和早产的风险最低。在孕晚期，因子宫增大激惹性增加，腹部手术的术中操作及疾病本身的影响极易增加流产和（或）早产风险，限期或择期手术应该推迟至产后 6 周。孕期紧急手术多见于急腹症，恶性肿瘤，神经外科疾病及心血管疾病。但对于紧急及发展迅速的疾病外科的处理和时机选择都应与非妊娠患者相同。目前没有证据表明麻醉方法、麻醉药物及手术会直接导致母婴不良结局。疾病本身导致的反应对母体和胎儿的结局影响更重。

2. 孕期常见的手术类型

（1）腹腔镜手术：孕期最常见的疾病是阑尾炎，其次是卵巢囊肿等，腹腔镜手术有其独特的优势。在瑞典一项涉及200万孕妇的大型研究中，对低位腹腔镜手术和开腹手术的结果进行了比较。腹腔镜手术具有术后疼痛减轻、恢复快、血栓栓塞发生率低的优点，建议在妊娠中期进行手术，腹腔充气压力较低（8～12 mmHg）。缓慢且有限的体位改变将有助于母体生理机能更好地代偿。将$EtCO_2$维持在怀孕时的水平对防止胎儿酸中毒至关重要。

（2）神经外科手术：孕期容易出现动脉瘤及动静脉畸形破裂，原因是产妇的心血管系统会发生动态变化。妊娠期高血压疾病也会诱发颅内出血。对这些患者的麻醉管理需要控制血流动力学、轻度低温、轻度低碳酸血症（$PaCO_2$ 25～30 mmHg）、利尿以减轻脑水肿。低碳酸血症和母体碱中毒会导致胎儿窘迫，因此围手术期需特别注意调节呼吸机参数。

（3）外伤：据报道，有6%～8%的孕妇会合并外伤。在英国，预计每100名遭受重大创伤的育龄妇女中就有1人怀孕，但由于在急诊室入院时没有对怀孕进行常规筛查，因此这一数字很可能被低估。创伤是孕产妇死亡的主要原因，它为孕产妇的救治带来了独特的挑战，需要多学科的紧急会诊使结果达到最佳。初期管理必须以产妇评估、复苏和稳定病情为重点。为使产妇病情达到稳定，可能需要产科干预或清宫。创伤后的常规放射摄影检查（颈椎，胸部和带屏蔽的骨盆）对胎儿的暴露可忽略不计。

（4）心血管手术：接受心脏手术的孕妇死亡率为3%至15%，在某些情况下，胎儿死亡率可能高达43%，因此心脏手术应推迟到分娩后进行。理想情况下，手术应至少在产后6周后进行，以减少血栓栓塞的风险。在一些罕见的情况下，如果孕妇的血流动力学不稳而威胁到生命时，心脏手术治疗将无法避免。孕期严重影响血流动力学的心血管疾病最常见的是心脏瓣膜疾病，严重时可引发心衰。在此情况下经皮微创手术优于开放性手术。手术需在具有心脏手术经验的中心进行，采取多学科合作的方法，使孕妇和胎儿结局达到最优。

3. 影响胎儿发育的麻醉药物

几乎所有的麻醉药品都能透过胎盘，水溶性的药物则不易透过胎盘，脂溶性的药物更容易透过胎盘。目前人体研究没有发现常用的麻醉药品对胎儿有致畸作用。在一项对先天缺陷儿童的前瞻性评估中，并未发现母亲在妊娠前3个月服用地西泮会增加唇裂的风险。2016年美国食品与药品监督局发出警告：对3岁以下儿童或孕晚期的孕妇使用全身麻醉和镇静药物，且麻醉时间超过3 h或重复使用麻醉剂，可能会影响儿童大脑的发育。这一警告针对了11种与GABA或NMDA受体结合的常见全身麻醉剂和镇静剂，包括所有麻醉气体（如七氟烷）以及静脉注射药物如丙泊酚、氯胺酮、巴比妥类药物和苯二氮䓬类药物。该警告可能会引起从业人员、孕妇和幼儿家长的担忧和疑问。这些问题目前还没有明确的答案。因医学伦理的因素，全身麻醉是否影响胎儿神经系统发育的相关临床研究很少。一项研究表明，妊娠期前3个月内经历1次临床手术和麻醉并不会影响胎儿的神经发育。在妊娠后期单次的、临床剂量的麻醉药物暴露，也不会引起胎儿的神经发育异常及影响其后期的智力发育。但目前关于麻醉药物对妊娠期胎儿神经发育的影响研究进展有限，需要更多设计严谨的前瞻性临床研究来验证。

4. 孕期非产科手术的麻醉方式选择

麻醉方式与胎儿结局之间不存在必然联系。麻醉方式的选择取决于手术部位、手术性质及患者的身体状况。建议以局部麻醉与区域阻滞为首选，以减少胎儿暴露在全身麻醉药物的风险。需要注意的是，当选择椎管内麻醉时，应最大限度降低胎儿接触局麻药的可能，避免局麻药入血或局麻药中毒。当选择全麻时需注意评估产妇气道，产妇易出现困难气道与反流误吸，麻醉过程中应重点防范，避免出现过度通气与通气不足，避免术中出现低血压。

5. 孕期接受非产科手术流产或早产的概率

孕期接受手术的孕妇术后有早产的风险，心脏手术的早产或流产率比非心脏手术高。一项研究对1990—2016年间患者孕期接受心脏手术的10个研究结果进行Meta分析，显示早产的风险为28%。日本一项关于阑尾炎孕妇的报道显示，保守治疗孕妇的婴儿流产率为4%，阑尾切除术孕妇的婴儿流产率为5%。

第二节　麻醉后哺乳

母乳喂养有益于婴儿的生长发育与身心健康，这一理念已得到国际公认。接受了麻醉的产妇多久能哺乳，哺乳期患病需要麻醉与手术的母亲多久能恢复哺乳，这些问题关系到婴儿的安全。作为麻醉医师，了解药物是否进入母乳以及对婴儿的影响非常重要。根据现有的文献报道：尽管目前可用的麻醉和镇痛药物会在母乳中转移，但转移的量微乎其微，对哺乳期婴儿几乎不构成风险。我们就现有的文献及国际指南，对麻醉与哺乳的问题进行梳理。根据母亲接受麻醉与镇痛的时间，分为两个阶段：第一，分娩期，指从临产开始持续到胎盘娩出的时期；第二，哺乳期，指母亲产后喂养婴儿的时期。

1. 分娩期麻醉对哺乳的影响

分娩镇痛可分为椎管内镇痛与静脉镇痛。椎管内镇痛是目前最常用的分娩镇痛方式。由于报告不一致，研究设计和终点的差异以及混合结果，椎管内镇痛对母乳喂养结局的影响仍然不确定。一项回顾性研究对椎管内分娩镇痛与非椎管内镇痛或无镇痛对母乳喂养的影响做了分析，共纳入15项研究，6项研究表明没有差别，6项研究表明椎管内分娩镇痛母乳喂养率比非椎管内分娩镇痛母乳喂养率减少，3项研究出现混合结果。一项关于硬膜外分娩镇痛对母乳喂养影响的队列研究中，研究者鼓励产妇在产后即开始进行母乳喂养。结果表明，硬膜外镇痛对母乳喂养过程没有负面影响，因此建议使用这种镇痛方法来促进自然分娩。哺乳的意愿受多方面因素的影响，椎管内分娩镇痛对有强烈母乳喂养意愿并得到良好支持的妇女的影响可能微乎其微，但对母乳喂养意愿较弱的妇女来说，可能是一个更微妙的挑战。静脉镇痛是另一种分娩镇痛的方法，药物可作用于全身。所有的阿片类药物都容易透过胎盘，可能会影响到胎儿心率。当母亲接受静脉注射或肌内注射麻醉药物进行分娩镇痛时，应给予母亲和婴儿更多的皮肤接触时间，以及鼓励早期母乳喂养，如果对母亲或婴儿镇静存在任何担忧，应给予产后母亲与胎儿适当的监测。如果需要选择阿片类药物进行分娩期镇痛，可以选择短效的芬太尼与瑞芬太尼，但对是否影响哺乳缺乏证据支持。长效的阿片类药物如哌替啶或吗啡应谨慎使用，在预期分娩前不到1 h或超过4 h给药，因为新生儿呼吸抑制、发绀和心动过缓的发生率和持续时间较高。部分阿片类激动剂如纳布啡、布托啡诺和喷他佐辛在一些机构的分娩期间使用，特别是对于具有某些阿片类过敏或其他适应证的患者。缺乏关于暴露母婴母乳喂养的数据结果。关于非甾体类抗炎药对母乳喂养的影响也几乎没有数据结果。

2. 哺乳期麻醉管理的指导意见

哺乳期的母亲会合并外科疾病，需要麻醉与手术。对于此类哺乳期患者，目前的最新观点支持围麻醉期继续母乳喂养。在哺乳母亲麻醉清醒、反射恢复后即可对正常足月婴儿进行哺乳。哺乳期麻醉管理的指导意见如下：

（1）择期手术在允许的情况下尽量推迟，等到婴儿足够大或者建立好奶粉供应与母乳喂养的衔接后再行手术。

（2）应鼓励母乳喂养的母亲在手术日期之前挤出乳汁，以便在手术分离时间段为孩子提供乳汁。

（3）如果术后疼痛需要使用阿片类药物，则应确定母亲以外的负责任的成年人在术后照顾和观察孩子。

（4）母乳喂养的母亲手术应该安排在当天手术的第一台，以尽量减少禁食禁饮时间。如果没有误吸的危险因素，可以在术前2 h开始禁清饮。

（5）母亲应在手术开始前进行母乳喂养或挤奶。

（6）尽量采用区域麻醉技术，以减少全身镇静药物的使用，选择短效药物，选择替代药物代替有争议的药物。

（7）术后应积极预防恶心和呕吐，鼓励母亲尽早进食，恢复营养。

（8）液体管理策略应侧重于维持血容量，避免过度水合导致水肿。

（9）采用多模式疼痛管理策略来减少对阿片类药物的用量。

（10）足月健康孩子的母亲可以在恢复室中醒来时母乳喂养。

（11）如果孩子不能进入复苏室，在母亲麻醉苏醒后用吸奶器或者手动帮助母亲挤奶。

（12）对于易受伤害的婴儿，术后应短暂中断母乳喂养。应在母亲清醒后立即挤奶，母乳不一定要丢弃，可将其冷冻以备将来使用。也可以与其他不含麻醉剂的母乳稀释后使用（手术前或手术后一天挤出）。

（13）阿片类药物应谨慎使用，以最低剂量和最短时间提供足够的镇痛。使用阿片类药物时母乳喂养的婴儿应由母亲以外的成年人照顾和观察。

3．哺乳期间药物的血浆浓度与乳汁间的转运关系

乳汁中药物的转运受母体血浆中药物分子质量、药物浓度、蛋白结合力、通过血脑屏障的能力影响。药物的相对分子质量是影响药物从血浆到乳汁的重要因素。相对分子量＜200 Da的药物可迅速在血浆与乳汁中达到平衡。而相对分子量＞200 Da的药物需要3～5天才能从血浆转运至乳汁。药物进入母体后，吸收进入血浆转运，由血浆进入乳汁中属于单室模型。药物通过被动扩散从母体血浆转运进入乳腺小叶或乳汁中，被动扩散主要取决于血浆和组织的药物浓度差。母体血浆药物浓度决定乳汁中的药物浓度。蛋白结合率高的物质如华法林、非甾体类抗炎药不易进入乳汁。脂溶性药物更容易在乳汁中聚集。母体血浆中的药物与乳汁中的药物存在相互渗透的情况。当血浆药物浓度处于高峰期时，乳汁药物浓度也处于高峰期。因此，授乳时间的选择要避开药物代谢的高峰期。

4．婴儿的身体情况与哺乳安全因素

除母体因素外，婴儿的月龄、身高、体重及身体状况是用药前最重要的评估指标。早产儿、新生儿和消化功能不稳定的婴儿用药风险大，而年龄稍大的婴儿由于代谢能力较高，用药风险较低。根据婴儿月龄将药物暴露带来的影响分为低风险组（6～18个月）、中等风险组（6个月以内的婴儿）及高危组（早产儿、新生儿、生命体征不稳定的婴儿、肾功能差的婴儿）。

5．药物授乳危险分级

药物与授乳的安全等级分为绝对安全、比较安全、中等安全、相对危险和禁止使用5类。L1：绝对安全，母亲大剂量使用该类药物，也不会对接受母乳的婴儿产生不良影响，婴儿不能口服利用该药，对婴儿的损害极其微小。L2：比较安全，有限的研究证实，不会增加对婴幼儿的不良影响，即使使用后出现的某些不良影响可能与药物有关，反应也十分轻微。L3：中等安全，该类药物对婴幼儿可能存在不良影响，但是尚未有对照试验证明，或者只有小样本试验结果，会对婴幼儿产生微小的不良影响。权衡利弊，对婴幼儿的影响利大于弊时可以使用。新上市药物，尚无权

威研究药物，尽管可能是安全的，也应把它们归为中等安全。L4：相对危险，已有不良影响的阳性报道，但用药会给母亲带来益处（如病情严重甚至威胁生命，安全的药物不能使用或无效时，尽管用药会给哺乳的婴幼儿带来不良影响，但是还是会选择使用该类药物）。L5：禁止使用，经临床试验证明，药物会通过母乳对婴幼儿产生不良影响，或者有给婴幼儿带来严重损伤的风险。根据药物授乳的安全级别，将哺乳期妇女围麻醉期常用药品的安全性分级如下表（表8-1）。

表8-1　围麻醉期常用药品及其对哺乳婴儿安全性分级

药品名称	授乳危险分级	RID（%）	T1/2	Tmax	Oral	M/P
镇静药						
咪达唑仑	L2	0.63	3 h	0.2 ~ 3.0 h	40% ~ 50%	0.15
地西泮	L3	0.88 ~ 7.14	43 h	1 ~ 2 h	完全	0.2 ~ 2.7
劳拉西泮	L3	2.6 ~ 2.9	12 h	2 h	90%	0.15 ~ 0.26
麻醉性镇痛剂						
芬太尼	L2	2.9 ~ 5.0	2 ~ 4 h	–	50 ~ 75%	–
阿芬太尼	L2	0.26 ~ 0.40	1 ~ 2 h	瞬时	43%	–
瑞芬太尼	L3	–	10 ~ 20 min	–	很少	–
氯胺酮	L3	–	2.5 h	1 min	20% ~ 30%	–
二氢吗啡酮	L3	0.67	2 ~ 3 h（iv）	< 1 h	60%	2.56
吗啡	L3	9.09 ~ 35.00	1.5 ~ 2.0 h	0.5 ~ 1.0 h	26%	1.1 ~ 3.6
哌替啶	L4	1.1 ~ 13.3	2 ~ 4 h	30 ~ 50 min（im）	< 50%	0.84 ~ 1.59
美沙酮	L.2	1.9 ~ 6.5	13 ~ 55 h	0.5 ~ 1.0 h	50%	0.68
麻醉性拮抗剂						
纳洛酮	L3	–	0.5 ~ 1.5 h	–	微少	–
非甾体抗炎药						
对乙酰氨基酚	L1	8.8 ~ 24.2	2 h	10 ~ 60 min	> 85%	0.91 ~ 1.42
酮咯酸	L2	0.14 ~ 0.20	2.5 h	0.5 ~ 1.0 h	> 81%	0.015 ~ 0.037
局部麻醉药						
布比卡因	L2	0.85 ~ 2.92	2.7 h	30 ~ 45 min	–	–

续表

药品名称	授乳危险分级	RID（%）	T1/2	Tmax	Oral	M/P
利多卡因	L2	0.5 ～ 3.1	1.8 h	瞬时	＜35%	0.4
甲哌卡因	L3	–	1.9 ～ 3.2 h	30 min	–	–
罗哌卡因	L2	–	4.2h	43 min	–	–
诱导药						
丙泊酚	L2	4.44	0.5 ～ 1 h	瞬时（iv）	–	–
依托咪酯	L3	–	–	–	母乳内含量可忽略	–
巴比妥	L3	2.85 ～ 3.56	3.9 h	瞬时	–	1.1
七氟醚	L3	–	1.8 ～ 3.8 h	–	–	–
氟醚	L2	–	–	微量进入乳汁	–	–
肌肉松弛药						
琥珀酰胆碱	–	–	–	乳汁内的量可忽略	–	–
罗库溴铵	–	–	–	–	口服生物利用率低	–
维库溴铵	–	–	–	–	口服生物利用率低	–
抗胆碱能						
阿托品	L3	–	4.3 h	1 h	90%	–
格隆溴铵	L3	–	1.7 h	5 h	10% ～ 25%	–
东莨菪碱	L3	–	2.9 h	1 h	8%	–
支气管扩张剂						
沙丁胺醇	L1	–	3.8 h	5 ～ 30 min	100%	–
特布他林	L2	0.2 ～ 0.3	14 h	5 ～ 30 min	33% ～ 50%	＜2.9
茶碱	L3	5.9	3.0 ～ 12.8 h	1 ～ 2 h	76%	0.67
类固醇						
地塞米松	L3		3.3 h	1 ～ 2 h	78%	–
泼尼松	L2	1.8 ～ 5.3	2 ～ 3 h	1 ～ 2 h(母体)	全部	0.25
甲强龙	L2	0.46 ～ 3.15	2.8 h	–	全部	–

续表

药品名称	授乳危险分级	RID（%）	T1/2	Tmax	Oral	M/P
胃肠道药物						
西咪替丁	L1	9.8 ~ 32.6	2 h	0.75 ~ 1.50 h	60% ~ 70%	4.60 ~ 11.76
降糖药						
胰岛素	L1	–	4 ~ 6 min		极微量	–
利尿剂						
呋塞米	L3	–	92 min	1 ~ 2 h	60% ~ 70%	–
心血管活性药						
艾司洛尔	L3	–	9 min	15 min	很少	–
美托洛尔	L2	1.4	3 ~ 7 h	2 h	40% ~ 50%	3.00 ~ 3.72
普萘洛尔	L2	0.3 ~ 0.5	3 ~ 5 h	60 ~ 90 min	30%	0.5
拉贝洛尔	L2	0.2 ~ 0.6	6 ~ 8 h	1 ~ 2 h	30% ~ 40%	0.8 ~ 2.6
肼苯哒嗪	L2	1.2	1.5 ~ 8.0 h	2 h	30% ~ 50%	0.49 ~ 1.36
硝酸甘油	L4	–	1 ~ 4 min	2 ~ 20 min	全部	–
硝普钠	L4	–	2 min	< 2 min	–	–
麻黄碱	L4	–	3 ~ 5 h	15 ~ 60 min	85%	–
肾上腺素	L2	–	2 min		很少	–
去甲肾上腺素	L3	–	2 ~ 3 h	10–60 min	38%	–
多巴酚丁胺	L2	–	2 min	–	–	–
多巴胺	L2	–	2 min	5 min	–	–
胺碘酮	L5	9.58 ~ 43.10	26 ~ 107 d	3 ~ 7 h	35% ~ 65%	4.6 ~ 13.0
抗凝						
依诺肝素	L2	–	4.5 ~ 7.0 h	3 ~ 5 h	无	–
肝素	L2	–	1 ~ 2 h	20 min	–	–
DDAVP	L2	0.1		口服不吸收	全部	–
氨基己酸	L4		2 h	2 h	–	–
抗生素						
头孢唑林	L1	0.8	1 5 . 0 ~ 2.5 h	5 min（iv）0.5 ~ 2.0 h（im）	很少	0.023
克林霉素	L2	0.9 ~ 1.8	2.4 h	45 ~ 60 min	90%	0.47

续表

药品名称	授乳危险分级	RID（%）	T1/2	Tmax	Oral	M/P
庆大霉素	L2	2.1	2 ~ 3 h	30 ~ 90 min	< 1%	0.11 ~ 0.44
青霉素	LI	–	–	1 ~ 2 h	15% ~ 30%	0.03 ~ 0.13
万古霉素	L1	6.7	5 ~ 11 h	–	极微量	–
其他						
硫酸镁	L1	0.2	–	瞬时（iv）	4%	1.9
苯妥钠	L2	0.6 ~ 7.7	6 ~ 24 h	4 ~ 12 h	70% ~ 100%	0.18 ~ 0.45
苯海拉明	L2	0.7 ~ 1.4	4.3 h	2 ~ 3 h	43% ~ 61%	–
氟哌啶醇	L3	0.2 ~ 12.0	12 ~ 38 h	2 ~ 6 h	60%	0.58 ~ 0.81

注：RID，相对婴儿剂量；$t_{1/2}$，药物半衰期；Tmax，母乳中药物达峰时间；Oral，口服生物利用度；M/P，乳汁中药物浓度与母体血浆药物浓度比；“–”，目前尚未有具体数据。

6. 麻醉与哺乳安全未来的研究方向

科学研究中关于哺乳期母亲麻醉或手术镇静的全面信息较少，需要更多关于母乳喂养母亲手术麻醉后特殊母乳喂养结果的研究。对一些常识性的建议，如避免母乳喂养母亲长时间禁食，鼓励规律挤奶与喂奶等，尚未进行严格探索。应该研究液体管理策略和血流动力学变化以及对血管活性药物的需求对乳汁供应的影响。此外，应考虑和制订医院和门诊手术中心的支持母乳喂养政策。

与母乳喂养期间使用的许多药物一样，亟需获得更多有关药物转入母乳和对婴儿影响的信息。有关不良后果的病例报告可能有助于确定需要重点关注哪些方面。尤其需要对早产儿和不稳定婴儿的特殊需求进行更多研究，包括他们清除母体麻醉和镇痛药物的能力与健康的足月新生儿有何不同。

第三节 麻醉对小儿神经发育的影响

动物研究提示全麻药物对啮齿类动物有神经毒性，但是动物实验结果不能直接推论到人。美国食品与药品监督局在2007年发出警示，对于神经发育阶段的儿童使用麻醉剂需进行谨慎研究。近年来有很多关于全身麻醉对儿童神经发育的研究，研究单次暴露于麻醉与多次暴露于麻醉的影响。

1. 小儿单次暴露于麻醉的影响

暴露于全麻对大脑发育影响的研究大都是回顾性队列研究。目前开展过的队列研究涉及到多个国家和地区，包括丹麦、加拿大、新西兰、澳大利亚及中国台湾等。尽管这些研究旨在探究暴露于全身麻醉剂对儿童认知和行为的影响，但具体的研究指标各有不同。一些研究使用特定的诊断标准，如注意力障碍、自闭症或发育迟缓。其他人则使用不太具体的临床指标，如智力系数、学习困难、语言和认知障碍、早期发展脆弱性、学术成就、回忆得分，而另一组研究集中在全面的认知测试范围内。一些研究观察了1、2或3岁之前的麻醉药暴露情况，另一些人观察了6岁以下儿童的暴露情况。各种研究的年龄节点不一样，也导致了更难得出清晰的结论。

一项在澳大利亚进行的队列研究显示全身麻醉对语言与认知技能有影响，表现为暴露于挥发性麻醉剂中＞35 min的幼儿的总体得分和语言表达得分较低。然而瑞典、中国台湾和丹麦的队列研究并没有发现明显的差异。另一项新泽西的研究分析了1143对同卵双胞胎麻醉与学习能力的关系，通过双胞胎的父母报告两个孩子在3岁前和3至12岁期间接受麻醉的情况。临近12岁时，通过标准化测试和教师评分对教育成就和认知问题进行评估。结果显示，与均未接受麻醉的同卵双胞胎相比，3岁前两个孩子均接受过麻醉的同卵双胞胎的教育成就得分明显较低，认知问题也明显较多。但是，当同卵双胞胎孩子中仅有一个接受麻醉而另一个没有暴露麻醉时，与从未接受过麻醉的同卵双胞胎比较，结果出乎意料，在教育得分和认知问题方面未暴露的同卵双胞胎与暴露的同卵双胞胎之间没有差异。因此，这提示麻醉与后来的学习相关结果之间可能并不存在因果关系。但早期麻醉是一个人日后容易出现学习问题的警示标志。然而，美国的一项回顾性队列研究对3岁之前接受单次麻醉孩子的注意缺陷多动障碍（Attention Deficit Hyperactivity Disorder，ADHD）与学习障碍（Learning Disabilities，LD）进行分析，没有证据表明在三岁之前单次接受全身麻醉会增加患ADHD与LD的风险，未发现单次暴露于全身麻醉的患儿后续需要个性化的教育计划。

值得一提的是一项国际多中心、随机对照研究GAS（General Anaesthesia compared to Spinal anaesthesia，全身麻醉与蛛网膜下腔阻滞比较），以孕期超过26周、在生后

60周之内接受腹股沟疝修补术的患儿为研究对象。结果表明全身麻醉组与椎管内麻醉组 5 岁时韦氏智力测验全面智商相等，提示婴儿期接受小于1 h的全身麻醉不影响患儿 5 岁时的神经发育与预后。

2．小儿多次暴露于麻醉的影响

研究者们认为小儿多次暴露于全身麻醉可能存在不良影响。来自美国明尼苏达州、纽约州，英国和日本的回顾性或前瞻性的研究均表明，不良结局的风险增加与全身麻醉的经历次数有关，也与麻醉的持续时间有关。使用韦氏智力量表分析，多次麻醉暴露和单次麻醉暴露的智商得分并未低于未接受的儿童，但多次暴露组的处理速度和运动能力发生了变化。值得注意的是，在这项研究中，与未暴露比较，单次接触全身麻醉导致了情绪和行为评分更差，多次暴露麻醉不仅情绪和行为方面出现问题，执行力也受到了影响。在一项前瞻性队列研究中，动态平衡、手动灵活性表现和社交沟通得分方面，多次暴露于全身麻醉的孩子得分明显低于单次暴露的儿童得分。日本的一项研究纳入64 141例婴儿，746例婴儿经历过一次手术与全身麻醉，90例经历过两次全身麻醉，71例经历过3次或以上全身麻醉，在1岁时使用ASQ发育筛选量表对以上纳入者进行分析，结果显示：三次或三次以上的麻醉暴露显著增加了五大方面发育延迟的风险，包括交流、大运动、精细运动、解决问题和个人社交技能。作者指出，应进一步评估在全身麻醉下进行手术的儿童远期的神经发育和生长情况。近期有一项研究比较了小儿多次暴露麻醉与单次暴露对其注意力的影响，结果显示多次麻醉暴露确诊为注意缺陷多动障碍的危险比值更高。

从目前的临床研究可以看出，不同的研究结果并不一致，造成此种情况有以下原因：不同的研究，其终点指标、对照、评估时患儿的年龄、麻醉药总暴露剂量、麻醉类型和手术类型不一致均会影响到研究的结果；在术前年龄较小且不在手术范围内（对照组）的情况下，进行一次全面的神经认知发育评估非常困难。当患者被麻醉时，许多混杂因素会对大脑产生影响，比如全身麻醉时通常是多种用药，难以对单一的麻醉药进行分析；方案实施过程由于麻醉要达到一定的深度，方案很难标准化；麻醉和手术引起的全身炎症反应释放细胞因子，这些细胞因子可以穿过血脑屏障并与麻醉靶点相互作用；全身麻醉期间的血流动力学和呼吸不稳定会引起额外的损害，并对大脑产生潜在的影响；除了麻醉手术麻醉，疾病本身也有影响，需要多次麻醉暴露的孩子病情可能更复杂、更严重。

3. 麻醉对小儿认知功能的影响

麻醉医师经常会遇到家长咨询麻醉是否会对小儿认知功能造成影响。其实，单次暴露于麻醉且时间小于1 h不会对认知功能造成影响，但对于长时间麻醉或多次麻醉是否会造成认知功能的影响是不确定的，有造成认知功能损伤的风险。麻醉医师要根据患儿情况及手术情况进行评估，并告知监护人。目的不是为了给监护人造成压力，而是提供儿童在全麻下面临风险的最新研究信息。讲述风险时需要细化，强调智力方面是不受麻醉影响。某些孩子可能会出现一些内化的行为，如情绪障碍、焦虑、社交退缩等。这些风险仅在二次分析中观察到，并且有一些统计限制。如果要得到确切的关联，还需要更深入的研究。对于多次暴露于全麻的儿童需告知其儿科医师对认知方面进行随访。

第四节　孕期无痛分娩咨询

无痛分娩又称分娩镇痛，是使用麻醉镇痛的方法使分娩时疼痛减轻或消除的舒适医疗技术。目前无痛分娩主要由麻醉科医师实施，现就需进行无痛分娩产妇及家属关心的问题做出解答。

1. 分娩时的疼痛来源

分娩疼痛是生理和心理的综合作用，一方面分娩时本身产生许多细胞因子可引起疼痛，另一方面产妇会因疼痛产生焦虑恐惧，在心理上惧怕这一过程。

疼痛主要来自第一产程与第二产程。第一产程中子宫平滑肌规律地痉挛性收缩和宫颈扩张的物理刺激，可导致子宫和宫颈局部缺血、缺氧，并产生大量低氧代谢产物，如CO_2、H^+、K^+、磷酸盐、腺苷及前列环素（PGI2）等。这些代谢产物是致痛的主要因素，可刺激生殖道神经末梢，形成神经冲动，通过外周传递至脊髓T_{10}～L_1，再经脊髓上行纤维传至大脑，形成痛觉，并放射至腰、腹、臀部。第二产程的疼痛除子宫收缩外，还有胎头对产道及周围组织的压迫，形成神经冲动，经外周神经传到脊髓S_2～S_4。

疼痛引起产妇耗氧量增加，血压升高，心输出量增加，引起心理的变化，产生恐惧、焦虑，从而兴奋交感-肾上腺系统，产生缩血管物质，微小血管收缩加重缺氧，加剧疼痛。

2. 分娩时的疼痛程度

分娩疼痛是女性经历的最强烈、最痛苦的疼痛之一。疼痛会随着产程持续加重，当宫颈口开到6 cm时，视觉疼痛评分可达7分以上，宫颈口开全时视觉疼痛评分可达10分。由此可见，自然分娩过程中产妇会经历长时间的重度疼痛。50%的产妇疼痛剧烈，其中20%会感觉痛不欲生。

3. 无痛分娩的原理

分娩镇痛包括药物镇痛与非药物镇痛，药物镇痛一种是静脉使用镇痛药，另一种是椎管内给药，通过神经轴进行镇痛。非药物治疗主要包括按摩、音乐、视觉转移、呼吸调整等方法。目前效果最确切的较为安全的镇痛方法是椎管内镇痛。其镇痛原理是局部麻醉药或阿片类镇痛药在脊髓部位起效，阻断或降低疼痛信号往大脑的传递，从而减轻甚至消除疼痛。以下讨论部分均以椎管内分娩镇痛展开。

4. 椎管内分娩镇痛的安全性

就目前的无痛分娩方法来看，安全性高。一项综合52项无痛分娩的文献，涉及11 000名产妇分析显示，无论是痛硬膜外镇痛还是非硬膜外镇痛的实施，均未见严重的不良后果。硬膜外镇痛的效果更确切，恶心呕吐发生率低，婴儿出生后不会出现呼吸抑制。但产妇会有低血压、瘙痒、尿潴留等不良反应。

5. 椎管内分娩镇痛对婴儿的影响

椎管内分娩镇痛不会影响婴儿的安全。椎管内镇痛使用的药物浓度低，目前使用的局部麻醉药物和阿片类药物，是通过蛛网膜下腔或硬膜外腔与神经根作用起效，几乎不进入母体血液，不通过胎盘，对胎儿无不良影响。

6. 椎管内分娩镇痛对产程的影响

椎管内分娩镇痛对产程的影响取决于使用的药物种类、局麻药的浓度以及药物的总量，而且在产程的不同时段实施椎管内分娩镇痛对产程的影响是不一样的。

第一产程：椎管内分娩镇痛会延长第一产程。在1998年的一项荟萃分析中显示，硬膜外加芬太尼与外周使用芬太尼比较，第一产程延长了42 min。最新的高质量的分析比较了硬膜外与非硬膜外的分娩镇痛对产程的影响，作者发现静脉阿片类药物组的第一阶段缩短了32 min。虽然硬膜外分娩镇痛确实能延长第一产程，但半小时的延迟对整个分娩临床意义不明显，并且对于单个产妇而言，成本分析更倾向于接受短暂延迟的风险以换取疼痛缓解。

第二产程：一项大型回顾性队列研究对初产妇和经产妇进行分析，初产妇硬膜外分娩镇痛与非硬膜外分娩镇痛，第二产程的中位数时间分别为120 min与47 min，经产妇为38 min与14 min。目前，临床上开始使用运动阻滞作用小的罗哌卡因作为局部麻醉药。因此，椎管内分娩镇痛使用局部麻醉药的浓度和药物种类均对第二产程进展有影响，平衡产妇镇痛满意度和对产程最小影响的用药方案，需进一步行高质量、大样本的临床随机对照研究。

7. 打无痛的时机

不以产妇的宫口的大小来判断进行无痛分娩穿刺的时机，只要进入产程后，产妇有进行无痛分娩的要求，经过麻醉医师评估无穿刺禁忌者，就可以进行无痛分娩，而且在产程的任何时候都可以进行无痛分娩。全产程采用无痛分娩。

8. 无痛分娩的适应证与禁忌证

适应证：产妇自愿；经产科医师评估可以进行阴道试产者。

禁忌证：产妇不同意，拒绝签署知情同意书；产妇无法配合进行椎管内穿刺；存在椎管内穿刺的禁忌证，如凝血功能障碍、穿刺部分感染或损伤、未纠正的产妇低血容量或低血压、颅内高压、严重脊髓畸形等；对局麻药或阿片类药物过敏。

第五节 麻醉和手术对成年人认知功能的影响

术后认知功能障碍（Postoperative Cognitive Dysfunction，POCD）是指麻醉手术后患者持续存在的记忆力、抽象思维、定向力障碍，同时伴有社会活动能力的减退，即术后人格、社交能力及认知能力下降。POCD由医疗处理引起，而不属于谵妄、痴呆、遗忘障碍等临床类型。

1. 麻醉与术后认知功能障碍的关系

目前确实存在少数患者在麻醉与手术后出现认知功能障碍，特别在老年患者更容易发生。但认知功能障碍是否一定是麻醉导致的，结论还不明确。因为术后认知功能障碍是多因素作用的结果，虽然术后认知功能障碍发生在麻醉与手术之后，但并不意味着术后认知功能障碍与麻醉手术有着因果关系。可能是麻醉、手术或患者的原因，也可能是这些因素的综合作用。既往的观点认为，低氧血症和低血压等生理紊乱导致大脑缺氧的直接后果。但目前越来越清楚的是老年人在麻醉和手术后出现认知功能衰退，往往是在没有大脑缺氧血症的情况下发生。

麻醉剂的直接作用器官是大脑，因此麻醉剂也被牵连到其中，关于使用七氟醚和异丙酚哪个对认知功能的影响更小，研究结论并不一致。目前尚还没有令人信服的证据表明，特定的全身麻醉剂（无论是静脉注射还是挥发性麻醉剂）比其他麻醉剂更容易导致POCD。此外，由于POCD在没有使用中枢麻醉药物或局麻手术患者中也会发生，因此中枢作用的麻醉剂不是导致POCD的唯一原因。

2. 手术与术后认知功能障碍的关系

目前有一种理论认为手术是导致POCD的原因之一。研究认为，易感人群对麻醉和手术产生的炎症反应可能是导致POCD的主要原因。炎细胞因子会在手术后释放到全身血液循环中，这些细胞因子已被证明会直接影响中枢神经系统。

20世纪50年代，已经有临床医师注意到，外科手术后的患者会出现精神及智力改变，到20世纪80年代，术后认知功能障碍这个概念逐渐形成。术后认知功能障碍在心脏手术的老年患者发生率比非心脏手术高。有文献提示，在非心脏手术后3个月，近10%的老年人中存在由一系列神经心理学测试确定的认知功能障碍。研究发现POCD与年龄增加和受教育年限减少有关，这两个因素在多项研究中得到证实。

3. 降低术后认知功能障碍的方法

如何降低POCD的发生率与严重程度是麻醉医师面临的重要挑战。目前还没有明确引发术后认知功能障碍的因素，但存在以下高危因素更容易发生POCD，如糖尿病、高血压、肥胖、吸烟、抑郁、认知活动不足和身体活动不足。改善POCD的措施包括加强营养，体育锻炼，认知训练，血管和代谢危险因素的管理以及社交参与刺激，但这些方法还需要更多的研究进行支持。使用药物治疗对认知能力下降的效果有限，这些包括许多胆碱酯酶抑制剂和NMDA受体拮抗剂。药物的有效性也需要进一步研究。

第六节　有不良麻醉史或家族史的再次麻醉注意事项

麻醉门诊工作中，采集病史需要特别关注患者的麻醉史、手术史，以及是否发生过麻醉后的不良事件。重要的不良事件需引起麻醉医师的关注，避免本次麻醉再次出现不良事件。

1. 严重过敏反应的麻醉史患者再次接受麻醉的注意事项

围手术期严重过敏反应的发生率为1：6 000到1：20 000。抗生素与肌肉松弛药是最常见的过敏药物。但现有的过敏筛查工具很难确定是哪一种具体的药物过敏。因此当患者出现围手术期严重过敏时，需要麻醉医师做出详细记录，记录的内容包括发生严重过敏的时间点和症状体征，根据发生的时间点可以推断过敏药物的种类（表8-2），发生后给予的药物治疗细节，并告知患者及家属。当再次接诊到有严重围手术期过敏史的患者，药物选择方面需要格外小心。需避免使用可疑的药物，以免再次引发严重过敏反应。

表8-2　过敏反应发作的时间点线索

诱导后即可发生	术中发生	手术结束或复苏室发生
肌松药	抗生素	非甾体类抗炎药
抗生素	胶体	阿片类药物
阿片类药物	染料或造影剂	拮抗药

2. 恶性高热家族史麻醉注意事项

恶性高热（Malignant Hypothermia，MH）是骨骼肌潜在的致命高代谢反应。这是一种常染色体显性遗传为主要遗传方式的临床综合征，通常发生在RYR1，CACNA1S或STAC3突变的人群中。这些遗传异常往往导致骨骼肌钙释放通道受损。世界各地不同种族群体的MH发病率约为1∶5 000～1∶250 000，目前尚不清楚发病率是否存在种族或地区差异，但18岁以下的患者可能会受到更大的影响。MH可以通过麻醉剂或其他刺激来触发，例如剧烈运动、中暑和情绪压力。病毒感染，他汀类药物、高血糖症和肌肉代谢功能障碍可能会加速MH的发作。麻醉药物是诱发恶性高热的重要因素。挥发性麻醉气体，如氟烷、异氟烷、七氟烷、地氟烷，去极化骨骼肌松弛剂琥珀酰胆碱，已被报道是可导致MH的高风险药物。酰胺类局麻药如利多卡因、布比卡因也有引起恶性高热的报道，因此门诊医师和牙医在使用酰胺类局麻药时需警惕。

恶性高热的临床表现：突然发生的高碳酸血症，体温急剧升高，可达45～46℃，在5～15 min内快速升高1～2℃，在诊断上比峰值温度更有参考价值；骨骼肌僵直，血钾增高，外周白细胞增高，心动过速，血压异常，呼吸急促；酶学改变，磷酸肌酸激酶、乳酸脱氢酶、谷草转氨酶等可上升。

恶性高热的诊断方法：目前，咖啡因-氟烷骨骼肌收缩试验仍为MH的标准诊断方法。该试验一般在年龄超过8岁，体重20 kg以上患者中实施。咖啡因-氟烷骨骼肌收缩试验需要新鲜骨骼肌，当MH发生时立即实施本试验相对困难，因此该试验多用于易感者的筛查和确诊。

对于MH易感的患者，预防措施尤为重要。第一，麻醉访视时需仔细询问患者及亲属有无不良麻醉史，对于麻醉中或麻醉后有不明原因死亡家族史的患者需高度重视。第二，评估患者对MH的易感性，有异常高代谢类麻醉不良反应病史的患者，与MH患者有血缘关系的亲属和患有先天性骨骼肌肉疾病的患者，是发生MH的高危人群。术前有不明原因的乳酸脱氢酶（LDH）或CK显著升高，也应高度重视。第三，避免使用引起MH的麻醉药，对于高危患者，禁用挥发性吸入麻醉药及琥珀胆碱。

（张光燕）

参考文献

[1]Callahan EC,Lee W,Aleshi P,et al.Modern labor epidural analgesia: implications for labor outcomes and maternal-fetal health[J].Am J Obstet Gynecol,2023,228(5S):S1260-S1269.DOI:10.1016/j.ajog.2022.06.017.

[2]Mohammadi H,Rasti J,Ebrahimi E.et al Fear of Pain and Labor Pain Intensity: A Randomized Controlled Trial[J]. Anesth Pain Med,2023,13(1):e130387.DOI:10.5812/aapm-130387. PMID:37489168; PMCID: PMC10363358.

[3]Robinson EJ,Lyne TC,Blaise BJ.Safety of general anaesthetics on the developing brain:are we there yet?[J].BJA Open. 2022;2:100012. Published,2022,17.DOI:10.1016/j.bjao.2022.100012

[4]Bin X,Wang B,Tang Z.Malignant Hyperthermia: A Killer If Ignored[J].J Perianesth Nurs,2022,37(4):435-444.DOI:10.1016/j.jopan.2021.08.018.

[5]Warner DO,Hu D,Zaccariello MJ,et al.Association Between Behavioral and Learning Outcomes and Single Exposures to Procedures Requiring General Anesthesia Before Age 3: Secondary Analysis of Data From Olmsted County, MN[J].Anesth Analg,2021,133(1):160-167.DOI:10.1213/ANE.0000000000005180.

[6]中国防治恶性高热专家共识工作组.中国防治恶性高热专家共识(2020版)[J].中华麻醉学杂志，2021，41（1）:20-25.DOI:10.3760/cma.j.cn131073.20210102.00107.

[7]Nakashima M,Takeuchi M,Kawakami K.Clinical Outcomes of Acute Appendicitis During Pregnancy: Conservative Management and Appendectomy[J].World J Surg,2021,45(6):1717-1724.DOI:10.1007/s00268-021-06010-w.

[8]Irving T,Menon R,Ciantar E.Trauma during pregnancy[J].BJA Educ,2021,21(1):10-19.DOI:10.1016/j.bjae.2020.08.005.

[9]Heesen P,Halpern SH,Beilin Y,et al.Labor neuraxial analgesia and breastfeeding:An updated systematic review[J].J Clin Anesth,2021,68:110105.DOI:10.1016/j.jclinane.2020.110105.

[10]Vasco Ramirez M,Valencia G CM.Anesthesia for Nonobstetric Surgery in Pregnancy[J].Clin Obstet Gynecol,2020,63(2):351-363.DOI:10.1097/GRF.0000000000000532.

[11]Walkden GJ,Gill H, Davies NM,et al.Early Childhood General Anesthesia and Neurodevelopmental Outcomes in the Avon Longitudinal Study of Parents and Children Birth Cohort[J].Anesthesiology,2020,133(5):1007-1020.DOI:10.1097/ALN.0000000000003522.

[12]Kobayashi Y,Tokuda N,Adachi S,et al.Association between surgical procedures under general anesthesia in infancy and developmental outcomes at 1 year: the Japan Environment and Children's Study[J].Environ Health Prev Med,2020,25(1):32.Published 2020 Jul 25.DOI:10.1186/s12199-

020-00873-6.

[13]Mahmoodi F,Noroozi M,Mehr LA,et al.Breastfeeding and its outcome in Women Receiving Epidural Analgesia for Childbirth[J].Iran J Nurs Midwifery Res,2019,24(5):355-359.DOI:10.4103/ijnmr.IJNMR_219_18.

[14]Shukla A,Chowdhary V.Neurodevelopmental outcome at 5 years of age after general anaesthesia or awake-regional anaesthesia in infancy (GAS): An international, multicentre, randomised, controlled equivalence trial[J].Acta Paediatr,2019,108(11):2115-2116.DOI:10.1111/apa.14943.

[15]Misbah SA,Krishna MT.Peri-Operative Anaphylaxis-An Investigational Challenge[J].Front Immunol,2019,10:1117.Published 2019 May 29.DOI:10.3389/fimmu.2019.01117.

第九章 儿童麻醉门诊的评估

第一节 总 论

1. 进行儿童麻醉门诊评估的重要性

优质的儿童麻醉门诊致力于对儿童和家庭进行全面的麻醉前评估和准备。儿童麻醉门诊的主要作用是确定已知和先前未诊断的存在病症及其严重程度，使未经治疗或管理不善的疾病可以在手术前得到优化和指导，并且有效评估围手术期的风险。了解儿童围手术期风险对于制订适当的管理计划至关重要。儿童麻醉门诊不仅能指导术前安全，还有助于保障整个围手术期的安全。虽然大多数接受手术的儿童总体健康状况良好，但仍有些儿童会出现复杂的医疗和（或）心理问题，需要麻醉门诊进行仔细评估和规划，麻醉门诊评估可降低麻醉风险、增加麻醉耐受性和提高患儿及家属的麻醉认知。

2. 儿童麻醉门诊评估和成年人的区别

儿童与成年人在生理、解剖及药理等方面存在显著的差异。儿童的各脏器功能尚未发育完全，代谢能力相对较弱，对药物的反应和耐受性也与成年人有所不同。儿童疾病主要是遗传性、先天性或发育性的，这与成年人更常见的后天性疾病和退行性疾病形成鲜明对比。因此，儿童和成年人术前评估的重点和方法往往不同。

在评估重点方面，儿童麻醉门诊除需关注儿童的心肺功能、肝肾功能、造血功能等基本情况外，还需特别关注其生长发育情况、既往病史及过敏史等。对于可能存在的气道狭窄、喉头水肿等特殊情况，也需进行详细的检查和评估。

此外，在评估方法上，儿童麻醉门诊也需根据儿童的年龄、认知能力和配合程度等因素，采取更为灵活和人性化的方式。例如，通过游戏、动画等形式，引导儿童配合完成相关检查，以确保评估结果的准确性和可靠性。

尽管儿童与成年人在麻醉门诊评估上存在差异，但两者在评估目的和原则上是一致的，都是为了全面了解患者的身体状况，为后续的麻醉操作和手术提供安全保障。

3．评估儿童患者最常见的危险因素

与年龄较大的儿童和成年人相比，新生儿、婴儿和幼儿发生麻醉相关并发症和死亡的风险更高，这与呼吸系统和心脏并发症发生率增加有关。独立于年龄的不良结果危险因素包括存在多种合并症和美国麻醉医师协会（ASA）分级三级以上。然而，应谨慎使用ASA分类作为预测工具，因为它不是为儿童患者使用而设计的，同时不是其围手术期结果的预测因子。

呼吸系统并发症在儿童中占主导地位，包括喉痉挛、支气管痉挛、缺氧和拔管后喘鸣等事件。呼吸道并发症的具体危险因素包括当前或近期上呼吸道感染、哮喘、阻塞性睡眠呼吸暂停、支气管肺发育不良、肥胖、被动吸烟、哮喘或过敏症阳性家族史（至少有两名成员）和特定情况（例如唐氏综合征）。儿童术后呕吐经常出现，危险因素包括年龄大于3岁、手术时间大于30 min、斜视手术和一级亲属有PONV阳性病史。麻醉门诊应重点识别这些危险因素。

4．麻醉门诊对评估儿童和儿童家庭提供健康指导的重要性

儿童和家长需要了解围手术期地详细信息，以便更好了解目前疾病状况和家庭护理原则。例如禁食的理由、麻醉计划的细节以及麻醉医师的角色。然而很多父母对这些医疗知识常常是缺乏的。一些麻醉医师认为提供详细的信息可能会增加父母的焦虑，但事实证明并非如此，提供有效和正确的围手术期信息及健康指导可以降低儿童家庭的焦虑水平。信息可以通过多种方式传达，既可提供口头信息也可以通过书面和视听材料进行有效补充。

5．儿童病史评估的具体内容

儿童门诊评估应包括对患儿病史的完整回顾。信息可以通过多种来源获得，包括对患儿及其父母的采访；审查医疗记录，重点关注以前的麻醉记录；以及孩子的既往病历诊断和处理。通过与患儿及其父母的互动建立融洽的医患关系和增强患儿

家庭对治疗的信心非常重要。

病史应从回顾相关产科和围产期问题开始。关注点包括出生时的胎龄和早产问题，特别是患儿出生时是否需要呼吸支持、持续时间以及有无呼吸暂停的发生情况。接着应注意生长和发育史。未能达到或丧失发育里程碑事件时应注重调查神经肌肉疾病的可能性，因为许多肌肉疾病对麻醉具有潜在的影响（例如杜氏肌营养不良症）。还应调查先天性和（或）后天性疾病的医疗状况，重点关注疾病持续时间、严重程度、发展趋势和稳定性、目前的疾病活动度、过去和当前的治疗（药物和手术）、治疗并发症和长期预后。

家族史对于识别麻醉相关遗传疾病的存在很重要。重要的遗传性疾病包括恶性高热、假性胆碱酯酶缺乏症、肌肉营养不良症、凝血障碍（例如血友病）、原发性心脏电疾病（例如Wolff-Parkinson-White 综合征、QT间期延长综合）和代谢状况（例如卟啉症）。

调查既往外科手术史，特别关注麻醉相关信息。有用的信息包括既往麻醉诱导的模式、术前镇静用药的需要、所使用的麻醉药物和技术以及并发症。当发现既往经历中出现不良事件时，如诱导窘迫、苏醒期躁动或谵妄、气道困难、意识不清、药物不良反应（如恶性高热、过敏反应）、术后通气支持需要和术后严重恶心和呕吐（PONV）等，应相应调整麻醉计划。

对既往疼痛经历的评估至关重要，特别是有复杂病史或多次手术的情况下。应该对疼痛史进行系统评价，包括以前的疼痛管理困难（例如不受控制的疼痛或镇痛药物产生的不良反应）、过去或当前的慢性疼痛以及当前的镇痛需求等，并分析疼痛是否与特定器官和部位的状况相关，特别是疼痛与已诊断疾病（例如先天性心脏病与唐氏综合征）的关系。

用药史应确定所有正在使用和最近使用的药物，包括处方药、非处方药、中草药等。药物过敏史以及药物不良反应对于制订适当的治疗计划非常重要。建议询问最近的免疫接种情况，尽管麻醉、手术和疫苗接种之间的相互作用尚不清楚，但建议择期手术应安排在接种灭活疫苗后至少延迟2～3天，或在接种减毒活疫苗后至少延迟14～21天。这种做法避免了将全身疫苗反应的高峰发生时间与围手术期重合，从而最大限度地减少与术后并发症的混淆。

6. 对儿童做体格检查的具体内容和注意事项

在门诊评估过程中直接观察孩子的外表和行为，可以获得很多有价值的信息。麻醉医师与儿童互动可以提升儿童的合作程度从而提高体检的质量，查体时父母在场可带来更多好处。体检应该全面，同时尽量减少患儿的暴露和痛苦。主要体格检查的重点是气道、心脏和肺。通过一般观察可以直接看到儿童的身体特征和体征包括发绀、苍白、黄疸、营养状态、呼吸作功、需氧量、意识状态、畸形（例如脊柱侧弯）、异常姿势、运动障碍和总体发育水平等。应记录体格检查结果，包括身高、体重、心率、血压、呼吸频率、氧饱和度和体温。

目前体重对于计算药物剂量至关重要。尽管体重和剂量之间存在非线性关系，但基于体重的给药比较简单且常用。基于体表面积（BSA）的计算更准确。身体质量指数（BMI，体重kg/身高m^2）用于定义超重和肥胖。儿童肥胖越来越常见，并可能导致重要的药代动力学变化。

学龄前儿童在检查期间有时可能不太合作。成年人麻醉术前评估中使用的参数和评分系统（例如Mallampati评分）尚未在儿科人群中得到验证。评估应重点关注气管插管和（或）通气困难的潜在预测因素，如张口受限、喘鸣、张口呼吸（提示腺样体肥大）、牙齿松动（移位至气道的风险）、下颌发育不全/下颌后缩、巨舌症、唇裂或畸形。高弓腭、扁桃体肥大、颈椎活动受限以及先前颈部手术、放疗或气管切开术留下的疤痕等均提示气道管理风险增高。

呼吸系统检查应包括呼吸情况的评估、鼻炎（分泌物是否脓性）、上呼吸道和气管位置、可能与限制性肺缺陷相关的胸壁畸形（例如脊柱侧凸、漏斗胸）以及听诊肺部以检测喘息或爆裂音。心血管体征包括外周血管异常搏动（双侧肱动脉和股动脉）、心脏杂音和心力衰竭的证据（发绀、呼吸急促、奔马律、肺部啰音和肝大）。

应识别其他植入设备，包括鼻饲管（例如经皮胃造口管）和电子设备，如起搏器、自动植入式心脏除颤器（AICD）、深部脑和迷走神经刺激器。电子设备在手术电灼或强磁场（例如磁共振成像）环境中可能会出现故障，并且可能需要重新编程或修改手术计划。

如果计划采用椎管内技术，则应检查脊柱解剖结构。脊柱畸形、既往手术或局部皮肤感染和存在神经功能缺损可能需排除此类技术。麻醉医师同时也需对手术部位进行检查，以了解手术的性质和计划手术的范围。

7. 对实验室检查指标的注意事项

常规实验室检查在不同地区和医院可能有差别，不同手术要求也不同。应该根据患儿和手术情况选择针对性的实验室检查项目以明确特定的临床问题。检查的指征包括临床评估中怀疑但先前未识别的疾病、评估已知情况的严重程度；并为治疗期间可能发生变化的参数建立“基线”。每一项术前检查都应仔细考虑并评估潜在的好处与固有的风险。

无症状的贫血在儿科人群中很常见，但在临床上有时不容易发现。轻至中度贫血对接受小手术的儿童影响很小，并且不会改变麻醉管理。严重贫血会降低携氧能力，并可能损害组织供氧。增加贫血风险的因素包括：年龄<1岁、慢性疾病、地域和种族。如果患儿出生时早产，贫血可能会增加术后呼吸暂停的发生率。严重贫血的术前处理取决于计划手术的紧急程度。

镰状细胞病是一种相对常见的血液病，对围手术期具有重大影响，除非之前进行过检测，否则高危儿童应考虑进行术前筛查（血红蛋白电泳）。已知患有镰状细胞病的患者需要进行术前血红蛋白评估以指导围手术期管理。建议在大手术前进行输血，目标是Hb 8～10 g/dL和HCT>30%。

接受大手术或椎管阻滞的患者可能会合并未确诊的出血性疾病，特别是年幼儿童。然而，没有证据支持低危患儿常规进行术前凝血检查（活化部分凝血活酶时间（APTT）、凝血酶原时间（PT）能降低出血风险（目前国内很多医院常规要求手术患者检查凝血指标，这个项目应结合各自医院和手术规定情况而定）。凝血试验的敏感性和阳性预测值较低，轻度的指标异常既不能排除潜在的凝血功能障碍，也不能预测出血风险。但对于有以下情况的患儿应重点关注出凝血问题：出血性疾病家族史；有容易瘀伤、轻微外伤后出血和（或）反复鼻出血的个人病史；与凝血病相关的潜在疾病（例如肝病、吸收不良、营养不良）；作为大手术前的“基线”，预计需要大量输血。同时，APTT、PT和血小板计数的标准测试无法可靠地诊断所有潜在的止血疾病。XⅢ因子缺乏、血管性血友病和血小板功能障碍等情况可能会被遗漏。如果担心未确诊的出血性疾病，应咨询血液科医师，并且应该进行更全面的测试，包括血小板功能测定等。

电解质和肾功能的评估将取决于临床病史，如果既往存在肾功能损害、尿崩症等症状，应重点关注尿素、电解质和肌酐值。

8. 胸部X线检查的作用和意义

对于患有心脏、呼吸系统和恶性疾病的儿童，应重点关注胸部X线结果。疑似淋巴瘤的儿童需要进行胸部X线检查以排除纵隔肿块。纵隔肿块的存在与麻醉并发症显著增加相关，包括气道完全阻塞和心血管衰竭，因此需要仔细的术前评估和制订详细的围手术期计划。建议使用计算机断层扫描和超声心动图等其他影像学检查来评估气管、支气管、心脏或大血管的受压情况，所有这些都与并发症发病率增加相关。此外，使用流量环进行呼吸功能测试可以预测麻醉期间的气道阻塞情况。

9. 儿童禁食指南的目的和具体内容

实施全身麻醉的患儿，术前禁食按照"2-4-6-8"原则进行，见表9-1。儿童禁食指南：需禁固体食物6～8 h，配方奶6 h，母乳4 h，禁饮清饮料2 h。术前禁食旨在通过最大限度地减少胃内液体和颗粒物的体积来降低胃反流和肺误吸的风险。虽然肺误吸并不常见，但一旦发生，可能会导致严重的并发症和极少数的死亡。现代禁食指南比以前的建议更加宽松，反映了人们对长期禁食的潜在不利影响（例如脱水、低血糖、患者不适）和各种底物胃排空速度差异（透明液体比固体排空速度更快）的了解有所增加。禁食时，与年龄较大的儿童相比，新生儿和小婴儿发生低血糖的风险可能更高。

术前2 h可以安全地摄入透明液体，不会增加胃容量或降低pH值。与禁食6 h的儿童相比，术前2 h允许饮用清亮液体的儿童脱水的可能性更小，口渴和饥饿的情况也更少，儿童舒适感更高。

母乳从胃中的清除速度比透明液体慢，但比各种配方制剂快。一项研究显示母乳的平均胃排空时间为2.43 h（范围2～2.75 h）。ASA建议配方奶的禁食间隔为6 h。婴儿在术前6 h可以安全地食用配方奶，胃液量不会增加。配方奶的具体成分也很重要，渗透压、蛋白质含量、能量密度和pH值等因素都会改变胃排空速率，例如，以乳清为主的配方奶粉比以酪蛋白为主的配方奶粉排空速度更快。牛奶与酸性胃液混合后分离成液相和固体凝乳相。高脂质含量导致胃排空缓慢。因此，牛奶的处理方式与固体食物相同，建议禁食6 h。

禁食指南适用于接受择期手术的儿童。在评估误吸风险时，应考虑可能会延迟胃排空的因素，如创伤、疼痛、肠梗阻和使用阿片类药物等。

表9-1　麻醉前禁食时间

食物类型	术前禁食禁饮时间
清饮	2 h
配方奶或牛奶	4 h
普通固体食物	6 h
油炸、脂类固体食物	8 h

第二节　儿童解剖生理特点

1. 儿童呼吸系统的发育情况

气道解剖上的差异使婴儿出现气管插管困难的可能性比青少年和成年人大得多。婴儿气道有5方面的差异：①相对咽喉而，婴儿较大的舌体增加了气道受阻和喉镜检查困难的可能性；②喉头位于颈部较高的位置，这使直喉镜片较弯喉镜片更有用；③会厌短而肥且与咽喉成角，使放置喉镜更加困难；④声带成角状，因此在盲插气管导管时，导管不易滑入气道而是在前联合部受阻；⑤婴儿的喉呈漏斗状，婴儿喉头最狭窄部位是环状软骨处，该处呈圆形，气管导管通过环状软骨后行控制呼吸或肺扩张时，可无明显漏气，故婴幼儿一般使用不带套囊的气管导管。但6岁以后儿童，喉头最狭窄部位在声门，而声门并不呈圆形，为防止控制呼吸或肺扩张时漏气，应该用带套囊的气管导管。

婴儿气管短，仅长4.0 ~ 4.3 cm，直径小，新生儿气管直径为3.5 ~ 4.0 mm（成年人10 ~ 14 mm），环状软骨处的黏膜如水肿1 mm，气管直径即减少50%。婴儿气管支气管分叉高，在第2胸椎平面（成年人在第5胸椎平面）。气管支气管分叉处所成角度在小婴儿两侧基本相同，如气管导管插入较深，导管进入左侧支气管的机会与右侧相等。婴儿支气管的平滑肌较儿童少，小婴儿哮喘时，用支气管扩张药治疗常无效。

婴儿经常是鼻式呼吸。但是，约有8%的早产儿（孕后年龄31 ~ 32周）和40%的新生儿在鼻腔阻塞时可转为口式呼吸。5个月后几乎所有婴儿均转为口式呼吸。如果呼吸道受阻超过15 s，大部分婴儿可转为口式呼吸。婴儿呼吸系统的特征是呼吸节律不规则，各种形式的呼吸均可出现。婴儿胸廓不稳定，肋骨呈水平位，膈肌位置高，腹部较膨隆，呼吸肌力量薄弱，纵隔在胸腔所占位置大，容易引起呼吸抑制。婴儿头大、颈短、舌大，鼻腔、喉及上呼吸道较狭窄，唾液及呼吸道分泌物较多，均有引起呼吸道阻塞的倾向。

2. 小儿循环系统的发育

在出生后第一年里，心血管系统在生理和生长发育上会发生明显的变化。在这些转变中，最重要的是胎盘脱离了循环系统；门静脉血压下降，从而导致脐静脉闭锁使血液经肺氧合，氧合的血液促使动脉导管闭合。肺血管阻力在出生后第一天就开始下降，并在之后数年内随着肺血管结构的改变而持续性下降。动脉导管由于纤维化引起完全性的结构性闭锁出现在出生后2～3周。在此期间，婴儿的循环系统可再次从成人型循环转变为胎儿型循环，这一转变称为过渡型循环。很多因素（低氧、高二氧化碳、麻醉药诱发的周围血管张力改变）都能影响到胎儿型和成人型循环方式间的动态平衡，并可导致婴儿突然返回至胎儿型循环方式。这一转变一旦发生，肺动脉压会迅速升高至体循环压的水平，血液流经未闭的卵圆孔而不是经肺氧合，随后动脉导管重新开放而使血液分流。早产、感染、酸中毒、肺疾病等危险因素均可使过渡型循环时间延长，并进一步导致高CO_2血症、低氧血症、酸中毒、低温和充血性心力衰竭。

正常新生儿收缩血压是8～10.6 kPa（60～80 mmHg），脉搏120～140次/分，随着年龄的增长，血压逐渐升高，脉搏亦渐下降。麻醉门诊测量小儿麻醉血压时，应选用合适袖套，袖套过宽，血压读数会比真实值低；袖套过窄，读数会偏高。正确的袖套宽度应是上臂长度的2/3。

新生儿血红蛋白170 g/L，大部分是胎儿血红蛋白，胎儿血红蛋白氧离曲线左移。6个月时胎儿血红蛋白由成年人血红蛋白替代，血红蛋白也降至110 g/L，因此6个月以内婴儿的血红蛋白携氧能力显著下降。

3. 新生儿的疼痛感知

怀孕28周已可检测到胎儿有脑电活动变化，胎儿脊髓后角细胞已经含有P物质、降钙素基因相关肽、生长抑制素等与痛觉传递相关的物质，传导痛觉的神经末梢在新生儿已经形成。婴儿存在疼痛的感觉通路和皮质内联系。现已确认新生儿不仅能感知疼痛，还会对伤害性刺激产生应激反应。

4. 儿童的肝肾功能发育情况

出生时新生儿的肝脏功能并未成熟，虽然肝脏中药物代谢所需的大部分酶系已发育，但药物代谢仍不能诱导（刺激）这些酶系的活性增强。早产儿肝脏的糖原储备很少，且肝脏不能代谢大量的蛋白物质。这种差异可以解释为什么当饮食中包含太多蛋白质时早产儿有发生低血糖和酸中毒的倾向而且体重不增加。此外，与年长儿相比，婴儿出生时参与药物结合的血浆白蛋白及其他蛋白含量较少，早产儿更少。这一状况在先天性凝血功能障碍（如出生即需要维生素K）患儿具有重要临床意义。因为这会影响到药物结合和药代动力学方面，白蛋白水平越低，结合型药物越少，游离型药物水平越高。此外，婴儿期的某些病理性高胆红素血症也会影响药物与白蛋白的结合。

婴儿尤甚是早产儿由于灌注压低、肾小球和肾小管功能不成熟导致肾功能显著低下。尽管早产儿发育迟缓，但在出生后20周左右，肾小球滤过能力和肾小管功能已接近成熟，但肾功能在2岁以后才完全发育成熟。因此，婴儿处理水和容量负荷的能力不足，以肾小球滤过方式排泄的药物其半衰期将延长。此外，新生儿对液体过量或脱水的耐受性低，输液及补充电解质应精细调节。

5. 婴儿的胃肠系统发育情况

出生时胃内pH为碱性。胃内pH在出生后第2天即至生理范围内。胃内pH已至正常水平，但吞咽与呼吸相互协调的能力直到4～5个月大时才可完善，因此婴儿胃、食管反流的发生率较高。总体而言，如果胃肠道系统发育有问题，在出生后24～36 h就会出现症状，上消化道异常表现为呕吐和反流，而下消化道异常则表现为腹胀和便秘。

6. 婴幼儿容易发生低体温事件的原因

成年人或较大年龄的儿童对寒冷的直接反应是周围血管收缩，抑制出汗，以减少热量损失，并触发寒战产热机制，由此增加热量产出。然而，骨骼肌对寒冷刺激的效应机制在婴儿中是最不发达的，所以婴儿不会在寒冷的环境中颤抖。因此，血管收缩是激活新生儿外周皮肤受体的主要方式。

新生儿和婴儿极易发生低体温，一方面是生理因素：①新生儿和婴儿的体表面积与体重的比值高，相对散热表面积高于成年人及较大儿童；②不显性失水多而导致的热量丢失；③缺乏皮下脂肪致使皮肤隔热性降低。另一方面，手术和麻醉为重要外界影响因素。新生儿围手术期低体温发生率约为52%，出生体重越低发生概率越高。尤其在全身麻醉下中枢体温调节机制的稳态被打破，极易发生低体温，主要作用机制包括：①降低交感神经兴奋性；②抑制外周血管收缩；③促使热能从身体核心向外周转移。因此，针对生理因素和外界影响因素，积极对新生儿实施有效的围手术期保温策略是非常重要的。

7. 儿童体液平衡和代谢情况

成年人细胞外液占体重的20%，小儿占30%，新生儿占35～40%。婴幼儿容易出现脱水情况。随着年龄增大，细胞外液与细胞内液比率逐渐下降，2岁时与成年人相近。小儿新陈代谢率高，氧耗量也高，故小儿麻醉期间应常规吸氧。新生儿及婴儿对禁食及液体限制耐受性差，机体糖及脂肪储备少，较长时间禁食易引起低血糖及代谢性酸中毒倾向，故婴儿手术前禁食时间应适当缩短，可参考儿童禁食指南。小儿基础代谢率高，细胞外液比例大，靶器官反应滞后，常需较大剂量的药物，因此容易出现用药过量及毒性反应。

由于现在麻醉诱导前2 h鼓励口服清液体，因此儿童术前禁饮时间很少超过3～4 h。因此，由于长时间禁食而导致的严重血管内容量不足并不常见，任何术前脱水更有可能是由于潜在的疾病状态所致。必须评估患者当前的身体状况，而不是简单地计算禁食时间。

8. 儿童营养状况的评价

可通过长发育指标、体重状态指标、生理功能指标和生物化学指标综合评价。患儿体重参考预计体重〔年龄（岁）*2+8〕（kg）了解患儿发育和营养情况，有无体重过低或超重。脱水程度可从皮肤张力、囟门、眼球、神志、血压等体征来估计（见表9-2）。对水的需求与对能量的需求平行，并且代谢率与体重相关：<10 kg，100 kcal/kg；10～20 kg，1000+5 kcal/kg；>20 kg，1500+2 kcal/kg。对于一个10 kg重的儿童，计算出34 mL/kg/d的无感损失（即皮肤和呼吸道的水分蒸发损失）

和66 mL/kg/d的尿液净损失，总共100 ml。因此，对于<10 kg的患者，维持液为100 kcal/kg/d（4 mL/kg/h）。在正常的非早产儿中，30%通过肺部消耗，而70%通过皮肤丢失。根据体重与估计每天消耗的卡路里图生成的曲线，也就是"4-2-1"原则，估计所需的液体维持液（生理需要量）见表9-3。

表9-2 儿童脱水程度评估表

体征	脱水程度（占体重%）
皮肤张力低、舌唇黏膜干燥	5
前囟凹陷、心动过速、少尿	10
眼球凹陷、低血压	15
昏迷	20

表9-3 儿科患者液体维持量的计算

体重（kg）	每小时液体需要量（mL）	24 h 液体需要量（mL）
< 10	4 mL/kg	100 mL/kg
10 ~ 20	40 mL+2 mL/kg > 10 kg	1000 mL+50 mL/kg > 10 kg
> 20	60 mL+1 mL/kg > 20 kg	1500 mL+20 mL/kg > 20 kg

如果评估提示血容量不足或体检时出现低血压，则静脉推注乳酸林格氏溶液或生理盐水是任何年龄患者的适当初始治疗。监测凝血因子（例如纤维蛋白原、血小板、凝血酶原时间、部分凝血活酶时间）、酸碱状态（例如pH、pCO_2）、血红蛋白和（或）电解质的水平可指导容量治疗。

第三节　需要仔细评估的特殊情况

1. 麻醉门诊在上呼吸道感染评估的重要意义

计划手术的儿童合并呼吸道感染（URI）情况比较常见，麻醉医师通常面临着决定是否能按计划进行手术的两难困境。活动性或近期URI是围手术期呼吸道并发症的明确危险因素，包括喉痉挛、支气管痉挛、氧饱和度降低、严重咳嗽和气道阻塞。这些事件都是可以控制的，且出现长期后遗症的可能性很小。在决定进行手术之前，应根据每位患有URI症状儿童的个人情况进行评估。

虽然大多数类似URI的症状是由病毒性URI（即普通感冒）引起的，但需要考虑的潜在鉴别诊断包括：非感染性鼻炎（过敏性或血管舒缩性）；病毒感染，例如流感、喉气管支气管炎（哮吼）、细支气管炎、麻疹和水痘；细菌感染，如会厌炎、扁桃体炎、肺炎和脑膜炎。严重URI或潜在下呼吸道感染的患儿通常需要推迟手术。取消的标准包括：发热＞38℃或38.5℃；脓性鼻涕；咳嗽；全身不适（例如食欲缺乏、肌痛、嗜睡、“不正常”或“身体太不适而无法上学”）；下呼吸道体征（喘息、捻发音）。

URI症状的持续时间和病程不一，最近（24～48 h）出现的URI症状可能预示着严重疾病的发作，但尚未发展到严重程度。相反，已确定的URI而且症状正在改善则表明病程趋向平稳。URI情况下提示不良结果的特定危险因素包括：年龄＜1岁；早产史（＜37周）；哮喘；父母吸烟；患有先天性心脏病接受心脏手术的儿童（URTI会增加呼吸道并发症、细菌感染和ICU入住时间）。如果施行的外科手术是紧迫的，则无论是否患有上呼吸道感染，都需进行紧急手术，因为此时手术的益处大于风险。然而对于普通的择期手术，则可能倾向于取消手术。无论儿童是否患有URI，耳鼻喉（ENT）和气道手术（例如支气管镜检查）都会带来较高的呼吸道并发症风险。气管插管可使呼吸系统并发症的风险增加多达11倍。比较气管内（ETT）插管与喉罩的研究表明，ETT组呼吸系统并发症总数有所增加。如果气道操作风险很高，一些麻醉医师会选择推迟手术。

在手术推迟后，必须确定重新安排的最佳时间。据证实，支气管高反应性（BHR）在URI症状持续时间之外仍持续存在，并在6周时恢复到基线水平。一项针对1078名儿童的前瞻性研究发现，URI后4周内风险增加。而最近一项针对9297名儿童的前瞻性队列研究发现，前2周风险增加明显，但在URI后2至4周内风险降低。虽然关于普通的URI后的最佳手术时机尚未达成共识，但症状缓解后延迟2～4周再安排手术是合理的。

在麻醉门诊经常会碰到选择节假日来预约手术治疗的患儿及家庭。评估有URI症状的患儿后，应与家长和手术医师讨论病情并征得知情同意，不管是继续进行还是取消手术，都应和家长就潜在的风险和好处作充分解释和沟通。所有讨论的细节都应清楚记录在病历中。

2．哮喘儿童在麻醉门诊评估时的注意事项

哮喘是一种慢性气道炎症性疾病，其特征是反复发作的支气管痉挛和气流阻塞，伴有喘息、呼吸困难和咳嗽的症状。当哮喘患者发生严重支气管痉挛时，可能会危及生命。喉镜检查和气管插管是强烈的气道刺激，可引发支气管痉挛。术中并发症与近期哮喘症状、近期需要使用支气管扩张剂以及近期因哮喘症状住院有关。支气管高反应性在急性加重后持续存在，并且术中气道事件的风险在症状消退后几周内仍然增加。急性或控制不佳的哮喘应推迟择期手术。

病史采集应重点关注当前和近期症状控制、夜间症状、支气管扩张剂需求（包括增加使用）、近期住院、近期呼吸道感染和既往急性哮喘机械通气情况（表明疾病严重程度）。理想情况下，听诊应没有喘息的迹象。如果孩子定期监测呼气峰流量，则重复此测量有助于评估当前状态。

短期皮质类固醇治疗可降低围手术期支气管痉挛的发生率，且不会增加伤口感染或破裂的风险。建议的治疗方案是每天口服甲泼尼龙1 mg/kg，至少在手术前48 h开始。β_2受体激动剂也可降低成年人和儿童支气管痉挛的发生风险。建议手术当天继续常规使用支气管扩张剂，更谨慎的做法是在诱导前再补充一剂β_2受体激动剂。

3．阻塞性睡眠呼吸暂停患儿的麻醉门诊评估要点

阻塞性睡眠呼吸暂停（OSA）患儿在睡眠期间会出现部分和（或）完全上呼吸道阻塞，可能导致低氧血症、高碳酸血症、睡眠模式异常。如果不及时治疗，还可能导致肺动脉高压。OSA很常见，尤其是在肥胖、某些综合征（如唐氏综合征）和腺样体扁桃体肥大的儿童中。

OSA围手术期呼吸并发症风险增加。麻醉门诊评估旨在检测OSA，确定疾病严重程度并识别合并症。病史采集应侧重于识别打鼾、呼吸暂停、睡眠不安和行为问题等症状。应进行上呼吸道和心肺系统的体格检查。夜间多导睡眠图是OSA诊断和严重程度分类的最佳选择。对于患有严重（$SpO_2<70\%$）或频繁的去饱和事件、全身性高血压和（或）右心室衰竭的儿童，建议术前进行超声心动图检查。患有严重OSA的儿童可能会受益于术前持续气道正压通气（CPAP）治疗。

4. 患有心脏杂音的儿童在麻醉门诊注意事项

在麻醉门诊评估过程中发现未确诊的心脏杂音有时会给麻醉医师带来困境。高达70%的儿童在生命中的某个时期会听到生理性心脏杂音。生理性杂音是指与潜在的结构或生理异常无关的杂音，因此是无症状的。听诊时，它们主要是收缩性杂音，但偶尔是连续性杂音。虽然结构性心脏缺陷的总体发生率较低，但杂音仍可能提示潜在的病理变化，对围手术期管理可能有重大影响。

如果有阳性家族史，如肥厚性梗阻性心肌病（HOCM）、先天性心脏病，则更有可能出现病理性杂音。母亲患有糖尿病、感染或吸毒；染色体异常；并且存在喂养困难、发育迟缓、呼吸困难、反复呼吸道感染和运动耐量降低等症状都提示可能有心脏问题。一般检查包括低氧饱和度和（或）发绀、呼吸功增加、脉搏消失和肝大结果可能提示病理原因。生理性杂音发生在收缩早期或中期，通常是柔和的，全收缩期或舒张期杂音提示潜在病理。如果患儿12导联心电图提示正常可大概率排除心脏疾病，但如果提示电轴左偏或左心室肥厚则需引起关注。

区分生理性杂音和病理性杂音有时可能很困难，特别是患儿不合作、移动和（或）哭泣时。如果存在疑问，应推迟手术并将孩子转诊给儿科心脏病专科。如果决定进行手术，术后应进行适当的心脏病学随访。

5. 肿瘤患儿的麻醉门诊评估要点

患有癌症的儿童需要麻醉来进行各种干预措施，包括初始诊断评估（影像学、活检）、长期中心静脉接入装置插入、肿瘤切除、放疗和鞘内化疗。麻醉门诊评估应确定恶性肿瘤的病理生理表现、药物治疗的不良反应以及行为或心理问题。需要考虑的潜在器官特异性影响包括气道损害（肿瘤、放疗后）；呼吸系统受累（纵隔肿块、肺部毒性和放疗变化）；心脏毒性（例如蒽环类药物相关的心肌病）；骨髓抑制（贫血、血小板减少和中性粒细胞减少）；免疫抑制；胃肠道疾病（黏膜炎、呕吐和误吸风险）。需要多次麻醉的儿童（及其父母）通常会对麻醉技术的某个方面产生好/坏的印象，例如使用镇静术前用药、诱导模式（静脉注射还是吸入）、止吐药的使用以及避免苏醒期躁动。因此，肿瘤患儿的麻醉门诊评估应侧重于回顾先前的麻醉经历和不良反应。

6. 癫痫儿童在麻醉门诊评估时的关注点

癫痫症在儿童中很常见，特别是那些大脑结构异常和（或）发育迟缓（例如脑瘫）的儿童。手术应激、禁食、中断常规用药方案以及服用可能改变癫痫阈值的药物（例如曲马多、哌替啶）可能会增加围手术期癫痫发作的风险。在麻醉门诊评估过程中，应确定癫痫发作的类型和频率、具体触发因素和癫痫发作控制的措施。相关疾病状态可能具有特殊的麻醉意义，例如，高达50%患有结节性硬化症的儿童同时患有心内横纹肌瘤，可导致流出道阻塞或心律失常。应审查患者目前的治疗方案，可能包括药物治疗、生酮饮食、迷走神经刺激和过去的手术干预。长期服用卡马西平和苯妥英等抗癫痫药物可能导致对阿片类药物和肌肉松弛剂的耐药。接受生酮饮食治疗的儿童不应服用含有葡萄糖的溶液（例如含糖术前用药），因为这可能会降低酮水平并降低癫痫阈值。迷走神经刺激有时用于治疗顽固性癫痫。迷走神经刺激器不需要在术前重新编程或关闭，但应实施与电灼相关的防护措施，并应在术后再次检查设备的功能。应注意叮嘱所有常规药物均应在手术当天服用。

7. 糖尿病患儿麻醉门诊评估要点

糖尿病是一种多种病因的代谢性疾病，其特征是慢性高血糖并伴有碳水化合物、脂肪和蛋白质代谢紊乱。糖尿病分为1型（胰岛素依赖型，容易出现酮症）；2型（非胰岛素依赖性、可变胰岛素抵抗）；妊娠糖尿病和“其他特定类型”。“其他特定类型”包括单遗传性糖尿病（以前称为青少年发病型糖尿病（MODY）；胰岛素作用的遗传缺陷；胰腺外分泌疾病（如囊性纤维化）；内分泌疾病（如肢端肥大症）；药物诱导（如皮质类固醇）；并与遗传综合征有关（如唐氏综合征）。手术后的神经内分泌反应会释放反调节激素（如皮质醇、儿茶酚胺），导致1型糖尿病患者出现高血糖和潜在的酮症酸中毒。禁食和减少或停用常规药物会使情况进一步复杂化。围手术期高血糖会增加伤口感染的风险。最好在手术前进行内分泌科会诊。麻醉评估和计划应明确糖尿病的类型、当前的治疗方案、当前的控制质量（包括HbA1c）、是否存在并发症、计划的手术以及预期的术后病程。

除二甲双胍外，常规药物均在手术前一天服用，二甲双胍需暂停24 h。如果可能，手术安排在当天的第一台，尽量减少禁食时间（推荐的儿童禁食指南）并促进计划实施。血糖管理的目的是避免低血糖、高血糖（目标血糖90 ~ 180 mg/dL）、液体和电解质失衡以及酮症。无论采用何种治疗方案（皮下注射或胰岛素输注），1型糖尿病患者在手术当天均不应停用胰岛素。静脉输注葡萄糖将降低低血糖的风险。所有患儿都必须定期监测血糖。

第四节　外科手术儿童麻醉门诊评估要点

1. 儿童神经外科手术麻醉门诊评估重点关注点

儿童神经外科麻醉涉及的疾病类型包括但不限于脑肿瘤、脑血管疾病、癫痫、脑积水等。儿童脑肿瘤的患病率仅次于白血病而居儿童期肿瘤的第二位，可发生在任何年龄，一般的发病高峰为5～8岁，即在学龄前后发病较多，发生部位与成年人不同，40%～60%发生在幕下，并且以胚胎残余组织发生的肿瘤为主，胶质瘤相对较少。神经外科患儿的麻醉评估工作重点应包括颅内压（Intracranial Pressure，ICP）的评估、可受脑干或脊髓神经病理过程影响的呼吸和心血管系统的功能评估以及神经功能特异性障碍的评估。

麻醉门诊评估内容重点包括：①患儿的神经系统发育情况，包括意识状态、肌张力；②癫痫患儿术前应用抗癫痫药物的情况，癫痫发作的频率、持续时长；③颅底、后颅凹肿瘤要对高颅压和神经系统功能评估，颅咽管瘤患儿的内分泌变化引起垂体功能减退、尿崩症、低温，了解有无电解质失调，还需了解脑肿瘤的类型、大小、囊实性、血运是否丰富、是否过中线；④脑积水患儿常伴有严重的颅内高压，要注意患儿的意识情况，有无呕吐，胃排空延迟，是否贫血等；⑤还需留意不明原因的发热，可能是由于肿瘤引起。

最重要的是需在术前识别患儿颅内高压和严重的神经功能缺损。颅内高压的病史和体格检查结果根据年龄组有所不同。一般而言，颅内压增高患者的临床表现随颅内压增高的持续时间而变化。ICP突然大量增加常引起昏迷。然而，在非急性的病例中，可能有清醒时头痛的病史，提示睡眠诱发的高碳酸血症引起血管扩张和颅内顺应性降低。呕吐是常见的体征。新生儿和婴儿常有易激惹、喂养不良或嗜睡的病史。前囟膨出、头皮静脉扩张、颅骨增大或畸形、下肢运动障碍也是婴幼儿年龄组颅内压增高的常见体征。

儿童颅内压增高常由肿瘤引起。当ICP达到危重水平时，可能出现呕吐、意识水平下降和脑疝等临床症状。其他症状包括眼球运动麻痹或凝视麻痹（日落征）引起的复视、发音困难、吞咽困难和（或）步态障碍。第三脑神经损伤可导致上睑下垂。第六颅神经损伤导致外展丧失引起斜视。恶心和呕吐通常发生，年龄较大的儿童主诉晨起头痛。眼底镜检查可观察到视乳头水肿和视网膜血管静脉搏动消失。

神经源性肺水肿是一种综合征，包括急性缺氧、肺充血、粉红色、泡沫状、富含蛋白质的肺水肿和影像学肺浸润证据。它与多种颅内病理事件有关，包括出血、头部创伤和癫痫发作。激活交感神经系统和迷走神经中枢导致肺水肿的机制与延髓缺血和脑干扭曲有关。必须评估颅神经功能和患者保护气道的能力。在麻醉门诊评估中，必须确定脊髓功能障碍的可能性，因为颈脊髓损伤引起的神经功能障碍可能影响呼吸和心血管中心。

实验室检查可发现抗利尿激素分泌异常综合征（Syndrome of Inappropriate Secretion of Antidiuretic Hormone，SIADH）、电解质异常或呕吐引起的容量收缩的证据。尿崩症可导致高钠血症。可能存在代谢紊乱，如低血糖或高血糖。术前病史和病历回顾可能揭示患者正在接受类固醇治疗以减轻肿瘤水肿。如果是这样，手术中需要使用类固醇。

神经外科患儿接受抗惊厥药物可能是为了治疗或预防惊厥发作。这些药物可能对其他药物（如巴比妥酸盐、麻醉药）的代谢产生深远影响。颅咽管瘤等鞍上肿瘤患者常存在垂体功能障碍，术前应进行全面的内分泌评估。

颅骨X线片、超声检查、计算机断层扫描（CT）和磁共振成像（MRI）有助于评估颅内高压。头颅X线片可能显示“铜线征”和矢状缝增宽，这是对慢性ICP增高和普遍缝线狭窄的反应。婴幼儿的颅缝宽度不应超过2 mm，不能有桥接或闭合。脑部超声检查在早产儿和新生儿中很有用，因为它相对便宜，不需要镇静，并且可以在床旁通过前囟进行操作。

2. 胸外科手术患儿在麻醉门诊评估时需要关注呼吸功能参数

拟行胸外科手术的患儿需特别关注呼吸功能。与许多不随年龄而变化的生理参数（如动脉pH）不同，肺功能的预测值取决于年龄、身高、性别和种族。基于体重或身高对肺功能检查结果进行一致的标准化，对于结果的解读以及与参考值的比较具有重要意义。肺功能如何随着年龄的变化而变化。肺顺应性范围从新生儿的

1.5 ~ 2 mL/cmH_2O/kg到儿童和成年人的2.5 ~ 3 mL/cmH_2O/kg。婴幼儿和儿童的气道直径远小于成年人，导致气道阻力增大。2岁以内正常健康婴儿的气道阻力范围为20 ~ 40 cmH_2O/L/s，成年人1 ~ 2 cmH_2O/L/s。儿童时期肺容积与体长呈线性相关，女孩比男孩更早达到最大身高和肺容量。然而，对于任何年龄和身高而言，由于肺泡和呼吸性细支气管数量增加，男孩的肺体积比女孩大。这些性别依赖性的差异在2岁以下是不存在的。

在婴儿时期，卧位功能残气量（FRC）仅占肺总量（TLC）的10%，而在成年人中，FRC约占直立位TLC的50%。婴儿在呼气时采用喉制动来维持FRC，并在达到胸壁弹性回缩和肺组织之间的平衡之前启动吸气。在婴儿中，吸气肌的吸气后活动和喉对呼气流量的控制改变了呼吸力学，以维持小气道和肺泡的通畅。这些呼吸策略的最终结果是婴儿FRC的测量值保持在TLC的40%左右。18月龄以下婴儿的FRC平均值范围为20 ~ 25 mL/kg。

在自主呼吸时，健康新生儿的潮气量正常值范围为5 ~ 10 mL/kg，尽管8.5 mL/kg被普遍认为是过度扩张。极小早产儿的自主呼吸潮气量可低至3 ~ 5 mL/kg。大多数早产儿和足月儿的呼吸频率为20 ~ 60次/分，分钟通气量正常范围为240 ~ 480 mL/kg/min。

3. 先心病儿童麻醉门诊的评估要点

先心病儿童麻醉评估是基于完整、准确的检查和病史采集。麻醉医师在门诊评估时需要获得与先心病相关的完整病史和体格检查、实验室检查结果，同时应注意心肺功能受损的程度。

先心病患儿麻醉门诊着重评估内容：

（1）病史：①详细了解患儿目前的临床表现，如心悸、呼吸急促、发绀、活动耐力、生长发育、喂养情况；②了解患儿的病史，包括先心病的类型、病情严重程度、过去的治疗经历。既往已行手术的患儿，着重了解与过去手术史和本次手术的相关资料，详细查阅过去住院病史，除麻醉记录单以外，还包括手术记录、实验室检查和出院小结。特别关注手术和并发症方面的情况，有无心律不齐、撤离体外循环（CPB）有无困难和输血反应等病史。此外，了解麻醉处理有无任何困难，如气管插管和动静脉穿刺困难、药物反应、个别药物敏感或抗药，拔管后喉水肿等情况。③了解用药情况.如果近期洋地黄、抗惊厥药等治疗方案有所改变，应复测血药浓度。接受利尿药治疗的患儿尽可能地监测电解质。

（2）体格检查：①了解先天性心脏病患儿的一般状况，如静态生命体征、体格、活动能力和敏捷程度等。慢性病容和与年龄不相称的矮小常常提示其循环和呼吸功能对麻醉药十分敏感。②肺部检查，关注心力衰竭、感染和支气管痉挛的体征。观察有无呼吸费力、呼吸过快和呻吟等反映疾病的体征。听诊有无啰音、哮鸣音和鼾音。要重视先天性心脏病患儿的哮鸣音，查明原因，做好术前准备。哮鸣音可能与充血性心力衰竭或肺部感染及哮喘有关，术前准备应针对原发问题而有所不同。③心脏检查。听诊有无心脏杂音或奔马律。触摸脉搏，为选择外周动脉置管部位做准备。检查颈静脉有无怒张表现，也为开放静脉通路做好准备。触摸有无心前区抬举感和震颤。

（3）实验室检查：了解有无凝血功能异常、电解质功能紊乱、心功酶、心肌二项、是否存在贫血等。

（4）心脏检查：超声心动图、心脏CT、心电图、胸片等检查有助于了解先心病种类、程度、分流方向和大小、心内压力、左室流出道的梗阻情况、心律不齐和心肌功能、肺部浸润、胸水等情况。

先心病患儿常合并心外先天性畸形。唐氏综合征患儿的气道问题，主动脉弓异常患儿的钙和免疫缺陷，食管闭锁合并先心病患儿的肾脏异常是麻醉医师应该熟悉的相关先天异常。在不存在铁缺乏症的情况下，低氧血症的存在、程度和持续时间是反映在血细胞比容中的重要状态。婴儿期严重生理性贫血可能通过降低外周血管阻力导致左向右分流。常规胸片检查可提示心脏大小、肺血管充血、气道受压以及实变或肺不张区域。同时，心电图（ECG）检查显示心律不齐，并显示ST和T波改变，可能提示非生理性压力或容量负荷异常。充血性心力衰竭和利尿剂引起的电解质异常也必须进行评估。

先天性心脏缺损通常很复杂，可能难以分类或概念化。在评估患者时应提出以下问题。①体循环静脉回流如何到达体循环动脉循环以维持心输出量；②存在哪些心内混合、分流或流出道梗阻；③循环是串联的还是并联的；④这些缺陷是适合双心室修复还是单心室修复；⑤肺血流量增加还是减少；⑥心室是否有容量负荷或压力负荷？

对先心病患儿进行评估，最好通过关注几个主要的病理生理问题来完成，首先从患者是发绀还是充血性心力衰竭（CHF）（或两者兼有）开始。将集中于以下主要问题之一：严重低氧血症、肺血流过多、心力衰竭、左心血流阻塞和心室功能不良。需要注意的是，许多患儿有多个相互关联的问题同时存在。

许多发绀型患儿在出生后的头几天表现为严重的低氧血症（PaO_2低于50 mmHg），但没有呼吸窘迫。肺血流量减少的患者输注前列腺素E1（PGE1）可通过动脉导管维持或重建肺血流。这也可能改善大动脉转位患者心房水平的静脉血和动脉血混合。在PGE1的术前评估中，有必要进行神经系统检查和肾、肝、血液学分析，以评估出生时或出生后严重低氧血症对终末器官功能障碍的影响。婴儿期后接受手术的发绀患儿需要在术前和术后进行充分评估，以预防因其高血细胞比容引起的血栓形成问题。同时，还需要足够数量的血制品来治疗凝血性疾病。

4. 脊椎手术患儿麻醉门诊评估注意事项

在评估儿童和青少年的脊柱手术时，最重要的是疾病过程对气道管理和颈椎稳定性的影响。颈椎稳定性是指脊柱在正常生理负荷下抵抗位移的能力。接受颈椎手术的患者，尤其是创伤患者，应被假定为颈椎不稳定或在颈部屈曲或伸展过程中可能出现半脱位，这可能导致脊髓受损。颈椎问题和由此产生的不稳定可能与创伤事件或与颈椎相关的先天性综合征有关，例如21–三体综合征、软骨发育不全或其他更罕见的颅面综合征。

即使没有相关综合征，脊柱侧凸或后凸所累及的颈椎也可能会限制颈椎的正常运动，从而导致气管插管困难。考虑到这些问题，如果时间允许，颈椎半脱位的评估可能会作为此类患者术前检查的一部分。颈椎异常的术前评估包括体格检查和颈部运动评估，辅以放射线检查（屈曲/伸展片）或计算机断层扫描。

在评估气道和颈椎后，检查中枢和周围神经和肌肉的合并症，因为这可能是接受脊柱手术的儿科患者的常见特征。接受脊柱手术的脊柱侧凸儿科患者可能患有相关的脑瘫和脑病或相关的神经肌肉疾病。神经和神经肌肉功能的术前评估和记录将有助于识别与手术或体位相关的围手术期损伤，并有助于将其与已有病症区分开来。脑瘫患者可能患有癫痫，需要一种或多种抗惊厥药物。在术前评估期间，应记录治疗性血清抗惊厥药物浓度，并指导父母手术当天早上给予患儿常规服用抗惊厥药物。

根据脊柱侧凸的程度和合并症的存在情况，术前限制性肺病可能会造成一定程度的呼吸功能损害。进行性脊柱侧弯会导致限制性缺陷，导致肺活量、肺总量和用力呼气量减少，而残气量没有变化。与青少年脊柱侧弯患者相比，先天性或婴儿脊柱侧弯患者的下降幅度更大。呼吸障碍的严重程度与脊柱侧凸的角度、累及的椎节数、脊柱侧凸的头侧水平以及正常胸椎后凸的消失有关。年轻患者和患有婴儿或先天性脊柱侧凸的患者的呼吸系统损害更为严重。肺功能监测及动脉血气分析有助于判断患儿术后是否需要呼吸支持。

除了接受脊柱侧凸手术的患者的呼吸问题外，围手术期的发病率和死亡率也可能与继发性心脏受累有关。这组患者的心肌功能障碍可能与原发疾病过程有关，例如肌营养不良症，或较少见的限制性肺病和相关肺心病引起的慢性低氧血症。后者并不常见，因为脊柱侧凸经常在慢性心血管影响发生之前得到解决。更常见的是各种神经肌肉疾病，例如肌营养不良症或强直性肌营养不良症，可能导致心肌受累，伴有收缩功能改变或传导异常。

患者的术前评估和准备对于限制同种异体血液制品的使用至关重要。减少对同种异体血液制品需求的简单措施包括在择期脊柱手术前识别和治疗贫血。在成年人群中，年龄大于50岁、术前血红蛋白低于12 g/dL、融合超过两个节段以及经椎弓根截骨术已被确定为需要围手术期输血的独立危险因素。术前贫血的常规筛查及其治疗对于营养状况不佳的患者尤为重要。尽管口服铁剂治疗通常有效，但静脉注射铁剂治疗可在2～3周内获得更快的反应。

5. 腹部手术儿童麻醉门诊评估关注点

（1）肠套叠：肠套叠有典型和非典型表现，但许多患者表现出非特异性体征和症状。典型的表现是幼儿最近有病毒性疾病、呕吐和（或）腹泻病史。典型的临床三联征为间歇性腹痛、红醋栗果冻便和可触及的肿块。呕吐是最常见的症状，并且通常是婴儿的唯一临床表现。年龄较大的儿童可能会出现腹绞痛和胆汁性呕吐.一些患儿出现晕厥、败血症和（或）低血容量性休克。钡灌肠、水灌肠和空气灌肠成功减少了一半以上患者的肠套叠；如果失败，则需要进行手术复位。术前可能需要积极的液体复苏以纠正血容量不足。

（2）胆道闭锁：大多数患儿在出生后几周内会出现黄疸、无胆汁便、深色尿液以及肝脏肿大、坚硬；最终孩子出现肝硬化和脾大。凝血障碍和门静脉高压常常随之而来。脂溶性维生素吸收不良会导致贫血、营养不良和发育不良。

目前胆道闭锁的治疗分两个阶段。第一阶段：尝试通过进行葛西手术来保留婴儿的肝脏，该手术涉及从肝门切除所有肝外胆管结构。然后将裸露的肝门与Rouxen-Y的空肠肢吻合。使胆汁能够排入肠道。第二阶段：如果葛西手术未能恢复胆汁流动或肝硬化恶化，则婴儿会等待肝脏进行移植。胆道闭锁婴儿经常营养不良，偶尔脱水而且有凝血障碍。麻醉门诊评估注意并了解所有实验室检查非常重要。

（3）肠旋转不良和肠闭锁：空肠闭锁和狭窄是新生儿肠梗阻的常见原因。闭锁是一种先天性异常完全闭塞肠腔，占梗阻病例的95%。狭窄为不完全阻塞肠道的部分腔内闭塞。5%的空肠阻塞是由此引起的。肠闭锁的治疗包括手术切除肠闭锁/狭窄部分。常见的术后并发症包括吻合口阻塞和吻合口瘘。导致这些患者发病和死亡的因素包括相关异常、呼吸窘迫、早产和短肠综合征。

60%的肠旋转不良患者在出生后第一个月就会出现。20%的孩子在1个月到1岁之间出现，其余的则较晚出现。有些患儿无症状，病变是偶然发现的。新生儿通常出现的症状是胆汁呕吐或中肠扭转的迹象。在新生儿期之后，出现的症状各不相同，包括呕吐、间歇性绞痛、发育迟缓、腹泻、便秘、胃肠道出血（即吐血或血便）和急性肠梗阻。体检时常发现腹胀和腹膜炎的体征。旋转不良的术前处理需要使用平衡盐溶液进行液体复苏，以纠正呕吐引起的低血容量和脱水。连接鼻胃管进行抽吸会增加容量损失。应尽早使用抗生素。一些患者因血容量不足和肠道血流不良而出现严重酸中毒。在诱导麻醉之前，应检查所有实验室和影像学诊断检查，并纠正酸碱失衡和电解质异常。需要留置足够的静脉通路和行动脉置管术监测血气。

（4）腹部肿块：神经母细胞瘤是婴儿期最常见的肿瘤，也是儿童期最常见的颅外实体瘤。神经母细胞瘤的临床表现各不相同，具体取决于原发疾病的部位、转移的程度、肿瘤的大小以及任何相关的副肿瘤综合征。疾病早期的患者可能会出现非特异性症状，例如疼痛和全身不适。50%～75%的患者出现腹部肿块，并可能出现腹痛、腹胀、体重减轻、生长迟缓、发烧和贫血。产生儿茶酚胺的肿瘤会导致25%的患者出现高血压。胸部肿瘤可能会在胸部X线片上或当患者患侧出现霍纳综合征（上睑下垂、瞳孔缩小、眼球内陷、缺水和虹膜异色）症状时意外发现。转移性神经母细胞瘤患者可能会出现眼球突出和眶周瘀斑，通常被称为“浣熊眼”。患有神经母细胞瘤的婴儿可能会出现低钾血症和顽固性腹泻。当患有神经母细胞瘤的儿童接受手术时，完整的病史和体格检查以及术前与患者的主治医师的咨询非常重要。全血细胞计数、血清电解质浓度、超声心动图和放射学检查的评估也很重要。了解所使用的化疗药物和类固醇很重要，因为这两种疗法都会引起并发症。

嗜铬细胞瘤起源于产生儿茶酚胺的嗜铬细胞，并且起源于神经外胚层。这些细胞存在于交感肾上腺系统的任何地方，但最常见于肾上腺髓质。嗜铬细胞瘤患者身材消瘦、厌食且代谢亢进。最常见的症状包括头痛、潮红、心悸、高血压和出汗。中枢神经系统表现包括震颤、紧张、焦虑、视觉障碍和精神病。心血管症状包括高血压、室性心律失常、心肌病和心力衰竭。部分患者有胃肠道功能紊乱的症状。嗜铬细胞瘤通过生化检测和影像学检查来诊断。测量24 h尿香草扁桃酸、肾上腺素和儿茶酚胺浓度很有价值。95%的病例尿变肾上腺素水平升高，约90%的患者香草扁桃酸和儿茶酚胺水平升高。高血压发作期间血浆儿茶酚胺浓度超过2 000 pg/mL可诊断嗜铬细胞瘤。血浆儿茶酚胺水平在500～1 000 pg/mL提示嗜铬细胞瘤，但需要进一步检查。患者的术前准备应在手术前至少10～14天开始。初始治疗包括阻断α肾上腺素受体以减少儿茶酚胺诱导的血管收缩及其后遗症。嗜铬细胞瘤患者通常血管内容量减少，循环血浆量比正常值低约15%。一旦建立足够的药物控制，就需要容量复苏。

肝脏肿瘤占所有儿童肿瘤的1%。肝母细胞瘤和肝细胞癌是儿童时期大多数肝脏恶性肿瘤的原因。所有肝脏肿瘤中有2/3是肝母细胞瘤。良性肝脏肿瘤包括血管瘤、错构瘤、腺瘤和局灶性结节性增生。大多数患有肝癌的儿童会出现无痛性可触及的腹部肿块。他们还可能出现腹胀、厌食、体重减轻和疲劳。有时他们会出现腹痛、便秘、黄疸或性早熟。实验室和影像学检查是肝脏肿瘤诊断的关键。实验室研究包括全血细胞计数、肝功能测试、凝血曲线和血清甲胎蛋白（AFP）浓度。AFP浓度是肝母细胞瘤和肝细胞癌最敏感的实验室测试，但该测试是非特异性的。有时，肝母细胞瘤会分泌β-hCG。影像学方面，例如腹部CT扫描、超声检查、MRI和磁共振血管造影，也有助于诊断这些肿瘤。然而，诊断最终是通过肝活检做出的。术前评估可确定肿瘤的范围、是否已转移以及患者是否接受过化疗。应密切关注患者的实验室检查、肝功能、血细胞计数、凝血状态以及肺、肾、心功能，尤其是化疗后。应对患者进行分型和交叉配血以获取浓缩红血细胞，并应在手术前和手术期间备有新鲜冷冻血浆和血小板。

（5）腹股沟斜疝：腹股沟疝修补术是儿科患者最常见的择期手术。确定疝气是非嵌顿性、嵌顿性还是绞窄性很重要。如果疝气不能缩小，可能会发展为肠绞窄、坏死和坏疽。绞窄性疝气需要立即手术矫正。腹腔镜下腹股沟斜疝修补术目前可作为儿童日间手术常规安全进行。

（6）肥厚性幽门狭窄：肥厚性幽门狭窄（IHPS）的发病率为每1 000名活产儿2～4例。在生命的第2～12周（通常是第3～8周），大多数IHPS患者会出现非胆汁性喷射性呕吐。IPHS的诊断通常通过超声检查来确诊。如果超声检查结果不确定，则可能需要使用钡剂。肥厚的幽门常常可以通过腹壁触到。喂食后仔细观察孩子通常会发现特征性的蠕动波穿过上腹部。现代超声检查以及儿科医师对这种疾病的更好地了解使得可以更早地做出诊断。因此，就诊时出现严重电解质紊乱和脱水的患者较少。如果诊断较晚，患者就诊时通常会出现脱水、低氯、低钾和碱中毒。他们可能体重减轻并患有胃炎并伴有轻微胃肠道出血。最初，这些患者的尿液呈碱性，钾和钠的流失是肾脏对呕吐的代偿。后来分泌酸性尿液，进一步加重代谢性碱中毒。一旦钾和钠耗尽，就会出现这种矛盾的酸尿症。麻醉诱导前必须纠正血容量不足、酸碱异常和电解质异常。这些患儿应进行禁食并行胃肠减压。静脉液体治疗通常包括生理盐水（NS）、D5－½NS或1/4NS，相当于维持液需求量的1.5倍。应注意不要给予过量的稀溶液，因为它们可能导致癫痫发作和死亡。应提供足够的葡萄糖以维持正常的血糖水平。一旦达到预计的尿量，就可以在静脉输液中添加钾。尿液氯化物浓度＞20 mEq/L表明血管内容量已充分恢复，因为肾脏在容量收缩期间保留了氯化物。葡萄糖醛酸转移酶的潜在缺陷导致2%的患者出现黄疸。

（7）急性阑尾炎：急性阑尾炎是最常见的需要手术干预的腹部疾病。每1 000名14岁以下患者中就有4人会被诊断为阑尾炎，他们终生患阑尾炎的风险为7%。阑尾炎是由水肿、炎症和粪便细菌过度生长导致阑尾管腔阻塞引起的。淋巴组织增生、异物或粪便导致阻塞。如果水肿减少动脉血供，可能会发生阑尾坏死和穿孔。阑尾炎的诊断通常具有挑战性，因为阑尾在腹部的位置各不相同。只有50%的患儿有厌食和脐周疼痛以及恶心、呕吐和右下腹疼痛的典型症状。大约1/3的患儿表现出不典型症状或无法描述自己的症状。需要液体复苏和静脉注射覆盖肠道微生物的广谱抗生素。阑尾破裂的患者需要使用抗生素，直到临床状况改善。临床目标是在阑尾破裂前进行阑尾切除术，并预防腹膜炎、败血症和脓肿形成。如果患者患有脓毒症且阑尾破裂，通常需要积极的液体复苏。对感染腹部进行手术操作可能会导致急性血流动力学恶化。

6. 泌尿生殖系统手术麻醉门诊评估的注意事项

（1）尿道下裂：尿道下裂是由于尿道发育不完全导致的尿道口腹侧开口异常。这种缺陷可能位于从龟头到会阴的任何地方，尿道下裂是由于尿道发育不完全导致的尿道口腹侧开口异常。修复的目标是拉直腹侧弯曲并向远端延伸尿道。目前，大多数都是作为一个程序完成。这些患者通常身体健康。采用喉罩（LMA）和骶管阻滞及全身麻醉。

（2）隐睾：隐睾（UDT）是最常见的性分化疾病，大约有2%的男性新生儿发生隐睾症。隐睾的后果包括睾丸退化、生育能力受损以及生殖细胞睾丸肿瘤的风险增加。治疗包括手术探查睾丸的位置。目前的治疗方法是睾丸固定术，即将睾丸移入阴囊。如果睾丸的位置不易确定，可以使用输精管和睾丸血管来帮助定位。接受睾丸固定术的儿童通常在其他方面都很健康。他们需要使用气管插管或LMA进行全身麻醉来进行气道管理。骶管阻滞有助于最大限度地减少术后疼痛。这些手术可以通过传统的手术切口进行，或者，如果怀疑睾丸位于腹部，则通常进行腹腔镜手术。谨防麻醉药浓度不足，因为可能会因操作睾丸时出现喉痉挛。

（3）睾丸扭转：睾丸扭转是一种真正的外科急症。诊断通常通过病史、体格检查和诊断成像研究来做出。睾丸扭转的最佳治疗方法是早期探查、扭转，并在睾丸可挽救时进行固定。患者的病史应重点关注患者的年龄、疼痛情况以及外伤史。疼痛的发作和严重程度可能有助于区分扭转和附睾炎。扭转疼痛起病急、严重且为同侧疼痛。患儿还可能出现腹痛、大腿疼痛、恶心和呕吐的症状。还必须评估睾丸在阴囊中的方向和位置。扭转后数小时内可能会发生睾丸梗死。疼痛发生8 h后，睾丸挽救率急剧下降。因此，应尽快在快速诱导全身麻醉下进行手术。

（4）膀胱输尿管反流：膀胱输尿管反流（Vesico-Ureteral Reflux，VUR）是尿液逆行穿过输尿管膀胱交界处（Ureteropelvic Junction，UVJ）。家族复发率很高，表明有遗传因素。发生这种情况的危险因素包括UVJ的解剖和功能异常、膀胱内压高和输尿管功能受损。如果VUR严重，术前可能会出现肾功能障碍和高血压，尽管大多数患儿没有其他方面疾病。膀胱输尿管反流的治疗可以是手术或药物治疗。主要目标是预防肾盂肾病，肾盂肾病可导致上述并发症。治疗计划取决于性别、年龄、反流程度、尿路感染的并发情况、肾功能和缓解的可能性。麻醉考虑因素包括持续时间和失血量，这在开放修复期间可能很重要。可以放置硬膜外导管或骶管阻滞以补充术中和术后麻醉。

（5）肾盂输尿管连接部梗阻：肾盂输尿管连接部（UPJ）梗阻是儿童梗阻性尿路病变的最常见原因，通常由内在狭窄引起。超声检查的典型表现是3级或4级肾积水，无输尿管扩张。对于大多数儿童来说，麻醉的总体风险相对较低。这些孩子通常都健康，但寻找共存疾病始终是谨慎的做法。由于手术的位置和长度以及计划腹腔镜手术时，气管插管通常是最安全的途径。

（6）肾母细胞瘤：肾母细胞瘤或肾母细胞瘤是儿童最常见的肾肿瘤，也是第七大最常见的儿科恶性肿瘤，约占所有儿童恶性肿瘤的5%。大多数（75%）新诊断患者年龄在5岁以下，通常在2～3岁。通常，肿瘤表现为无痛肿块，父母会注意到腹部隆起或触诊肿块。一些患者可能会出现体征和症状，包括不适、发烧、体重减轻和明显的高血压。与肾母细胞瘤的典型关联包括隐睾症或尿道下裂、无虹膜和（或）偏侧肥大。麻醉方案取决于患儿的术前状况和手术计划。这些患儿需要进行气管插管和全身麻醉。硬膜外镇痛对于术中和术后疼痛管理起到重要的作用。

7. 关节科手术儿童麻醉门诊评估的关注点

（1）足内翻/足外翻：马蹄内翻足或先天性马蹄内翻足被分类为位置性或僵硬性。术前，应注意其合并症（例如关节弯曲、脊髓脊膜膨出），包括心血管、呼吸、血液和神经系统问题，这些问题都有各自的麻醉影响。虽然马蹄内翻足手术可采用全身麻醉和区域麻醉，但通常避免使用坐骨后神经和股神经阻滞等周围神经阻滞，因为外科医师必须检查患者术后神经系统变化以及可能的骨筋膜室综合征。

（2）髋关节发育不良和脱位：髋关节发育不良是指髋关节可以从髋臼脱位或重新定位到髋臼中。髋关节脱位是指不可复位的髋关节，与缩短、外展减少和皮褶不对称有关。术前重要的是要确定可能影响整体麻醉的合并症或潜在的骨病理。实验室检查，如全血细胞计数、生化检查和凝血指标，将有助于识别异常情况。如果没有禁忌证，在矫正髋关节病理过程中可以使用全身麻醉和区域麻醉。椎管内麻醉可能有助于住院患者术后疼痛控制。

（3）手部疾病：儿童时期存在许多需要手部手术的不同类型的疾病。这些包括但不限于多余的手指（多指畸形）、蹼状手指（并指畸形）、缺失手指（并指畸形）手或手臂缺陷）、拇指异常、关节僵硬、神经和骨骼损伤。尽管大多数手部畸形几乎不会造成功能缺陷，但手术通常在出生后的头两年内进行，以改善生长和疤痕，并减少心理创伤。术前评估包括收集有关其他可能合并症的信息并评估孩子的成熟度和社会环境。所有这些都可能影响所选择的麻醉类型。例如，必须确定患有先天性手部畸形的儿童是否存在需优先处理的相关心脏、肺、肾或气道问题。如果手部有血管畸形，必须怀疑是否存在其他血管畸形（例如口咽部），并且孩子可能患有高输出状态和心力衰竭。在外伤中，需要预防饱胃引起误吸的风险。孩子的成熟程度还决定手术是否应该使用镇静剂或局部麻醉，是否需要全身麻醉。如果手术是择期或限期的，实验室检查应确定是否存在贫血或凝血障碍。如果存在其他合并症，应考虑进行详细的心脏和胸部检查。

（4）股骨髁上骨折：在青少年中，机动车辆事故（汽车、自行车）是股骨干骨折的主要原因。股骨干骨折的其他原因包括在操场上重重摔倒和接触性运动。骨折通过位置、骨折端的形状和骨折部分的数量来描述。术前重要的是要注意损伤机制，因为这可能为其他相关损伤（即颈部或颅骨损伤）提供线索。与骨脆性相关的病症需要注意患者的定位、使用无创血压监测与有创血压监测以及使用止血带。除了全面的气道、呼吸和心血管检查外，进行并记录神经血管检查也很重要，这将为评估术后变化提供基线数据。术前应备血，因为股骨骨折时大腿可能会发生出血。

（5）幼年型类风湿关节炎：幼年型类风湿关节炎（Juvenile Rheumatoid Arthritis，JRA）（也称为斯蒂尔病）大约每10万名15岁以下儿童中就有3人被诊断出来，其中大约70%是女性，通常出现JRA的年龄是2～4岁。它是一种全身性疾病，特征为发烧、皮疹、关节发红、白细胞增多和红细胞沉降率增加。它影响胶原蛋白以及关节和器官的结缔组织。约36%的JRA患者有心脏受累，其中心包炎是最常见的心血管症状。严重疾病还可能包括脾大、淋巴结炎和多关节炎。术前准备包括仔细评估气道的颈部和下颌活动能力，因为可能存在颞下颌关节强直、下颌发育不全和环杓关节炎。可能需要进行纤支镜引导下气管插管。JRA患者可能存在寰枢椎或低位颈椎半脱位，因此应限制或避免颈部的伸展。贫血也很常见。儿童可能正在接受多种药物治疗，包括类固醇、非类固醇抗炎药和氨甲蝶呤。

8. 耳鼻喉手术麻醉门诊评估要点

（1）扁桃体腺样体手术：扁桃体切除术联合或不联合腺样体切除术是目前最常见的儿科手术之一。接受该手术的3岁以下儿童需要特别注意，因为该年龄组在腺样体扁桃体切除术后呼吸道疾病发病率最高。该年龄段腺样体扁桃体切除术的适应证是阻塞性睡眠呼吸暂停，与成年人相比，儿童具有不同的特点，高峰年龄为2～6岁，男女分布相等，腺样体扁桃体切除术反应良好。阻塞性睡眠呼吸暂停（OSA）始于正常呼吸，包括打鼾、上气道阻力综合征、阻塞性低通气和阻塞性睡眠呼吸暂停。阻塞性睡眠呼吸暂停发生在快速眼动（REM）睡眠期间，其特征是睡眠期间打鼾并持续部分上呼吸道阻塞，导致反常呼吸努力、无效通气、高碳酸血症和低氧血症。在严重的情况下，患者可能会出现呼吸性酸中毒和肺血管收缩，并伴有右心室肥大。患有严重阻塞性睡眠呼吸暂停的儿童有时会在术前入院接受氧气治疗，通过无创鼻腔持续正压使气道保持开放，防止气道塌陷并提高功能残气量。也可采用双水平气道正压通气（BiPAP）；这降低了呼气过程中的气道压力，并被发现可以改善肺动脉高压、降低术后并发症发生率，并且可能对一些儿科患者有益。腺样体扁桃体切除术与其他手术的不同之处在于，大的原始表面（扁桃体床）是开放的，并且边缘常容易出血。因此，有出血倾向的患者手术前停止服用干扰凝血的药物（如阿司匹林、非甾体抗炎药和丙戊酸）非常重要。对于有出血性疾病病史的儿童，也可能需要在术前咨询血液科医师。术前可以进行适当的实验室检查包括用于检测外源性凝血途径的凝血酶原时间和内源性凝血途径的活化部分凝血活酶时间（APTT）以及出血时间和血小板功能检查。

（2）气道异物：误吸异物，包括有机食品、玩具零件、电池、针帽等，是5岁以下儿童发病和死亡的一个主要来源，发病高峰在1岁到2岁之间。根据吸入物体的性质和位置，移除可以挽救生命。在孩子被带入手术室之前，为了顺利进行手术，术前手术医师必须与麻醉和护理团队进行详细讨论以协调手术。完整的病史有助于异物吸入的诊断。一些家长可能会报告目睹了窒息事件，该事件可能是短暂的，因此他们当时并不认为这很重要。这导致延迟就诊和诊断。异物吸入的症状因异物吸入的位置、大小和持续时间而异。急性发作时，儿童可能会出现声音嘶哑、喘鸣、呼吸困难以及听诊时单侧吸气量减少或哮鸣音。尤其当异物卡在声门入口处或附近时，会发生急性气道窘迫。然而，正常的听诊或体格检查并不能排除吸入异物的可能性，因为14%～45%的患者有异物吸入的情况，术前体检正常。位于喉部或气管内的异物可能导致高达45%的死亡率。有些窒息事件并未被目击，但当幼儿/儿童在没有感染或外伤史的情况下出现呼吸困难时，应高度怀疑。胸部X线片显示异常应怀疑因吸入异物而引起的肺炎。如果患儿的通气状态稳定，则应按常规进行禁食、禁饮，否则应尽快安排急诊手术将气道异物取出，但要注意此类患儿常常处于饱胃状态，气道吸引器、气道冲洗液（1：200 000肾上腺素）应随时准备在位。

（3）激光显微喉手术：激光显微喉手术最常见的适应证是复发性喉乳头状瘤或青少年喉乳头状瘤。喉乳头状瘤病是儿童中最常见的气道肿瘤。这是一种慢性、使人衰弱且经常危及生命的疾病。喉肿瘤是由人乳头瘤病毒（HPV）感染引起的，这种病毒在怀孕期间由母亲传播给孩子。这些肿瘤通常位于声带、会厌以及喉或气管中。它们通常有症状并导致失音、声音嘶哑、喘鸣和呼吸窘迫。当大量此类肿瘤长期存在时，可能会出现右心室肥大或肺心病的症状。由于肿瘤的复发性，患有复发性喉乳头状瘤的儿童经常需要接受治疗。保持气道畅通的有效治疗方案的主要方法是反复内镜和激光切除乳头状瘤，直到青春期。因此，围手术期焦虑在需要重复手术的儿童中相当普遍。到麻醉门诊进行术前就诊和评估，有助于减轻儿童的恐惧。喉乳头状瘤儿童的围手术期护理可能非常具有挑战性，具体取决于病变的位置。麻醉医师需要通过术前的影像学资料和儿童的情况评估喉部堵塞情况以及做出最佳插管决策（如导管的选择）。患有严重气道梗阻的儿童只能在接受监测且有氧气、正压通气和备好负压吸引的情况下接受术前镇静。熟练掌握高级气道干预的麻醉医师必须始终在场。

（邱倩琪）

参考文献

[1]Disma N,ASA1 T,Cools E,et al.Airway management in neonates and infants: European Society of Anaesthesiology and Intensive Care and British Journal of Anaesthesia joint guidelines[J]. BRIT J ANAESTH,2023,132(1):124-144.DOI:10.1016/j.bja.2023.08.040.

[2]Packiasabapathy S,Rangasamy V,Horn N,et al. Personalized pediatric anesthesia and pain management: problem-based review[J].Pharmacogenomics,2020,21(1):55-73.DOI:10.2217/pgs-2019-0108.PMID:31849281;PMCID:PMC7132778.

第十章

老年患者麻醉门诊的评估

第一节　老年患者概述

1.“老年患者”的概念

世界卫生组织通过对全球人体素质和平均寿命的测定制定了一份年龄判断标准，将人的一生划分为五个年龄段：18～44岁这个区间属于年轻人，45～59岁为中年人，60～74岁属于老年人，75～89岁这个年龄段属于高龄老人，90岁以上则属于长寿老人。我国《老年人权益保障法》第2条规定我国老年人的年龄起点标准是60周岁。

相应地，在临床上一般将60岁以上的患者称为老年患者。这里的年龄指的是时序年龄，是由出生日期决定的。但人体生理功能的衰退程度与年龄并不总是一致的，因而我们更要重视生理年龄。生理年龄的判断目前尚无统一标准。

2. 我国老龄化社会的现状

目前国际老龄化社会的标准为65岁以上人口比例超过10%。中国已经进入老龄化社会，而且我国老年人口数量多，人口老龄化速度快。第七次全国人口普查结果显示，我国60岁及以上的老年人口达到了2.64亿，占总人口的18.70%。其中65岁及以上的老年人口达到了1.91亿，占总人口的13.5%；预计到2050年，这一比例将上升到约26.1%（3.66亿）。预计“十四五”时期，60岁及以上老年人口总量将突破3亿，占比将超过20%，进入中度老龄化阶段；2035年左右，60岁及以上老年人口将突破4亿，在总人口中的占比将超过30%，进入重度老龄化阶段。

3. 衰老的定义

衰老是人体随着年龄增长而出现的组织结构和生理功能的自然衰退。衰老是一种生理过程，但衰老与许多慢性病的发生密切相关，这使得老年人的健康风险增加。衰老可分为生理性衰老和病理性衰老两类。前者指随着年龄增长而发生的组织器官的衰老退化现象，如头发变白、老花眼等；后者是指由各种疾病或病理状态导致的衰老过程，这些疾病或病理状态可能会影响身体的各个系统，导致身体功能下降、组织和器官受损、代谢异常等问题，病理性衰老的速度和程度可能更快，对健康的影响也更大。但两者有时很难完全区分。

衰老会伴随着所有器官系统功能贮备的进行性降低。当然这些变化的发生及程度在不同个体间差异很大。即便身体健康，老年人的生理贮备也会降低，器官系统可能会因疾病和（或）手术应激而受损，身体在应对压力、疾病或伤害时的反应能力减弱。同时老年人的机体活力降低，表现为身体的新陈代谢变慢，细胞再生能力减弱，伤口愈合变慢等。老年人的易损性增加，随着年龄的增长，身体变得更加脆弱，更容易受到伤害或疾病的侵害。这可能是由于老年人的免疫系统功能下降、骨骼和肌肉系统的退化以及神经系统反应速度减慢等多种因素导致的。

4. 老年人心血管系统的生理学改变

老年人心血管系统方面的生理学改变主要包括：①心脏储备能力下降。肾上腺素能反应性降低抑制了老年患者对低血压的心动过速反应。因此，老年人更依赖于前负荷来维持心输出量。此外，压力感受反射随年龄增长而敏感性降低，这使得在心脏收缩力下降和低血容量时，其最大心率、每搏输出量和心输出量受到限制。②老年人血管弹性和顺应性降低，容易出现血压波动。动脉钙化、狭窄和僵硬是老年人常见的血管问题，会增加系统血管阻力，降低顺应性。老年患者的脉压较宽，可能因前负荷和收缩力的小变化而导致血压不成比例的大变化。老年患者容易因脱水、麻醉诱导、术后疼痛等导致血流动力学的不稳定。冠状动脉粥样硬化不是正常衰老的组成部分，但老年患者冠状动脉疾病的患病率更高，围手术期心肌缺血的风险增加，其中男性、糖尿病和高血压控制不佳患者的风险更高。③老年患者出现左心室肥厚和瓣膜问题的概率增大。高血压和动脉粥样硬化会加重左心室肥厚。因此，老年患者特别依赖心脏充盈和心房节律，容易出现心动过速和心律失常。左心室肥厚使患者面临许多高危并发症，如心肌缺血和舒张性心力衰竭。在65岁以上的患者中，2%～13%的患者患有主动脉瓣狭窄。④老年人容易出现心律失常，以室上性和室性期前收缩多见。心脏传导系统的老化增加了异位搏动的发生率，是许多心律失常的危险因素。心房颤动是最常见的心律失常，老年患者通常有非典型或无症状的心房颤动。

5. 老年人呼吸系统的生理学改变

随着年龄增长，老年人肺部和胸部经历了一系列的结构和功能变化。从机械角度看，老年患者的呼吸工作量明显增加。胸壁变得更为僵硬，横膈膜变得平坦，肋间肌也日趋衰弱。这些变化共同导致吸气能力下降，老年患者更容易出现呼吸疲劳，尤其是在残余神经肌肉阻滞剂和阿片类药物使用后，这种风险会进一步加大。老年人肺泡空隙和生理无效腔逐渐增多，有效的气体交换表面积相应减少。这种变化会抑制气体交换，导致肺泡通气/血流比值失调。此外，功能残余容量的降低和闭合容量的增加，会引起小气道早期闭合、弥漫性肺不张和分流等问题。在肺功能测试中，这些变化通常表现为用力肺活量（FEV_1）降低、功能残气量增加以及肺扩散能力（DLCO）下降。

衰老还会导致对缺氧和高碳酸血症的中枢反应减弱。这意味着在面临缺氧或高碳酸血症时，老年患者可能无法像年轻时那样迅速和有效地调整呼吸以适应这些变化。在慢性阻塞性肺疾病（COPD）和其他肺部疾病中，这种中枢反应的减弱尤为明显，可能导致呼吸驱动力进一步降低。

由于免疫功能下降和生理储备的逐渐丧失，老年患者对缺氧、高碳酸血症和肺炎的抵御能力显著减弱。

总而言之，老年人呼吸系统的变化，既有机械结构上的变化，也有生理功能上的衰退。这要求我们在围手术期对老年患者的肺部情况进行特别关注和优化。

6. 老年人神经系统的生理学改变

老年人神经系统的生理病理学改变是多方面的，涉及中枢和外周神经系统。这些改变可能导致认知功能下降、运动能力减弱以及感觉功能障碍。围手术期老年患者容易出现谵妄和术后认知功能障碍等并发症。

中枢神经系统（CNS）的改变包括以下几个方面。①大脑萎缩：随着年龄的增长，大脑体积逐渐减小，这是由于神经元数量的减少和神经细胞间连接的丧失。这种萎缩通常在海马区最为明显，这与记忆力下降有关。②神经退行性疾病：阿尔茨海默病、帕金森病和亨廷顿病等神经退行性疾病在老年人中更为常见。这些疾病导致特定类型的神经元死亡，影响认知能力和运动功能。③脑血管疾病：脑卒中是老年人中常见的脑血管事件，它可以由血管阻塞（缺血性中风）或破裂（出血性中风）引起，导致脑组织损伤。④白质病变：在老年人中，大脑的白质可能会发生脱髓鞘，这影响神经冲动的传递速度和效率。这种白质病变可导致认知下降和行走困难。⑤小血管病变：微小血管的改变，如硬化和闭塞，可能导致脑组织的慢性缺血，进而影响认知和运动功能。

外周神经系统（PNS）的改变包括。①感觉减退：由于神经纤维的退行性变和髓鞘的退化，老年人可能会经历触觉、温度和疼痛感知的减退。②运动功能障碍：肌肉力量和协调性的下降可能与运动神经元的损伤有关，这导致运动功能减弱和平衡问题。③自主神经功能紊乱：自主神经系统控制着身体的许多无意识功能，如心率和血压。随着年龄的增长，自主神经系统的调节能力可能会下降，导致血压波动和心律不齐。④周围神经病变：糖尿病和其他代谢性疾病可能导致周围神经病变，表现为疼痛、麻木和肌肉无力等。

7. 老年人的肾脏的生理学改变

老年人的肾脏功能改变包括：①肾脏体积和肾功能逐渐下降。尽管在生理和病理压力下功能性肾单位下降的速度不相同，但肾小球滤过率通常会随着患者年龄的增长而下降。80岁老人的肾脏体积较年轻人减少约30%，肾血流量减少50%。肾小球滤过率降低50%，肌酐清除率降低40%。糖尿病、高血压和血管性疾病等可能进一步降低肾功能。②老年患者对肾素、血管紧张素、醛固酮和血管加压素的反应迟钝，在容量调节和维持内环境稳定方面能力下降，容易导致容量状态异常、电解质异常和酸碱紊乱等。③老年患者肾脏浓缩功能降低，易导致高钠血症或水中毒。④老年患者肾功能的下降和储备能力的减少使其发生急性肾损伤的风险增加，容易因非甾体抗炎药和静脉注射造影剂等肾毒性药物而发生急性肾损伤。⑤衰老会影响一些药物的药代动力学。75岁老年患者的血浆容量和细胞内容量减少了20%～30%，但老年人脂肪比例增加，这两者导致亲脂性药物（如丙泊酚）分布体积变大。肾功能的下降和肝脏系统的清除能力下降相结合，导致老年人很多药物需要量下降，药物作用时间延长。

8. 老年人的肝脏的生理学改变

老年人的肝功能改变主要包括：①肝细胞数量减少，肝脏体积缩小20%～40%；肝血流量减少，每10年约减少10%。②肝功能下降，肝实质代谢药物能力下降导致大多数静脉麻醉药的代谢减慢。③肝脏合成蛋白的能力下降，血浆蛋白减少；白蛋白水平降低，导致高蛋白结合率药物的游离浓度增加。④血浆胆碱酯酶活性降低，生物转化能力和血浆清除率下降。

9. 老年人的内分泌和代谢的生理学改变

随着患者年龄的增长，内分泌功能和代谢也会发生广泛的变化。一般而言，患者的平均体重在60岁开始下降。当然也有一些患者会随着年龄的增长一直保持稳定的肌肉质量和体重，这可能跟遗传、良好的饮食和运动习惯有关。

营养不良是老年患者的常见问题，与围手术期发病率和死亡率密切相关。营养不良表现为每日热量摄入的急剧下降和非意愿的体重减轻，或者表现为长期体重指数小于18。

人体的产热、散热和温度调节能力通常会随着年龄的增长而下降。老年人围手术期体温异常尤其是低体温的风险较大。将温度监测纳入麻醉计划并保持患者的正常体温可以减少很多严重并发症，包括心律失常、感染和伤口愈合延迟等。

在老龄化人群中，2型糖尿病是一种越来越常见却复杂的共存疾病。控制不佳的糖尿病患者患冠心病、外周动脉疾病、慢性肾脏和终末期肾脏疾病、周围神经病变、自主神经功能障碍、神经源性膀胱和胃轻瘫的风险明显增高。血糖水平控制不佳还会使患者伤口愈合不良和感染风险增加，这可能导致老年患者出现严重并发症或死亡。糖尿病老年患者出现低血糖的风险也增高，低血糖和死亡率的增加相关。

10. 老年综合征的定义

老年综合征是一个用来描述老年人健康状况的术语，指老年人群随着年龄增加，器官功能逐渐退化出现的一系列症候群。这些症候群包括但不限于认知障碍、谵妄、失禁、衰弱、营养不良、跌倒、步态障碍、压疮、抑郁、疼痛、睡眠障碍、感觉缺陷、疲劳和头晕等情况。这些症状可能由多种原因和多种疾病导致，但临床表现出的症状却基本相同，通常无特异性，因此常被误认为是衰老的自然现象，从而忽视了对疾病的及时诊治。这些情况在老年人中很常见，可能会对老年人生活质量产生重大影响，甚至造成残疾。通过综合评估老年人的躯体情况、功能状态、心理健康和社会环境状况等，可以早期发现老年人机体可能存在的问题，进而给予早期干预，达到促进老年人健康的目的。老年综合征最好通过老年医学为主的多学科评估来确定，但麻醉医师在术前评估时应充分重视这个问题。

第二节　老年患者麻醉门诊评估

1. 老年患者进行麻醉门诊评估的重要性

老年患者各个系统和器官功能下降、常合并多种慢性疾病以及多重用药，围手术期手术麻醉风险较高。这些复杂的麻醉前状态如果得不到及时和全面的筛查、诊断和调整，可能会显著增加围手术期死亡率和严重并发症的发生率，不仅可能延长住院时间和增加医疗费用，还可能对患者手术效果和远期预后产生显著影响。研究显示，高龄患者围手术期的死亡率和并发症是成年人的3倍。因此，对老年患者进行麻醉门诊评估显得非常必要，可以提前介入术前准备，进行术前优化，尽可能提高老年患者的手术麻醉耐受力，降低围手术期并发症和死亡风险。具体体现在以下方面。

（1）及时筛查与诊疗：麻醉门诊评估能够及时发现老年患者潜在的脏器功能问题、并存疾病以及用药情况。通过对这些信息的综合分析，麻醉医师能够制订出针对性的麻醉计划，减少因脏器功能减退引发的风险。

（2）预康复策略：预康复是指在手术前采取一系列措施，优化患者的生理和心理状态，提高其对手术的耐受性。通过麻醉门诊评估，麻醉医师可以为老年患者制订个性化的预康复策略，如营养支持、运动康复、心理干预等，以改善其脏器功能和整体健康状况。

（3）降低围麻醉期风险：充分的麻醉门诊评估有助于降低围麻醉期的风险。麻醉医师可以根据评估结果调整麻醉方案，选择适合的麻醉药物和剂量，以减少对患者脏器功能的损害。在评估中发现的潜在风险和问题可以提前进行处理，从而降低围麻醉期的死亡率和严重并发症发生率。

（4）优化医疗资源配置：通过对老年患者进行麻醉门诊评估，医疗机构可以更合理地配置医疗资源。对于高风险患者，可以提前安排手术和麻醉时间，确保手术过程中的医疗资源和人力投入充足。

（5）提高患者生存质量和远期预后：通过麻醉门诊评估和优化麻醉方案，可以减少手术和麻醉对老年患者脏器功能的损害，从而缩短恢复时间，提高患者的生存质量。此外，及时的诊疗和预康复措施还可以减少术后并发症的发生，进一步提高患者的生存质量。老年患者麻醉门诊评估不仅关注当前的手术风险，还着眼于患者的远期生存。通过及时发现并处理潜在的健康问题，可以减少因脏器功能衰退引发的严重并发症，从而延长患者的生存年限。

2. 老年患者麻醉门诊评估的目的

对于老年患者而言，麻醉门诊评估是一项非常重要的医疗环节。老年患者麻醉门诊评估的主要目的是：①对老年术前患者进行多方位的评估，即老年状态全面评估，客观评估手术麻醉风险和患者对手术麻醉的耐受力。②术前准备和术前优化，根据患者情况提供个性化的术前准备建议，完善必要的检查和检验项目，在营养、生理、心理和认知等功能状态方面进行优化，在条件允许情况下尽量调整优化患者至较佳状态下手术麻醉，以提高患者手术麻醉的耐受力，降低围手术期不良并发症风险和促进术后康复及远期预后。③风险预测，根据患者年龄、健康情况和手术等因素，预测患者围手术期的主要问题及可能出现的并发症，优化围手术期管理策略。

3. 老年状态全面评估的概念

老年状态全面评估（The Comprehensive Geriatric Assessment，CGA），定义为一个多学科的诊疗过程，对老年人的合并症、功能、心理和社会学特点等进行多方位的评估，以最大限度地优化并提升老年人的整体健康状况。它需要评估多个问题，包括影响老年人健康的身体、认知、情感、社会、经济、环境和精神因素。CGA由卫生专业团队对体弱的老年人进行系统评估，发现各种可治疗的健康问题，并带来更好的健康结果。CGA是筛查老年综合征的有效手段。其中老年人的认知（Cognition）、功能（Function）、营养（Nutrition）及衰弱（Frailty）状态等情况与围手术期不良事件发生率明显相关。CGA是筛查老年综合征的有效手段，通过综合评估老年人的躯体情况、功能状态、心理健康和社会环境状况等，可以早期发现老年人机体可能存在的问题，进而给予早期干预，达到促进老年人健康的目的。

4. 老年患者术前评估要特别关注的项目

老年患者术前评估需要全面、细致。除了和普通患者类似的常规评估，如了解有无躯体疾病、疾病是否稳定及治疗情况，评估各重要系统和器官尤其是循环、呼吸系统和肝肾器官的功能储备，进行ASA分级，评估手术风险；我们还要特别关注老年人的认知、功能、营养及衰弱状态等（见表10–1）。因为这些情况与老年患者围手术期不良事件发生率明显相关，逐渐成为老年人术前评估的重要部分，尤其是用于复杂老年患者的术前评估。必要时进行多学科专家会诊，共同决策术前准备、术前优化、手术时机和手术方案也非常重要。

表10–1 老年患者术前评估项目

项目	评估方法
认知功能	
痴呆	筛查：简易智力状态评估量表（Mini–Cog）
	评估：蒙特利尔认知评估量表（MoCA）
谵妄	明确易感因素和诱发因素
	意识错乱评估方法（CAM）
抑郁	老年人抑郁量表
功能状态	日常生活活动量表（ADLs）
	日常工具性活动量表（IADLs）
营养状态	微型营养评估量表（MNA）
	6 个月内意外减重超过 10% ~ 15%
	体质指数< 18.5 kg/m²
	无肝肾疾病时白蛋白水平< 30 g/L
衰弱状态	Fried 衰弱表型中的 5 条诊断标准
	多维衰弱状态评分（MFS）

5. 绝对年龄对老年患者围手术期结局的影响

一般而言，老年患者随着年龄的增加，身体生理储备下降，围手术期风险也相应增大。但是绝对年龄并不等同于生理年龄，每个老人衰老的速度和程度也有很大差异。我们不能仅凭年龄来决定哪些患者能否耐受手术或需要哪些术前检查。研究显示绝对年龄对围手术期结局的影响较小，高龄相关的围手术期风险大多是因为合并疾病导致并发症风险增加、患者存在明显衰弱或谵妄以及手术创伤较大和（或）急诊手术。一项对992例接受大型手术的老年患者（平均年龄为79.2 ± 7.1岁）的研究发现，衰弱患者术后1年的死亡率（27.8%，95%CI 21.2% ~ 34.3%）是非衰弱患者（6.0%，95%CI 2.6% ~ 9.4%）的4倍多。痴呆患者的死亡率（32.7%，95%CI 24.3% ~ 41.0%）也高于非痴呆患者（11.6%，95%CI 8.8% ~ 14.4%）。此外，急诊手术的死亡率（22.3%，95%CI 17.4% ~ 27.1%）也远高于择期手术（7.4%，95%CI 4.9% ~ 9.9%）。因而我们在麻醉门诊评估老年患者时要注意患者有无躯体疾病、疾病是否稳定及治疗情况、各重要器官的功能储备以及患者的整体情况（包括认知能力、衰弱及谵妄的危险因素）。

6. 衰弱的定义

衰弱（Frailty）是一种复杂的综合征，表现为身体机能的下降和生理储备的减弱，使得个体在面对外部压力时变得更加脆弱。多种因素可能与衰弱相关，包括但不限于年龄、性别、营养状态、共病与药物、疼痛、运动、社会支持以及心理健康状况等。这种综合征并不仅仅局限于老年人，各个年龄段的人都可能发生，但老年人的发生率确实更高。老年患者的衰弱是一种衰老相关综合征，表现为生理机能下降，以及对内科和外科治疗的耐受性下降。衰弱老年患者的症状负担通常更明显，包括虚弱和乏力、有复杂的医学问题以及生理储备降低，程度可能超过了仅由高龄导致的机能下降。

衰弱的发生率在不同国家和地区之间存在较大的差异，这可能与各地的社会经济状况、医疗水平、生活方式和老龄化程度等多种因素有关。据统计，衰弱的发生率大致在4% ~ 59%，我国社区65 ~ 74岁老年人中衰弱发生率约6%，75 ~ 84岁发生率约15%，85岁以上发生率约25%，住院老年患者衰弱的发生率约30%。老年手术患者衰弱的发生率也存在较大差异，非心脏手术老年患者衰弱的发生率为2% ~ 45%，其中急诊手术约26%，骨科大手术约41%；心脏手术中，主动脉瓣狭窄手术老年患者衰弱发生率为26% ~ 68%。

7. 老年患者进行衰弱状态筛查的必要性

衰弱是一个复杂且严重的健康问题，它涉及多个器官系统的功能降低，导致患者体验到一系列的症状，包括长期疲倦乏力、体力活动下降、容易跌倒以及情绪不稳定等。这些症状严重影响了患者的生活质量，使得他们在日常生活中面临更多的挑战。

对于老年人来说，衰弱状态往往与认知功能障碍和多种慢性疾病共存，这使得他们的健康状况更加复杂和脆弱。即使这些老年人接受了精细的日常照护和专业的综合治疗，他们的长期预后往往也不佳。因为衰弱状态下的机体对于应激的耐受性明显降低，即使是较小的应激如轻微的感染或小手术，也可能引起严重的临床不良事件，如休克和多器官功能衰竭等。此外，衰弱状态下的机体在经历应激损伤后，往往难以完全恢复，这进一步加剧了他们的健康状况。

对于老年手术患者而言，衰弱与其不良结局密切相关，不仅影响其手术后的近期结局，也影响其远期预后，包括术后并发症发生率增加、住院时间延长、甚至死亡率升高等。研究显示，衰弱老人术后发生谵妄的风险增高，术后住院时间延长，肺部感染发生率升高，30天死亡率增加。术前合并衰弱的老年手术患者术后1年生活质量下降和死亡的风险均增加。

及时筛查、评估衰弱并进行针对性治疗在改善患者临床结局方面起着至关重要的作用。衰弱的逆转并非易事，但通过综合性的治疗和持续的康复努力，可以在一定程度上改善患者的生理机能和生活质量。基于衰弱的流行病学特征和其对老年人健康的不良影响，国内外指南推荐对于70岁以上老人或最近1年内非刻意节食情况下出现体重下降≥5%的人群应常规进行衰弱的筛查与评估。对于老年手术患者，鉴于衰弱与手术患者不良预后密切相关，术前衰弱评估可为临床/麻醉医师提供额外且有价值的风险预测信息，并对衰弱进行识别、危险分级与治疗调控，从而改善高危患者的预后。因此，应将衰弱筛查作为老年患者术前风险评估的一个重要组成部分。

8. 老年患者的衰弱状态的评估工具

《中国老年患者围手术期麻醉管理指导意见》强烈建议对老年患者进行衰弱状态的评估。虽然有很多不同的衰弱评估工具，但目前还没有统一的“金标准”。指导意见推荐多维衰弱状态评分（MFS）用于老年患者术前评估。MFS是老年手术患者术后并发症和6个月死亡率的最佳评估工具。衰弱表型（FP）中的5条诊断标准简便易行，应用也很广泛，它主要从生理层面界定衰弱，是其他评估标准的基础。

临床上有多种量表来评估术前衰弱，如Fried表型、FRAIL量表、临床衰弱量表（Clinical Frailty Scale，CFS）（见表10-2）、衰弱指数（Frailty Index，FI）及Edmonton衰弱量表（Edmonton Frail Scale，EFS）等。我们可以根据情况选择合适的评估量表。

衰弱表型当面评估是否存在体重减轻、疲乏、步行速度、身体活动减少和无力（握力下降）。尽管该工具已得到充分验证，但评估需要专门的时间和空间、患者必须配合，还需要专门的工具（如，握力测力计和测定步行速度的定时器）。另一种为衰弱指数，它综合考虑疾病、功能和认知能力下降以及社会情况，从而计算出衰弱指数；该法不需要当面评估，可通过问卷调查和回顾病历完成。

麻醉门诊评估可以使用快速衰弱筛查工具。如FRAIL量表，这种口头评估只需几分钟，评估内容包括乏力（Fatigue）、耐力（Resistance，爬楼梯是否困难）、行走（Ambulation，是否难以行走一个街区的距离）、疾病（Illnesses，包括高血压、充血性心力衰竭、心绞痛、哮喘、关节炎、脑卒中和肾脏病）以及体重减轻（Loss）。CFS可能是最快速的评估方法，它要求患者自行报告合并症以及日常生活是否需要帮助。这种简单的筛查工具可能有利于常规术前临床评估，因为其纳入了活动水平（1~7分，1分为很健康，7分为严重衰弱）以及躯体疾病和其他因素，该量表评估过程无需使用客观测量工具，仅通过临床医师的判断即可完成衰弱筛查。

表10-2　临床衰弱量表（CFS-09）

等级	结果	判定依据
1	非常健康	身体强壮、积极活跃、精力充沛、充满活力，定期进行体育锻炼，处于所在年龄段最健康的状态
2	健康	无明显的疾病症状，但不如等级1健康，经常进行体育锻炼，偶尔非常活跃，如季节性地
3	维持健康	存在的健康缺陷能被控制，除常规行走外，无定期的体育锻炼
4	脆弱易损伤	日常生活不需他人帮助，但身体某些症状会限制常活动。常见的主诉为白天“行动缓慢”和“感到疲乏”
5	轻度衰弱	明显的动作缓慢，IADLs需要帮助（如去银行、乘公交车、干重的家务活、用药）。轻度衰弱会进一步削弱患者独自在外购物、行走、备餐及干家务活的能力
6	中度衰弱	所有的室外活动均需要帮助，在室内上下楼梯、洗澡需要帮助，可能穿衣服也会需要一定程度的辅助

续表

等级	结果	判定依据
7	严重衰弱	个人生活完全不能自理，但身体状态较稳定，一段时间内（＜6个月）不会有死亡的危险
8	非常严重的衰弱	生活完全不能自理，接近生命终点，已不能从任何疾病中恢复
9	终末期	接近生命终点，生存期＜6个月的垂危患者

9. 衰弱表型量表的作用及意义

衰弱表型（Frailty Phenotype，FP）（表10-3）是一种用于评估老年人衰弱状态的工具，由Fried等学者在2001年提出。该量表基于衰弱循环理论模型，通过结合客观指标测量和自我报告来评估老年人的衰弱程度。FP包含五个核心条目：非自主的体重减轻、步速减慢、握力下降、体力活动量下降和自我报告的严重疲惫感。每个条目的回答分为“是”和“否”，分别计为1分和0分，总分范围为0～5分。根据总分，可以将老年人的衰弱状态分为三个等级，符合3项以上，诊断为衰弱（3～5分）；1～2项，为衰弱前期（1～2分）；符合0项为非衰弱（0分）。

FP具有坚实的病理生理基础，能够有效地识别衰弱老年人，并对衰弱可能导致的不良结局具有良好的预测效度。然而，这一工具也存在一些缺点。首先，对于患有认知功能障碍和精神心理疾病的老年人，FP可能不适用，因为这些老年人可能无法准确回答量表中的问题。其次，FP可能无法真实反映机体功能受损或处于疾病急性期的老年人的实际握力和步速情况。因此，在使用FP进行衰弱评估时，需要结合老年人的具体情况和本地区的截断值进行综合考虑。

表10-3　衰弱表型

条目	定义
非自主的体重减轻	一年内，没有节食、锻炼或手术干预等情况下，非志愿的减重 4.5 kg 或体重下降≥ 5%
自我报告的严重疲惫	一周内≥ 3 天感到做每件事很费力
握力下降	男性≤ 25 kg；女性≤ 18 kg（采用电子握力计测量优势手握力）
步速减慢	步行 6 米，步速≤ 0.8 m/s（从静止开始测量步行 6 米所需时间，计算步速）
体力活动下降	男性体力活动量＜ 383 kcal/ 周，女性＜ 270 kcal/ 周判定为体力活动下降（步行 4 km/h，消耗热卡 3.1 kcal/kg/h；步行 6 km/h，消耗热卡 4.4 kcal/kg/h）

此外，为了更好地评估老年人的衰弱状态，还需要注意以下几点：首先，评估过程中应保持耐心和细心，确保老年人能够充分理解并回答问题；其次，应结合老年人的病史、体格检查和其他相关检查结果进行综合判断；最后，应及时关注老年人的身体状况变化，并根据需要调整评估方案和干预措施。

10. 多维衰弱状态评分（MFS）的内容

多维衰弱状态评分（Multidimensional Frailty Score，MFS）（表10-4）考虑了疾病性质、共病情况、日常生活是否依赖他人、营养状况、痴呆和自评健康等，它涵盖了多个与衰弱相关的维度，为评估个体的衰弱状态提供了全面的视角。它涵盖了生理、心理、社会支持、日常生活能力、营养状况、疾病状况等多个维度，可以更准确地了解个体的衰弱程度，为制订个性化的干预措施和康复计划提供重要参考。

表10-4　多维衰弱状态评分

项目	评分		
	0	1	2
恶性疾病	良性疾病	恶性疾病	
查尔森合并症指数（Charlson Comorbidity Index）	0	1 ~ 2	＞2
白蛋白（g/L）	＞39	35 ~ 39	＜35
日常生活活动量表（ADLS）	独立的	部分依赖	完全依赖
日常工具性活动量表（IADLS）	独立的	依靠的	
痴呆（MMSE-KC）	正常的	轻度认知障碍	痴呆
谵妄风险（Nu-DESC）	0 ~ 1	≥2	
微型营养评估量表（MNA）	正常的	营养不良的风险	营养不良
中臂周长（cm）	＞27.0	24.6 ~ 27.0	＜24.6

注：MFS的分值范围是0 ~ 15分；MFS＞5分为高危患者，随着分值的增加，术后死亡率增加，术后住院时间延长。

11. 查尔森合并症指数的内容

查尔森合并症指数（Charlson Comorbidity Index，CCI），1987年由英国学者Charlson提出，用来评估除了目前主要治疗的基础疾病以外，其他共患疾病对患者未来10年的生存率所造成的影响。根据不同的疾病凶险程度把16种常见的共患疾病分为4个类别，分别计1分，2分，3分或6分。对应年龄分组的评分，一共有5个具有不同风险的年龄组，分别计0～4分。CCI为共患疾病评分（表10–5）+对应年龄分组评分（表10–6）之和，最终得分越高，预后就越差，生存率也越低。

表10–5　共患疾病评分

计分	疾病	判定依据
1	心肌梗死（AMI）	明确的心肌梗死病史，或者典型的心电图及心肌酶谱的表现
1	充血性心力衰竭	对抗心力衰竭药物（洋地黄、利尿剂）有效的劳力性呼吸困难及夜间阵发性呼吸困难
1	周围血管病	因间歇性跛行行手术治疗，或者血管供血不足的表现，或者巨大的胸腹主动脉瘤
1	痴呆	智力丧失，记忆力减退，思维能力下降，语言功能减退
1	脑血管疾病	无后遗症的脑血管病
1	结缔组织疾病	
1	消化性溃疡疾病	需要治疗的溃疡性疾病
1	糖尿病	没有终末器官损伤，需要药物治疗
1	轻度肝病	没有门脉高压，非肝硬化患者
1	慢性肺病	
2	偏瘫	同一侧上下肢、面肌和舌肌下部的运动障碍
2	中度至重度慢性肾脏病（CKD）	中度：血肌酐大于256 μmol/L；重度：需要透析，肾移植或者尿毒症期
2	终末期糖尿病	糖尿病视网膜病变，糖尿病肾病，糖尿病神经病，酮症酸中毒，高渗性昏迷，或者青年发病糖尿病
2	实体瘤	5年内开始治疗，未发生转移
2	白血病	
2	淋巴瘤	肿瘤在淋巴系统中扩散
3	中重度肝脏疾病	中度：门脉高压未出血，重度：门脉高压伴出血、静脉曲张
6	晚期肿瘤	发生转移的肿瘤
6	艾滋病	确定的艾滋病，而非HIV阳性

表10–6　年龄分组评分

年龄	计分
≤40岁	0分
41至50岁	1分
51至60岁	2分
61至70岁	3分
71岁或以上	4分

12. 老年衰弱患者的术前优化方案

衰弱及衰弱前期的可逆转性为患者提供了改善健康状况的机会。通过及早评估、及早防控和个性化的预康复方案，可以有效地延缓衰弱进程，提高患者的生活质量和预后。这需要医疗团队的密切合作和全面的患者管理策略。麻醉门诊术前风险评估为老年衰弱患者的术前优化特供了更早介入和干预的机会，让术前准备更全面，时间更充裕，术前优化更加个体化。

对于衰弱的老年择期手术患者，术前对患者进行全面评估并制订个性化的预康复方案是非常重要的。这种方案应该根据患者的基线功能状态、共病情况以及认知和心理状况进行调整。通过包括外科、麻醉科、老年医学科、营养科、康复医学科及护理等多学科协作，可以确保患者接受到全面的临床干预。这些干预措施包括营养优化、康复运动、共病治疗与合理用药、心理与认知功能优化等，旨在达到预康复的目的。

营养方面，老年手术患者要保证能量及蛋白质的摄入、补充维生素和微量元素、纠正贫血，特别是那些处于衰弱状态或患有疾病的老年人。推荐的老年人能量目标量是30 kcal/（kg·d），低体重老年人的能量需求按照实际体重的120%来计算，肥胖老年人应该按照理想体重计算。在蛋白质的摄入方面，补充富含亮氨酸的必需氨基酸混合物可以帮助增加老年人的肌肉含量，从而改善衰弱状态。对于肾功能正常的老年患者，蛋白质的摄入量推荐目标量为1.0 ~ 1.5 g/（kg·d），其中优质蛋白质应占50%。乳清蛋白被认为是最优质的蛋白质之一，因此在老年人的饮食中应优先考虑。此外，衰弱患者应注意维生素及微量元素的摄入。老年衰弱患者术前常合并贫血，这会增加术后并发症及死亡风险，建议术前4周开始口服铁剂纠正贫血，巨幼红细胞性贫血患者建议口服叶酸或维生素B_{12}。在制订老年人的饮食计划时，还需要结合他们的饮食偏好和所患疾病的特点。如老年糖尿病患者需要控制碳水化合物的摄入量；高血压患者需要限制盐的摄入量。此外，老年人的饮食应该易于消化吸收，以确保他们能够充分吸收食物中的营养。

康复运动方面，在做好安全风险评估和防护前提下，根据患者的衰弱程度、个人兴趣、训练条件和目的选择运动方式、强度、频率和时长。对于重度衰弱患者，可选用被动运动方式。要为衰弱前期或衰弱老年人提供多方面的锻炼计划以改善他们的躯体功能，提高生活质量、心理健康以及对受伤和跌倒等应激事件的抵抗能力。在制订运动计划时，应根据患者的具体情况选择合适的运动方式和姿势。对于行动不便的老年人，可以在床上进行卧位或坐位运动，或者在椅子上进行简单的伸展和肌肉锻炼。随着身体状况的改善，可以逐渐过渡到站立和行走等更高强度的运动。在运动形式上，推荐采用阻抗运动和平衡运动等多种方式。阻抗运动如举重、弹力带训练等，可以增强肌肉力量和耐力；平衡运动如瑜伽、太极等，可以提高身体的平衡性和稳定性。对于改善下肢肌力和平衡能力，建议每周进行3次有氧运动，每次持续30 min。常见的运动形式包括散步、太极、八段锦等。进行主动深呼吸和咳嗽锻炼，可明显降低术后肺部并发症的发生率。

共病方面，在老年患者中，共病现象尤为普遍，如心功能衰竭、肾衰竭、认知功能受损、糖尿病、高血压、视力及听力障碍等，这些都可能加剧衰弱的发生与发展。在治疗共病时，应特别关注那些可逆转的疾病，尽早进行干预，以减缓衰弱的进程。同时，评估衰弱老年患者的用药情况至关重要，确保用药的合理性并及时纠正不合理用药。不合理用药可能加重患者的衰弱症状，甚至引发新的健康问题。根据Beers、STOPP及START等标准评估老年衰弱患者的用药情况，可以帮助医师更好地了解患者的用药状况，发现潜在的不合理用药，并进行及时调整。

在心理和认知方面，对于术前伴有焦虑、抑郁等心理疾患的老年衰弱患者，需要专业医疗卫生机构、社会和家庭共同参与，建议使用药物及非药物手段进行干预。术前应对老年衰弱高危患者进行认知功能障碍筛查，目前研究表明每周2 h的认知培训课程可通过刺激短期记忆，增强注意力等改善认知功能。

对于急诊手术患者，尽管可能难以通过术前优化治疗改善衰弱状态，但早期识别衰弱并及时调整诊疗方案仍然有助于改善患者预后。这强调了及时评估和干预的重要性，以确保患者在手术前后得到最佳的护理和治疗。

13. 老年衰弱患者用药情况的常用评估量表

目前临床上评估衰弱老年患者的用药情况的标准评估量表，常用的有Beers、STOPP及START等。

Beers标准在1991年由专家共识小组制定，为评估老年患者不适当药物处方的重要参考工具。该标准列出了可能不适合用于老年患者的药物，主要原因是不良事件风险高。这些药物归为5类：可能不适合用于大多数老年人的药物；某些疾病老年患者通常应该避免使用的药物；因不良反应而需慎用的药物；因药物相互作用而需慎用的药物；需根据肾功能调整剂量的药物。Beers标准的一个明显局限性是该标准关注的是美国市场上的药物。Beers标准经过了多次更新，最近一次更新在2023年，主要更新内容包括：①利伐沙班用于老年人时出血风险高于其他直接口服抗凝药，应避免长期用于治疗非瓣膜性房颤或静脉血栓栓塞。②除其他药物（如直接口服抗凝药）存在禁忌或使用极为不便（如因处方限制）情况下，非瓣膜性房颤或静脉血栓栓塞的初始治疗避免使用华法林。③磺酰脲类引起心血管事件、全因死亡和低血糖的风险较高，应避免在一、二线治疗中单独或辅助性使用。如需使用，首选短效药物。④老年女性应避免使用口服/经皮雌激素，确实需要可使用阴道局部用雌激素治疗症状性阴道萎缩或预防泌尿道感染；如正在使用非阴道给药的雌激素替代治疗，应考虑逐渐减停。⑤避免将阿司匹林用于心血管疾病的一级预防，如已作此用，应考虑逐渐减停。老年人处方筛查工具（Screening Tool of Older Person's Prescriptions，STOPP）标准在2023年进行了更新，这是另一种识别不当处方的工具。老年患者共病多，除了关注用药不当的情况，同时也关注适用药物处方不足的情况。老年人处方遗漏筛查工具（Screening Tool to Alert to Right Treatment，START）包括34项已验证的标准，由老年药物治疗专家共识小组制定，旨在发现老年住院患者中的潜在处方遗漏。

我国于2017年推出了《中国老年人潜在不适当用药判断标准（2017年版）》以用于我国老年人不适当用药的评估和干预。其中A级和B级警示药物中的“高风险”药物主要集中在苯二氮䓬类药物、精神药物、非甾体抗炎药、心血管药物、噻唑烷二酮类降糖药和具有抗胆碱作用的药物。其中，苯二氮䓬类药物、精神药物及抗胆碱药的用药风险点主要在对有癫痫或癫痫发作、谵妄、认知功能受损、帕金森病、跌倒或骨折等病史的老年患者，其将降低癫痫发作阈值、诱发或加重谵妄、产生中枢神经系统不良影响、加重帕金森病症状或锥体外系症状、精神运动功能受损、共济失调及再发跌倒等，对有慢性阻塞性肺疾病者苯二氮䓬类药物有呼吸抑制的风险。非甾体抗炎药对于有心力衰竭、肾功能不全的老年患者将有液体潴留、加重心力衰竭或导致肾衰竭的风险，而对有消化性溃疡的老年患者非甾体抗炎药又有加剧溃疡、导致新溃疡和诱发消化道出血的风险。

在评估老年患者用药情况时，需要强调的是临床医师在做处方决策时必须考虑多项因素，包括利用常识和临床判断，并不一定都能严格遵从此标准。而且，医师在回顾患者用药情况时需要考虑非处方药治疗的情况，以及需要就使用非处方药可能引发的问题对患者进行教育。

14. 老年患者认知功能状态的评估方法

认知功能障碍和痴呆在老年人中较为常见，但经常未被发现。老年患者的认知功能对其整体健康状况和术后恢复具有重要影响。认知功能受损，如谵妄、痴呆和抑郁等，不仅会影响患者的生活质量，还会增加术后并发症和死亡率的风险。术前认知功能评估的结果可以为术后认知功能的监测提供基线值，有助于及时发现术后认知功能的变化，并采取相应的干预措施。术前认知功能障碍可有力预测术后谵妄、神经认知障碍和认知功能下降的风险。尤其是存在糖尿病控制不佳、慢性阻塞性肺疾病（COPD）伴低氧血症、脑卒中病史、帕金森病史、抑郁、肿瘤放/化疗等情况的患者，应高度警惕其术前是否合并认知功能障碍。对合并以上情况的老年患者接受手术前，对其进行认知功能评估非常有必要。

常用的认知障碍筛选工具包括简易认知评估量表（Mini-Cog）和蒙特利尔认知评估量表（MoCA）等。Mini-Cog包括2个简单的认知测试，由画钟试验（Clock Drawing Task，CDT）和对3个词记忆-回忆组成，极其简短，满分5分，≤3分认为有认知功能受损。它是一种快速痴呆筛选工具，可以在短时间内对老年患者的认知功能进行初步评估。该工具简单易行，适用于术前快速筛查，有助于及时发现可能存在认知障碍的患者。蒙特利尔认知评估量表（MoCA）是一种更为详细的认知功能评估工具，MoCA包括了注意与集中、执行功能、记忆、语言、视结构技能、抽象思维、计算和定向力等8个认知领域的11个检查项目。总分30分，≥26分正常，分数在22分左右的为轻度认知障碍人士，分数16分左右的为老年痴呆症患者。MoCA有助于更准确地判断患者是否存在认知功能减退，为制订个性化的治疗方案提供依据。

除了使用认知评估工具外，医疗团队还可以通过与患者的交流和观察，了解其认知功能状况。例如，关注患者是否有记忆力减退、注意力不集中、语言表达困难等认知障碍的表现。

15. 老年患者发生术后谵妄的风险评估

术后谵妄是一种急性的暂时性脑功能障碍，表现为意识混乱和注意力不集中的波动性病程，可能伴随意识水平的改变和思维的紊乱。这些症状多在手术后72 h内出现，但有时可能会持续更长时间。谵妄可能会导致不良结局，如延长住院时间、感染和跌倒等。

通过识别导致术后谵妄的易感因素和诱发因素，可以评估患者的谵妄风险。老年患者谵妄的易感因素包括：高龄（65岁以上），术前认知功能储备下降（痴呆、抑郁、脑萎缩、认知功能损害），生理储备降低（衰弱、视觉和听觉障碍、自主活动受限、活动耐量降低），营养不良，电解质紊乱，酗酒，共病情况（合并多种疾病，严重疾病，精神疾病，终末期疾病，代谢紊乱，严重感染等），睡眠障碍，药物依赖等。促发因素包括：术前药物（抗胆碱能、镇静催眠药、多种药物治疗）、酒精或药物戒断、疼痛、睡眠模式中断、手术因素（心血管手术、体外循环、长时间大手术）、术中因素（低血压、低氧血症、低体温、麻醉药物），入住ICU，并发疾病（感染、休克、贫血、并发症等）。

对于谵妄高危患者，针对其危险因素，术前针对性地进行认知功能训练、改善营养状态、纠正电解质紊乱、改善睡眠等都可以减少谵妄发生风险。针对诱发因素优化围手术期管理，如术前避免使用苯二氮䓬类药物和抗胆碱能药物；对于长期使用苯二氮䓬类药物的患者，建议邀请精神科医师指导此类患者的围手术期用药管理；术中精细化麻醉管理；术后避免疼痛、低体温等不良刺激，加强营养和监护。

16．老年患者日常生活功能的评估

日常生活活动量表（Activities of Daily Living Scale，ADLS）（表10-7）和日常工具性活动量表（Instrumental Activities of Daily Living Scale，IADLS）（表10-8）是评估老年患者日常生活功能状态的重要工具。ADLS和IADLS可以帮助我们了解老年患者在基础日常生活和复杂日常生活方面的自理能力。ADLS量表主要评估老年患者的基本生活技能，如洗澡、穿衣、吃饭、上厕所、转运等。总分0～6分，得分越高，显示患者自理能力越高；得分越低，患者生活依赖性越强，0分表明患者生活不能自理。通过ADLS的评估，我们可以了解老年患者在这些基本活动上的依赖程度，从而预测他们术后可能需要的护理级别和康复支持。IADLS量表更侧重于评估老年患者在复杂日常生活中的能力，如使用电话、购物、准备食物、做家务、管理财务等。通过IADLS的评估，我们可以了解老年患者在复杂日常生活方面的独立程度，以及他们可能需要的社会和心理支持。

表10-7 日常生活活动量表（ADIs）

活动	独立性（1分）	依赖性（0分）
沐浴	能自己完成洗浴或者仅身体一个部位需要协助，如后背会阴部或者有残疾的肢体	身体超过一个部位的洗浴需要协助完成，或完全需要别人协助
穿衣	能从衣柜拿出衣物并自行完成衣服穿着	可能需要协助系鞋带需要部分或完全协助衣物穿着
如厕	能独立至厕所完成大小便整理衣服、清洁会阴区	需协助转移到厕所完成大小便并清洁会阴区，或使用便盆
转运	可借助机械辅助装置自行上下床	需帮助完成上下床
排便和排尿	无大小便失禁	部分或完全大小便失禁
进食	能自行进食	需要部分或完全协助进食，或需要肠外营养

表10-8 日常工具性活动量表（IADLs）

项目	评分		
	3	2	1
你能使用电话吗？	不需要帮助	部分帮助	完全不会使用电话
你能到步行不能到达的地方吗?	不需要帮助	部分帮助	除非有特别安排否则不能到达
你能去买杂货吗?	不需要帮助	部分帮助	完全不能购物
你能自已准备饭菜吗?	不需要帮助	部分帮助	完全无法准备任何食物
你能自己做家务吗?	不需要帮助	部分帮助	完全不能做任何家务
你能自己做杂工吗?	不需要帮助	部分帮助	完全不能做杂工
你能自己洗衣服吗?	不需要帮助	部分帮助	完全不能洗衣服
你能自己吃药吗（用药患者）?	不需要帮助（在正确的时间内使用正确的剂量）	部分帮助（有人为你准备或提醒用药）	完全无法服用自己的药物
如果必须吃药，你能做到吗（未用药患者）?	不需要帮助（在正确的时间内使用正确的剂量）	部分帮助（有人为你准备或提醒用药）	完全无法服用自己的药物
你能管理自己的钱吗?	不需要帮助	部分帮助	完全无法处理金钱

17. 老年患者营养状态的评估

营养不良是常见的老年综合征之一，与衰弱和功能减退、急性病恢复关系密切，可导致老年患者术后感染、伤口愈合不良、器官功能障碍（心、肺、肾、肝、神经系统）、胃肠道出血、医院感染、机械通气等风险增高。对老年患者的营养评估应包括：既往病史，特别注意慢性病、感染、近期住院和既往手术；评估近期体重减轻或增加及其是否出于患者本意；明确当前用药信息，包括非处方药和其他补充剂，以及有无任何过敏或食物不耐受；膳食史；完整的体格检查包括生命体征、身高和体重并计算BMI。微型营养评估量表（MNA）（表10-9）可用于老年患者术前的营养状态评估，具有较强的敏感性和特异性，其中0～7分为营养不良；8～11分有营养不良的危险：12～14分为正常营养状态。此外，营养风险指数（Nutrition Risk Index，NRI）、主观全面评定（Subjective Global Assessment，SGA）、营养风险筛查工具2002版（Nutritional Risk Screening 2002，NRS 2002）也常用于营养不良的筛查。血清白蛋白、转铁蛋白、血清前白蛋白有助于评估蛋白质营养状况。

表10-9　微型营养评估量表（MNA）

项目	评分			
	0	1	2	3
既往 3 个月内是否因食欲下降、消化问题、咀嚼或吞咽困难而摄食减少	食欲完全丧失	食欲中等程度下降	食欲没有下降	
近 3 个月体重下降情况	体重下降超过 3 kg	不知道	体重下降在 1 ～ 3 kg 之间	无体重下降
活动能力	长期卧床或者依赖轮椅	可以不依赖椅子或床活动，但不能外出	可以外出	
既往 3 个月是否有心理问题或者急性疾病	是		否	
神经心理问题	严重智力减退或抑郁	轻度智力减退	没有问题	
体质指数（BMI）#	＜ 19	19 ～ 21	22 ～ 23	＞ 23
小腿围 #	＜ 31 cm			＞ 31 cm

注：# 如果不知道 BMI，可以用小腿围代替 BMI，两者只用一个即可。

第三节　特殊老年患者麻醉门诊评估

1. 老年患者围手术期脑卒中的危险因素

老年患者围手术期脑卒中的危险因素很多，主要包括患者、手术、麻醉管理等多方面相关因素。

患者相关危险因素：包括基本情况（高龄、女性），合并慢性疾病（高血压（>160/90 mmHg）、糖尿病、脂代谢异常），特殊病史（脑卒中史、症状性颈动脉狭窄、短暂性脑缺血发作史、术前6个月内心肌梗死史），心脏（心房颤动、左心室收缩功能障碍（左心室射血分数<40%）、心脏瓣膜病），肾功能不全（血浆肌酐>2 mg/dl或>177 μmol/L），外周血管病，肺脏（慢性阻塞性肺病、吸烟史）等。高龄和脑血管病史是最常见和最易识别的危险因素。

手术相关危险因素：包括急诊手术、手术类型（心脏、大血管、腹部、骨科、移植手术）、长时间手术、心脏手术过程中心肺转流及主动脉阻断、在主动脉粥样硬化部位进行手术操作等。

麻醉管理相关因素：包括麻醉方式、术中新发心房颤动、高血糖和低血压（血压下降幅度超过基线的30%）等。术中低血压是围手术期脑卒中的重要因素之一，尤其对于脑卒中高危患者，可导致分水岭脑梗死。

2. 近期（<3个月）脑卒中老年患者的麻醉门诊评估重点

近期合并脑卒中老年患者的麻醉门诊评估重点包括手术时机选择、风险告知及围手术期药物调整。

脑卒中史是发生围手术期脑卒中和其他术后重大心脏不良事件的危险因素。研究显示，在缺血性脑卒中后3个月内接受手术的围手术期缺血性脑卒中发生率为12%，与无脑卒中史的患者相比，其围手术期脑卒中的风险升高67倍。脑卒中后围手术期脑卒中的风险随着时间推移而降低并在9个月时趋于平稳，但风险仍高于无脑卒中史的患者。有脑卒中既往史但未接受手术的患者中，脑卒中复发率也会随着时间推移有类似下降，但其脑卒中复发的绝对风险明显低于有脑卒中既往史且接受了手术的患者。例如，未接受手术的患者在3个月时的脑卒中复发率为3%～4%，而手术患者为12%。对美国5 841 539例65岁及以上患者的分析也表明，缺血性脑卒史中会增加围手术期脑卒中风险，尤其是手术前30日以内的脑卒中病史影响更大。与从未发生过脑卒中相比，术前30日内发生过脑卒中会使缺血性脑卒中的风险增加至8倍（分别为2.52%和0.33%），术前31～60日内发生过脑卒中会使风险增至6倍，而术前61～90日内发生过脑卒中会使风险增至5倍。一项研究评估了脑卒中后急诊手术的时机，评估了有缺血性脑卒中既往史并接受了非心脏、非神经系统急诊手术的患者，结果发现在脑卒中后3个月内接受手术的患者重大不良心血管事件（MACE；即急性心肌梗死、脑卒中和心血管死亡）风险以及全因死亡率最高，到脑卒中后9个月时趋于平稳，但此后仍处于较高状态。

因而为了降低脑卒中复发的风险，建议将真正的择期手术推迟至脑卒中后至少3个月，尽量推迟9个月。对于有缺血性脑卒中病史的患者，应根据脑卒中复发和其他心血管事件的风险、患者因素以及延迟手术的风险来确定手术时机。若患者有缺血性脑卒中病史，应与患者及外科医师讨论围手术期脑卒中复发和死亡的重大风险以及延迟手术的相关风险。对于急诊和限期手术，术前要进行充分的脑功能评估和相关疾病状态评估，与患者及家属讨论及告知围手术期相关风险。

在决定围手术期继续还是停用当前的抗血小板或抗凝药物时，应权衡血栓栓塞和缺血性脑卒中风险的降低与计划手术期间和之后出血风险的增加。在颅内和椎管内手术期间和之后的出血可能是灾难性的，这些手术通常需要停用抗血小板和抗凝药物。其他外科手术的药物管理必须视具体情况而定。一部分患者存在特殊的围手术期脑卒中风险［近期缺血性脑卒中和（或）TIA，或存在颅内支架］，在手术操作允许时，需要考虑围手术期继续抗血小板治疗。使用他汀类药物的患者应尽量在整个围手术期继续用药。此外，对于没有使用他汀类药物但心血管疾病风险高的患者，应在择期手术前，以及有条件时在限期手术或急诊手术前，尽早启用他汀类药物。

3. 老年患者术前心血管风险的评估

对于老年患者术前的心血管风险评估，确实需要全面考虑多个方面，包括高血压、冠状动脉疾病、瓣膜疾病、心律失常以及患者的体能状态。在评估完上述因素后，对于存在心血管风险的患者，应根据具体情况制订相应的内科治疗方案，如降压治疗、抗心肌缺血治疗、抗心律失常治疗等，以稳定病情、降低手术风险。在内科治疗稳定后，再根据老年患者非心脏手术的心血管风险评估流程进行进一步的手术风险评估和决策（见图10-1）。

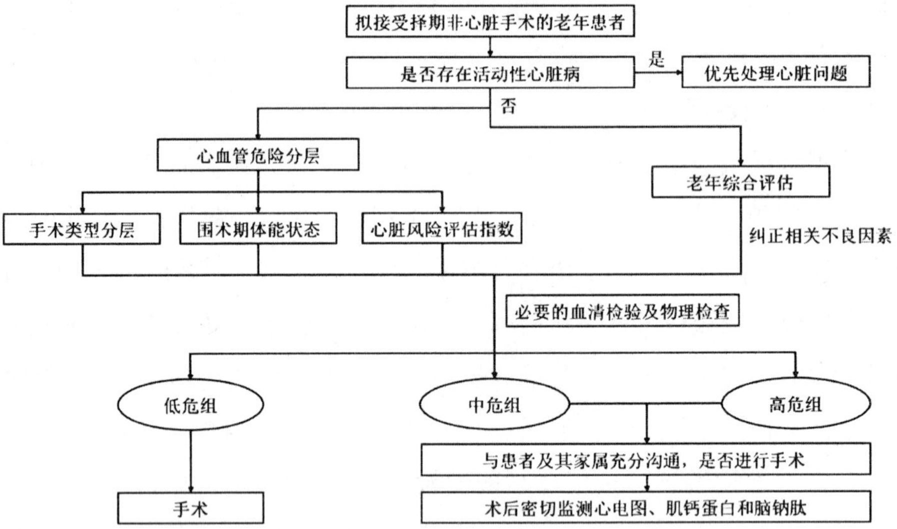

图10-1　老年患者非心脏手术的心血管风险评估流程

4. 近期（<3个月）心肌梗死老年患者的麻醉门诊评估要点

除了老年患者的一般评估内容外，对于近期（<3个月）有心肌梗死的老年患者的麻醉门诊评估，以下是一些需要特别关注的要点。

（1）手术时机：对于近期心肌梗死的老年患者，我们应仔细评估手术的必要性和紧迫性。在考虑择期和限期手术时，需权衡患者的预期寿命、生活质量以及潜在的手术风险。短期内不宜进行择期和限期手术，限期手术患者一般建议在急性心肌梗死发生后4～6周再行手术。急性心肌梗死患者若未行血运重建，择期非心脏手术一般至少推迟60日。对于行血运重建的患者，建议尽量在球囊血管成形术后至少14日再手术。在冠状动脉支架植入术后，患者需完成双联抗血小板疗法（Dual Antiplatelet Therapy，DAPT）的最短推荐疗程后才可接受择期非心脏手术，以尽可能减少不良心血管事件。支架术后1个月内的MI和心脏性死亡风险最高，对于无法延期的非急诊非心脏手术，PCI术后DAPT最短疗程为4～6周，具体取决于手术的紧急程度。对于真正的择期手术，建议在支架植入术后至少6个月时再安排手术。接受冠脉搭桥术的患者在术后恢复2～3个月后再行择期非心脏手术。急诊手术患者可行急诊冠状动脉支架置入术，或经优化治疗改善心脏功能，无急性心功能衰竭和心肌缺血症状后，再进行手术治疗，以减少术中再次心肌梗死或者梗死面积增大，甚至出现心搏骤停等事件。冠状动脉支架置入后需权衡支架内血栓形成风险与外科出血风险，决定抗血小板药、抗凝药的使用。

（2）心功能评估：需要详细评估患者的心功能，包括心脏射血分数、心脏瓣膜功能、心室壁运动等。这可以通过心电图、超声心动图、心脏磁共振或冠状动脉造影等检查手段来完成。

（3）心肌缺血评估：通过心肌酶、肌钙蛋白等生物标志物以及心电图的监测，评估患者是否仍存在心肌缺血的情况。

（4）药物使用情况：了解患者当前使用的所有药物，特别是抗血小板药物、抗凝药物、降压药物、降糖药物等，评估这些药物对麻醉的影响以及是否需要调整药物剂量。

（5）麻醉风险评估：根据患者的年龄、病情、手术类型、麻醉方式等因素，全面评估麻醉的风险。对于高风险患者，可能需要与多学科团队进行讨论，制订个性化的麻醉方案。

（康 茵）

参考文献

[1]中国老年医学学会麻醉学分会.老年衰弱患者围术期管理专家意见[J].临床麻醉学杂志，2023，39（9）：991-997.DOI:10.12089/jca.2023.09.019.

[2]Lobanov-Rostovsky S,He Q,Chen Y,et al.Growing old in China in socioeconomic and epidemiological context: systematic review of social care policy for older people[J]. BMC Public Health,2023,23(1):1272.DOI:10.1186/s12889-023-15583-1. PMID: 37391766; PMCID: PMC10311713.

[3]Gill TM,Vander Wyk B,Leo-Summers L,et al,Becher RD.Population-Based Estimates of 1-Year Mortality After Major Surgery Among Community-Living Older US Adults[J]. JAMA Surg,2022,157(12):e225155.DOI:10.1001/jamasurg.2022.5155.Epub 2022 Dec 14. Erratum in: JAMA Surg. 2023 Mar 1;158(3):331. PMID: 36260323; PMCID: PMC9582971.

[4]中华医学会麻醉学分会老年人麻醉学组，国家老年麻醉联盟，国家老年疾病临床医学研究中心（宣武医院）.中国老年麻醉十年回顾（2012—2022）[J].国际麻醉学与复苏杂志，2022，43（11）：1121-1124.DOI:10.3760/cma.j.cn321761-20221008-00666.

[5]中国老年医学学会.老年患者非心脏手术围术期心肌损伤防治专家共识(2022版)[J].中华麻醉学杂志，2022，42（10）：1156-1168.DOI:10.3760/cma.j.cn131073.20220301.01002.

[6]Glance LG,Benesch CG,Holloway RG,et al.Association of Time Elapsed Since Ischemic Stroke With Risk of Recurrent Stroke in Older Patients Undergoing Elective Nonneurologic, Noncardiac Surgery[J]. JAMA Surg,2022,157(8):e222236.DOI:10.1001/jamasurg.2022.2236. Epub 2022 Aug 10.PMID:35767247;PMCID: PMC9244776.

[7]李莹，钱玉英，李耘，等.老年人多重用药及评价工具的研究进展[J].中华老年多器官疾病杂志，2021，20（3）：229–232.DOI:10.11915/j.issn.1671–5403.2021.03.049.

[8]中华医学会麻醉学分会老年人麻醉与围术期管理学组，国家老年疾病临床医学研究中心，国家老年麻醉联盟.中国老年患者围术期麻醉管理指导意见（2020版）（四）[J].中华医学杂志，2020，100（35）：2736–2757.DOI:10.3760/cma.j.cn112137–20200503–01409.

[9]Doan LV,Blitz J.Preoperative Assessment and Management of Patients with Pain and Anxiety Disorders[J].Curr Anesthesiol Rep,2020,10(1):28–34.DOI:10.1007/s40140–020–00367–9. Epub 2020 Jan 10.PMID:32435161;PMCID:PMC7222996.

第十一章

哮喘患者麻醉门诊的评估

第一节　哮 喘 概 述

1. 哮喘的定义

支气管哮喘（简称哮喘）是由多种细胞以及细胞组分参与的慢性气道炎症性疾病，临床表现为反复发作的喘息、气急，伴或不伴胸闷或咳嗽等症状，同时伴有气道高反应性和可变的气流受限，随着病程延长可导致气道结构改变，即气道重塑。其特点有：哮喘发作的反复性；气道狭窄的可逆性；哮鸣音的弥漫性；呼吸困难为呼气性。

2. 哮喘的流行病学特征

哮喘的流行病学特征主要包括患病率、年龄、性别、地理分布、遗传、社会经济因素等。

（1）患病率：哮喘的患病率因地区、种族、性别等因素的不同而有所差异。据全球哮喘防治倡议（Global Initiative for Asthma，GINA）统计，全球约有3.58亿人患有哮喘，并且这一数字还在不断上升。

（2）年龄：哮喘可以在任何年龄段出现，但儿童和青少年是主要的发病群体。GINA的数据显示，约有一半以上的哮喘患者是在20岁之前被诊断出来的。

（3）性别：哮喘的发病率和死亡率在不同性别之间也有所差异。一般来说，女性比男性更容易患哮喘，特别是在青春期和更年期这两个阶段。

（4）地理分布：哮喘的地理分布也受到气候、环境污染、生活方式等多种因素的影响。例如，工业化国家哮喘的发病率普遍较高，这可能与环境污染、职业暴露等因素有关。

（5）社会经济因素：社会经济地位较低的人群哮喘发病率较高，这可能与他们的居住条件、工作环境、生活习惯等因素有关。

（6）遗传因素：哮喘具有一定的家族聚集性，如果父母或近亲中有哮喘患者，那么子女患哮喘的风险会增加。此外，双胞胎研究表明，哮喘的遗传度约为70%～80%。

总的来说，哮喘的流行病学特征复杂多变，受到多种因素的影响。对于哮喘的防控，需要从多个角度出发，包括改善环境质量、提高公众的健康意识、加强疾病的早期诊断和治疗等。

3．哮喘的诊断标准

（1）典型哮喘的诊断标准。

1）典型哮喘的临床症状和体征：①反复发作性喘息、气促，伴或不伴胸闷或咳嗽，夜间及晨间多发，常与接触变应原、冷空气、物理、化学性刺激及上呼吸道感染、运动等有关。②发作时及部分未控制的慢性持续性哮喘，双肺可闻及散在或弥漫性哮鸣音，呼气相延长。③上述症状和体征可经治疗缓解或自行缓解。

2）可变气流受限的客观检查：①支气管舒张试验阳性（吸入支气管舒张剂后，FEV_1增加＞12%，且FEV_1绝对值增加＞200 mL）；或抗感染治疗4周后与基线值比较FEV_1增加＞12%，且FEV_1绝对值增加＞200 mL（除外呼吸道感染）。②支气管激发试验阳性；一般使用的吸入激发剂为乙酰甲胆碱或组胺，通常以吸入激发剂后FEV_1下降≥20%，判断结果为阳性，提示存在气道高反应性。③呼气流量峰值（peak expiratory flow，PEF）平均每日昼夜变异率（至少连续7 d每日PEF昼夜变异率之和/总天数7）＞10%，或PEF周变异率｛（2周内最高PEF值–最低PEF值）/［（2周内最高PEF值+最低PEF）×1/2］×100%｝＞20%。

符合上述症状和体征，同时具备气流受限客观检查中的任一条，并除外其他疾病所引起的喘息、气促、胸闷及咳嗽，可以诊断为哮喘。

（2）不典型哮喘的诊断标准：临床上还存在着无喘息症状、也无哮鸣音的不典型哮喘，患者仅表现为反复咳嗽、胸闷或其他呼吸道症状。

1）咳嗽变异性哮喘（Cough Variant Asthma，CVA）：咳嗽作为唯一或主要症状，无喘息、气促等典型哮喘的症状和体征，同时具备可变气流受限客观检查中的任何一条，除外其他疾病所引起的咳嗽，按哮喘治疗有效。

2）胸闷变异性哮喘（Chest Tightness Variant Asthma，CTVA）：胸闷作为唯一或主要症状，无喘息、气促等典型哮喘的症状和体征，同时具备可变气流受限客观检查中的任一条，除外其他疾病所引起的胸闷。

3）隐匿性哮喘：指无反复发作喘息、气促、胸闷或咳嗽的表现，但长期存在气道反应性增高。随访发现，有14%～58%的无症状气道反应性增高者可发展为有症状的哮喘。

4. 哮喘的分期及分级

（1）哮喘分期：根据临床表现，哮喘可分为急性发作期、慢性持续期和临床控制期。

1）哮喘急性发作是指喘息、气促、咳嗽、胸闷等症状突然发生，或原有症状加重，并以呼气流量降低为特征，常因接触变应原、刺激物或呼吸道感染诱发。

2）慢性持续期是指每周均不同频度和（或）不同程度地出现喘息、气促、胸闷、咳嗽等症状。

3）临床控制期是指患者无喘息、气促、胸闷、咳嗽等症状4周以上，1年内无急性发作，肺功能正常。

（2）哮喘分级。

1）严重程度的分级：

A.初始治疗时对哮喘严重程度的判断，对患者选择药物治疗方案十分重要。可根据白天、夜间哮喘症状出现的频率和肺功能检查结果，将慢性持续期哮喘按病情严重程度分为间歇状态、轻度持续、中度持续和重度持续4级（表11–1）。

B.根据达到哮喘控制所采用的治疗级别来进行分级，在临床实践中更实用。轻度哮喘：经过第1级、第2级治疗能达到完全控制者；中度哮喘：经过第3级治疗能达到完全控制者；重度哮喘：需要第4级或第5级治疗才能达到完全控制，或者即使经过第4级或第5级治疗仍不能达到控制者（哮喘控制分级详见表11–3）。

2）急性发作时的分级（表11–2）：哮喘急性发作程度轻重不一，可在数小时或数天内出现，偶尔可在数分钟内危及生命，故应对病情作出正确评估，以便给予及时有效的紧急治疗。

表11-1　病情严重程度的分级

分级	临床特点
间歇状态 （第 1 级）	症状＜每周 1 次 短暂出现 夜间哮喘症状≤每月 2 次 FEV_1 占预计值 % ≥ 80% 或 PEF ≥ 80% 个人最佳值，PEF 变异率＜ 20%
轻度持续 （第 2 级）	症状≥每周 1 次，但＜每日 1 次 可能影响活动和睡眠 夜间哮喘症状＞每月 2 次，但＜每周 1 次 FEV_1 预计值 % ≥ 80% 或 PEF ≥ 80% 个人最佳值，PEF 变异率为 20% ～ 30%
中度持续 （第 3 级）	每日有症状 影响活动和睡眠 夜间哮喘症状≥每周 1 次 FEV_1 占预计值 % 为 60% ～ 79% 或 PEF 为 60% ～ 79% 个人最佳值，PEF 变异率＞ 30%
重度持续 （第 4 级）	每日有症状频繁出现 经常出现夜间哮喘症状 体力活动受限 FEV_1 占预计值 % ＜ 60% 或 PEF ＜ 60% 个人最佳值，PEF 变异率＞ 30%

表11-2　哮喘急性发作时病情严重程度的分级

临床特点	轻度	中度	重度	危重
气短	步行、上楼时	稍事活动	休息时	休息时，明显
体位	可平卧	喜坐位	端坐呼吸	端坐呼吸或平卧
讲话方式	连续成句	单句	单词	不能讲话
精神状态	可有焦虑，尚安静	时有焦虑或烦躁	常有焦虑、烦躁	嗜睡或意识模糊
出汗	无	有	大汗淋漓	大汗淋漓
呼吸频率	轻度增加	增加	常＞ 30 次 / 分	常＞ 30 次 / 分
辅助呼吸肌活动及三凹征	常无	可有	常有	胸腹矛盾呼吸
哮鸣音	散在，呼吸末期	响亮、弥散	响亮、弥散	减弱、乃至无
脉率（次 / 分）	＜ 100	100 ～ 120	＞ 120	脉率变慢或不规则
奇脉	无，＜ 10 mmHg	可有，10 ～ 25 mmHg	常有，10 ～ 25 mmHg（成年人）	无，提示呼吸肌疲劳

续表

临床特点	轻度	中度	重度	危重
最初支气管舒张剂治疗后 PEF 占预计值 % 或个人最佳值 %	＞ 80%	60% ～ 80%	＜ 60% 或 100 L/min 或作用时间＜ 2 h	无法完成检测
PaO_2（吸空气，mmHg）	正常	≥ 60	＜ 60	＜ 60
$PaCO_2$（mmHg）	＜ 45	≤ 45	＞ 45	＞ 45
SaO_2（吸空气，%）	＞ 95	91 ～ 95	≤ 90	≤ 90
pH 值	正常	正常	正常或降低	降低

注：只要符合某一严重程度的指标≥ 4 项，即可提示为该级别的急性发作；1 mmHg=0.133 kPa。

表11–3　哮喘患者长期（阶梯式）治疗方案

药物	1 级	2 级	3 级	4 级	5 级
推荐选择控制药物	需 ICS- 福莫特罗	低剂量 ICS 或按需 ICS+ 福莫特罗	低剂量 ICS+1ABA	中剂量 ICS+LAB	参考临床表型加抗 IgE 单克隆抗体，或加抗 -5、或加抗 I-5R、或加抗 IL-4R 单克隆抗体
其他选择控制药物	按需使用 SABA 时即联合低剂量 ICS	白三烯受体拮抗剂（LTRA）低剂量茶碱	中剂量 ICS 或低剂量 ICS 加 LTFA 或加茶碱	高剂量 ICS 加 LAMA 或加 LTRA 或加茶碱	高剂量 ICS+LABA 加其他治疗，如加 LANA，或加茶碱或加低剂量口服激素（注意不良反应）
首选缓解药物	按需使用低剂量 ICS+ 福莫特罗，处方维持和缓解治疗的患者按需使用低剂量 ICS+ 福莫特罗				
其他可选缓解药物	按需使用 SABA				

注：ICS，吸入性糖皮质激素；LABA，长效 β_2 受体激动剂；SABA，短效 β_2 受体激动剂；LAMA，长效抗胆碱能药物。

5．哮喘的病理学机制

哮喘的病理学机制主要包括以下几方面。

（1）气道炎症：哮喘的本质是气道炎症。大量的研究证实，以嗜酸性粒细胞、淋巴细胞和肥大细胞为主的气道炎症是哮喘的主要病理学特征。炎症细胞分泌的多种炎症介质和细胞因子，构成了一个复杂网络，最终导致气道反应性增高、分泌物增加、血管渗出增多、气管平滑肌收缩。神经受体机制气道的自主神经包括兴奋性的胆碱能神经、非胆碱能神经和抑制性的肾上腺素能神经、非肾上腺素能神经。正常人体气道的自主神经系统处于相对平衡的状态。当自主神经功能异常时，如胆碱能神经亢进或β肾上腺素能效应低下，可导致气道反应性增加。

（2）免疫学机制：哮喘的免疫学改变涉及体液免疫和细胞免疫。当特异性体质患者首次接触变应原时，活化的辅助性T细胞（主要是Th2细胞）被激活并释放IL-4、II，5、IL等细胞因子，刺激B细胞产生特异性IgE，附着在气道内肥大细胞、嗜碱性粒细胞表面，形成致敏状态。若变应原再次进入体内，可与结合在细胞表面的IgE交联，使该细胞合成并释放多种活性介质，导致平滑肌收缩、黏液分泌增加、血管通透性增高和炎性细胞浸润等。血清中总IgE和特异性IgE增高是特征性标志，也是哮喘的主要特征。

（3）气道高反应性：哮喘患者几乎均存在气道反应性增高，哮喘患者对各种刺激物的敏感性可达正常人的100～1 000倍，表现为气道对各种刺激因子出现过强或过早的收缩反应，是哮喘发生、发展的重要因素，也是哮喘患者的共同病理、生理特征。目前普遍认为气道炎症是导致气道高反应性的最重要机制之一。

6. 哮喘的并发症

（1）呼吸衰竭：哮喘发作因气道阻塞和缺氧可导致Ⅰ型呼吸衰竭，随着病情加重，可导致CO_2潴留、Ⅱ型呼吸衰竭和呼吸性酸中毒，因此应尽早行动脉血气分析。血气分析为Ⅰ型呼吸衰竭，尽早全身应用激素及雾化吸入SABA（长效β_2受体激动剂），同时注意观察患者治疗后的反应及监测动脉血气分析的变化。血气分析为Ⅱ型呼吸衰竭，则反映患者病情危重，如症状持续不缓解，血气分析提示动脉血二氧化碳分压（$PaCO_2$）进行性升高，应考虑采用机械通气治疗。

（2）黏液栓阻塞和肺不张：哮喘严重发作时，黏液腺分泌明显增加，患者张口呼吸，大汗淋漓，使体液耗损过多，增加分泌液黏稠度，且纤毛-黏液传输功能明显下降。在这些因素综合影响下，气道内形成黏液栓阻塞细支气管，而且支气管壁增厚、黏膜充血水肿导致肺不张。

（3）气胸和纵隔气肿：哮喘急性发作时肺过度充气，肺内压增加，容易使哮喘已并发的肺大疱破裂形成自发性气胸。另外，气体亦可进入肺间质，沿支气管血管束至肺门进入纵隔引起纵隔气肿。出现气胸时宜尽早行胸膜腔穿刺或胸腔闭式引流排气。轻症纵隔气肿予吸氧治疗，重症者合并皮下气肿、出现呼吸循环功能障碍，可切开引流排气减压。

（4）水、电解质紊乱和酸碱失衡：哮喘急性发作期，由于缺氧、摄入不足、体液流失过多等，常合并水、电解质紊乱和酸碱平衡失调。应检测电解质及行动脉血气分析，及时发现异常并及时处理。

（5）心律失常：哮喘严重急性发作时可因缺氧，水、电解质紊乱和酸碱失衡出现心律失常。因此在治疗早期，应积极纠正缺氧、电解质紊乱，保持酸碱平衡，适当补液。此外，心律失常可能也与β_2受体激动剂及茶碱等药物应用相关。

（6）猝死：猝死是哮喘急性发作最严重的并发症，常无明显先兆症状，病情突然急速恶化，往往来不及抢救而死亡。哮喘的猝死，实际就是气道的严重的、急性的痉挛，猝死通常是急性发作的过程。比如吸入过敏原后，突然出现严重的呼吸困难，很快出现意识丧失、机体缺氧、发绀，最后导致心跳、呼吸的骤停，造成猝死。

第二节　哮喘患者的术前评估

1. 围手术期导致哮喘急性发作的常见危险因素

围手术期麻醉、手术等诸多因素均可诱发哮喘的发作，甚至发展成严重的支气管痉挛，威胁患者的生命安全。虽然近年来麻醉技术水平有了很大的进步，但围手术期哮喘发作的概率并没有明显下降。

（1）患者自身状况：未经正规治疗、中到重度、近期内频繁发作或抽烟、既往有心肺合并症的哮喘患者以及伴有上呼吸道感染的哮喘患者，术中哮喘发作的概率明显增加。

（2）麻醉、手术刺激：围手术期多种因素如麻醉手术前的高度紧张、恐惧，浅麻醉下插管、拔管、吸痰，气管导管过深，分泌物刺激，硬膜外麻醉平面过广，二氧化碳气腹、消毒剂、含胶乳的化学制品、手术刺激等，均可成为哮喘发作的诱发因素。手术部位引起围手术期支气管痉挛的危险性依次：脑部＞胸部＞上腹部＞下腹部＞其他部位手术。

（3）麻醉药物影响：阿曲库铵有明显的组胺释放作用，易诱发支气管痉挛；瑞库溴铵可阻滞突触前膜的M受体，降低负反馈调节作用，引起乙酰胆碱的释放，可诱发支气管痉挛；美维库铵可诱发肥大细胞释放组胺、白三稀；硫喷妥钠抑制交感神经导致副交感张力相对增强，在浅麻醉下可诱发支气管痉挛；另外，COX-2抑制剂、巴曲酶也有诱发支气管痉挛的报道。

（4）心理因素：围手术期的精神压力也可能是一个危险因素。手术前的精神紧张和恐惧可能会导致患者的交感神经活性增高，从而诱发或加重支气管痉挛。

（5）其他：包括输血、体外循环主动脉开放后等。

2. 哮喘患者麻醉门诊术前评估的意义

支气管痉挛是围手术期最常见的并发症之一，而对于哮喘患者，更容易在围手术期发生气道平滑肌痉挛，主要因素为手术方式、麻醉及患者病情情况等。哮喘患者围手术期支气管痉挛的发生率国内外报道不一，国内报道的发生率为10%左右，国外发生率低于1.7%，但均较非哮喘患者高。而围手术期一旦出现支气管痉挛，可引发严重的缺氧和二氧化碳潴留，继而导致缺氧性脑损伤、心肺功能衰竭甚至呼吸、心搏骤停，严重时将危及患者生命；哮喘症状未完全控制是引起哮喘患者围手术期气道痉挛的最重要因素。此外，呼吸道感染、环境中存在变应原、烟雾刺激、负面情绪（焦虑、抑郁等）等因素也可诱发哮喘发作。围手术期哮喘管理的目标是降低围手术期哮喘急性发作的风险，降低麻醉、手术操作所导致的气道不良事件的风险，防止气道痉挛的发生，且能早期识别哮喘发作并及时处理。合理有效的麻醉前评估和准备以及哮喘的良好控制是保证围手术期安全、降低不良事件的风险、提高手术成功率、减少术后并发症的关键。因此在麻醉门诊，麻醉医师通过详细了解患者的病情、用药情况、心肺功能、评估哮喘的分级及分期、筛选急重危症哮喘患者等，制订围手术期的术前预防策略，对哮喘控制不佳的患者必要时推荐呼吸专科会诊；了解手术类别及手术方式、确定麻醉方式、指导术前用药和康复训练、戒烟、减少患者心理负担，制订个性化的术前准备方案，为围手术期患者安全提供强有力的保障。

3. 麻醉门诊对哮喘患者实施术前评估的方法

降低围手术期哮喘急性发作风险，降低因麻醉、手术操作等导致的气道不良事件的发生是围手术期哮喘管理的目标。要达到这些目标，全面的术前评估与恰当的处理是保证围手术期安全的关键。全面的哮喘评估应该包括评估患者自身情况（临床症状控制情况、有无围手术期哮喘急性发作的危险因素、用药情况、肺功能等）、手术麻醉风险评估及手术时机等内容。2018年的GINA指南推荐所有哮喘患者择期手术应在哮喘良好控制后进行，评估应至少在术前1周进行。

（1）患者自身情况评估。

A．了解病史：了解患者日常生活活动能力，有无胸闷、气促、咳嗽、夜间憋醒等哮喘症状；了解患者哮喘的严重程度和病程，尤其详细询问其日间、夜间发作情况、发作频率、最近一次发作时间；了解患者用药情况、既往住院次数、近期有无上呼吸道感染、有无因急性发作需行气管插管及机械通气的病史；了解患者的手术麻醉史及药物过敏史。

B．评估患者的临床控制水平：对控制状况的评估可以按照中国哮喘防治指南2020版推荐的方法进行。该指南提出，根据患者的症状、用药情况、运动情况等复合指标将患者分为完全控制、部分控制和未控制（见表11-4）。哮喘控制测试（Asthma Control Test，ACT）问卷，ACT是国外学者开发的一项简单实用的哮喘控制水平的测试工具，经验证也适合中国患者使用。研究指出ACT得分与专家评估的患者哮喘控制水平具有较好的相关性。ACT更适用于缺乏肺功能设备的基层医院推广，但仅反映哮喘症状，具体评分方法见表11-5。患者哮喘症状控制不佳与围手术期哮喘发作风险增加密切相关。

C．评估患者有无围手术期哮喘急性发作的危险因素：哮喘未控制、呼吸道感染急性期、抽烟、有下文所述的合并症、用药不规范、依从性差以及在过去一年中曾因哮喘急性发作而看急诊或住院等。其中哮喘症状未完全控制是引起哮喘患者围手术期气道痉挛的最重要因素。研究发现，与哮喘得到控制的患者相比，手术前3个月有哮喘未控制史的外科患者有接近2倍的术后病死率和3倍的术后肺炎风险。有回顾性分析提示，近期（尤其是30日内）因哮喘治疗就诊患者发生围手术期支气管痉挛和喉痉挛的可能性更高。而发生上呼吸道感染后，气道高反应性可持续2～8周，也是围手术期哮喘急性发作的高危因素。

D．评估患者的药物使用情况：包括用药种类、速效支气管舒张剂的使用量、药物吸入技术、长期用药的依从性以及药物的不良反应等都要全面评估。长期使用β_2受体激动剂患者应注意是否存在低钾血症、高血糖和低镁血症；使用口服或大剂量糖皮质激素的患者可能在麻醉或手术过程中出现肾上腺功能不全或下丘脑垂体轴抑制。还要注意了解患者既往可能的哮喘诱发因素，是否有阿司匹林不耐受等，评估阿司匹林等非甾体抗炎药的使用与哮喘症状的相关性（即阿司匹林加重性呼吸道疾病），以避免在围手术期接触这些诱发因素。

E．评估患者是否有合并症：哮喘常见合并症包括变应性鼻炎、鼻窦炎、胃食管反流、肥胖、慢性阻塞性肺疾病、支气管扩张症、阻塞性睡眠呼吸暂停低通气综合征、抑郁和焦虑等。这些合并症可诱发和加重围手术期哮喘急性发作。

F．体格检查：应重点关注有无支气管痉挛、全身未控制的感染、慢性肺部疾病及右心衰竭等相关体征。

G．辅助检查方法：

a.肺功能检查：肺功能是评估哮喘患者气流受限的客观标准。部分患者可能没有哮喘症状，而肺功能存在异常；这类患者只有通过肺功能检查才能发现。Warner等报道，严重气流受限的慢阻肺患者做手术发生支气管痉挛的风险比肺功能正常人群高6.9倍。因此，肺功能差的哮喘患者也可能存在同样高的风险。肺功能差的患者，因手术、麻醉、气道操作等刺激发生严重气流受限或支气管痉挛的风险也可能会更高。此外，不同部位的手术对肺功能也有不同的要求，胸部或上腹部手术对肺功能的要求更高。肺功能检测不仅是对哮喘发作风险的评估需要，更重要的是对术后发生并发症的风险评估的需要。对部分哮喘不稳定的患者还可以使用简易的呼吸峰流速仪进行连续监测，对病情评估提供更为可靠的参考。FEV_1/FVC和呼气峰值流量（Peak Expiratory Flowrate，PEF）是常用核心项目。FEV_1占预计值%＜60%或PEF＜60%个人最佳值，PEF变异率＞30%，提示患者病情严重，预示患者存在术后通气不足、肺不张、呼吸衰竭等严重风险。

b.呼吸功能评价量表：相较于肺功能检查，一些关于呼吸困难的评分方法，如改良英国医学研究委员会（Modified Medical Research Council，mMRC）呼吸困难指数在临床上更简单易行，且研究表明与肺功能检查结果有相关性。mMRC呼吸困难指数根据患者出现气短时的活动程度分为0～4个等级，0级为轻度呼吸困难，1级为中度，2级为重度，3～4级为极重度（表11-6）。一般0～1级可按期手术，2级围手术期需强化呼吸功能锻炼，持续吸氧，预防肺部并发症发生。3～4级预示术后可能出现严重呼吸系统并发症，应待患者呼吸状况改善后再行择期手术。

c.炎症标志物是预测哮喘发作风险的重要参考。诱导痰和外周血嗜酸性细胞计数、呼出气一氧化氮（FeNO）水平检测是评估哮喘气道炎症水平的重要指标。这些指标对预测哮喘发作及指导治疗具有重要意义。当诱导痰嗜酸性细胞>3%，外周血嗜酸性细胞绝对计数>0.3×10^9/L，FeNO>（45–50）ppb（1ppb=1×10^9）都提示哮喘炎症控制不佳，哮喘发作风险增高。

虽然，炎症指标在评估哮喘患者围手术中的意义还缺乏循证医学证据，但大量证据显示炎症指标在哮喘管理中有重要意义，因而炎症指标的检测对患者术前的评估可能具有重要参考价值。当炎症指标过高时，给予相应的强化抗炎处理很有必要。

H.动脉血气分析、心电图以及胸部影像学对评估亦十分重要。吸空气状态下PaO_2<60 mmHg，$PaCO_2$>50 mmHg，提示患者病情严重，手术需要延期。

（2）了解手术、麻醉风险：胸外科手术、上腹部手术、开放性主动脉瘤修复、神经外科手术、头颈部手术这些手术支气管痉挛的发生率要高于其他手术，是哮喘患者高危的手术类型。麻醉方式选择如全身麻醉、硬膜外麻醉平面过广较局部麻醉更容易导致支气管痉挛，局部麻醉风险较小，但如果麻醉欠佳，其引起的疼痛、焦虑等也是诱发哮喘发作的不利因素；麻醉操作如浅麻醉下气管插管、拔管、吸痰等刺激及麻醉药物如阿片类镇痛药、神经肌肉阻滞剂等也是支气管痉挛的主要诱发因素。

（3）评估手术时机。

2019版GINA指南推荐，哮喘患者所有择期手术应在哮喘控制良好后进行。

哮喘患者择期手术时机：哮喘急性发展期禁忌手术；慢性持续期因气道高反应性仍持续，建议暂缓手术；处于临床控制期，症状体征消失并维持3个月，可耐受手术。对于限期手术和急诊手术，则应根据手术的缓急权衡利弊，充分考虑患者可能存在的气道风险与手术必要性。FEV_1/FVC<50%为手术相对禁忌证，当动脉血气分析氧分压低于60 mmHg，二氧化碳高于50 mmHg，手术风险也相应加大。哮喘症状未控制的重症患者或者患者合并有较复杂的其他系统疾病时，术前应评估围手术期风险与效益比，进行多学科联合讨论，制定必要的术前优化措施和确定手术时机。

表11–4　哮喘控制水平分级

哮喘症状控制	哮喘症状控制水平		
	良好控制	部分控制	未控制
过去4周，患者存在： 日间哮喘症状>2次/周　是口　否口 夜间因哮喘憋醒　是口　否口 使用缓解药SABA>2次周　是口　否口 哮喘引起的活动受限　是口　否口	无	存在1～2项	存在3～4项

表11-5　ACT问卷及其评分标准

问题	1	2	3	4	5
在过去4周内，在工作、学习或家中，有多少时候哮喘妨碍您进行日常活动?	所有时间	大多数时间	有些时候	极少时候	没有
在过去4周内，您有多少次呼吸困难?	每天不止1次	每天1次	每周3～6次	每周1～2次	完全没有
在过去4周内，因为哮喘症状（喘息、咳嗽、呼吸困难、胸心或疼痛），您有多少次在夜间醒来或早上比平时早醒?	每周4个晚上或更多	每周2～3个晚上	每周1次	每周1～2次	没有
过去4周内，您有多少次使用急救药物治疗(如沙丁胺醇)?	每天3次以上	每天1～2次	每周2～3次	每周1次或更少	没有
您如何评估过去4周内您的哮喘控制情况?	没有控制	控制很差	有所控制	控制良好	完全控制

注：评分方法如下。第一步，纪录每个问题的得分；第二步，将每一题的分数相加得出总分；第三步，ACT评分的意义：评分20～25分，代表哮喘控制良好；16～19分，代表哮喘控制不佳；5～15分，代表哮喘控制很差。

表11-6　mMRC呼吸困难指数

0级	仅在费力运动时出现呼吸困难
1级	平地快步行走或步行爬小坡时出现
2级	由于气短、平地行走时比同龄人慢或者需要停下来休息
3级	在平地行走100米左右或数分钟后需要停下来喘气
4级	因严重呼吸困难以致于不能离开家，或在穿/脱衣服时出现呼吸困难

4. 患者近期有上呼吸道感染的手术时机评估

呼吸道感染是哮喘急性发作最常见的诱发因素。急性呼吸系统感染可增加围手术期气道反应性，感染后气道反应性增加将持续2～8周。术前呼吸系统有感染的患者，围手术期支气管痉挛等呼吸系统并发症的发生率可较无感染者高出4倍。急性上呼吸道感染的哮喘患者择期手术应推迟，建议在感染痊愈2～3周后再行择期手术。

第三节　哮喘患者的术前准备及麻醉方式

1. 麻醉门诊对哮喘患者进行术前准备的指导

（1）指导术前治疗及用药：在对哮喘患者进行全面的术前评估之后，控制良好的患者如术前在用哮喘药物，在围手术期仍需要规律地维持当前的哮喘治疗，茶碱类药物应于术前停用，β_2受体激动剂和糖皮质激素应持续使用至术日。哮喘控制不佳者，特别是重症哮喘、过去有急性加重的哮喘和持续气流受限、过去6个月内曾经使用全身激素治疗者，均需要给予特别重视，在术前进行加强的药物治疗，尽可能在哮喘达到完全控制后进行择期手术治疗。对短期难以达到完全控制的高风险手术患者，或过去6个月内有急性加重者，需评估和权衡手术和麻醉的风险，必要时在术前5 d口服泼尼松40 mg，不能口服的患者可静脉滴注氢化可的松100 mg，每8 h静滴1次。围手术期哮喘患者术前用药详见表11–7。

若哮喘患者痰量较多或粘稠难咳出，可加用祛痰药物雾化吸入。有小样本的研究显示，术前使用全身激素可以明显地减少手术导致的哮喘加重和支气管痉挛。术前预防性吸入支气管扩张药有助于预防术中哮喘发作或支气管痉挛的发生。抗胆碱能药物可减少气道分泌，抑制上气道的迷走神经反射，降低气道反应性。因此，术前给予吸入抗胆碱能药物处理也有益于减少术中支气管痉挛的发生。

（2）术前宣教：围手术期哮喘患者的健康教育旨在加强患者对哮喘症状的自我监测与管理，提高服药依从性、使用正确的吸入器技术、提供足够的哮喘知识，使哮喘得到更好控制；同时就哮喘并存疾病和肺功能障碍、急性哮喘发作对围手术期的危害进行个体化宣传教育，告知患者可能出现的并存疾病加重或肺部并发症处理预案，缓解焦虑、紧张情绪，增强依从性。

表11–7　哮喘患者手术前药物治疗指南

哮喘的临床特征	相应的术前药物治疗
1. 没有哮喘症状，不需要使用哮喘药物，近半年无哮喘发作，肺功能检查未提示明显的气道阻塞	术前无需额外的治疗

续表

哮喘的临床特征	相应的术前药物治疗
2. 只使用支气管舒张剂，没有口服糖皮质激素使用史，肺功能检测不低于基线	术前 1 周给予 400 μg 倍氯米松气雾剂或等效剂量的其他吸入性糖皮质激素；如果患者肺功能检测低于基线或有哮喘发作的症状，可考虑术前给予泼尼松（0.5 mg/kg）治疗 5 d。
3. 已经在使用吸入性糖皮质激素，肺功能检测处于或低于基线	继续使用吸入性糖皮质激素；术前给予泼尼松（0.5 mg/kg）治疗 5 d；术前 1 d 静脉给予氢化可的松（100 mg/8 h）治疗直至术后稳定。
4. 已经在使用口服皮质激素	术前 5 d 开始增加口服激素的剂量；术前 1 d 静脉给予氢化可的松（100 mg/8 h）治疗直至术后稳定。

（3）劝导患者戒烟：吸烟是哮喘的危险因素，会诱发或加重哮喘病情，故应建议长期吸烟的哮喘患者术前至少6～8周即停止吸烟，并向患者提供具体的戒烟方案以及鼓励患者避免暴露于烟雾环境。戒烟数周后，气道内的分泌物显著减少，气道反应性降低，黏液纤毛转运得到改善，降低了碳氧血红蛋白的含量，增加了组织的氧供。

（4）指导肺康复训练：通过术前呼吸训练可改善患者通气，促进肺部清洁，提高患者呼吸功能和心肺耐力，降低肺部并发症。常用的方法如下：吹笛式呼吸（吹气球），采用缩唇呼吸，增强肺内气体排出，减少肺内残气量，吸呼比为1∶2或1∶3；爬楼训练（每天2次，每次15～30 min，疗程3 d以上）或6 min步行试验（6-minute walking test，6MWT）。爬楼训练或6MWT既是肺康复训练方法，也可以作为患者肺部功能评价指标，临床应用简单广泛。

（5）指导物理治疗充分排痰：主要措施包括振动排痰、体位引流、用力呼气技术、咳嗽训练、扩胸运动等。研究证实，胸部物理治疗措施有助于改善动脉血气、肺功能、呼吸困难症状等。

（6）减轻焦虑：精神焦虑、紧张可诱发哮喘，进行心理疏导并于术前应用抗焦虑药物。

2. 哮喘患者麻醉方式的选择

哮喘患者麻醉方式的制订既要达到手术区域无痛、患者安全舒适，又不能诱发哮喘发作及支气管痉挛为目标。要达到此目标，需要根据患者病情情况、手术要求、减少对气道的激惹等需求来选择麻醉方式。

区域麻醉可避免气道有创操作，对气道影响小，因此对于哮喘患者，区域麻醉仍然是首选的麻醉方法。四肢、下腹部手术可采用区域麻醉（包括椎内麻醉及神经阻滞），行椎管内麻醉时平面不宜超过T6，高平面阻滞交感神经，副交感神经相对兴奋，易诱发支气管痉挛。尽量避免气管插管全麻，当全麻必不可少时，喉罩比气管导管更有利于降低哮喘的发生。头颈部、耳鼻喉科、眼科及口腔手术这类手术是普通喉罩的相对禁忌证，而可弯曲喉罩则显示出了它的优势。它是一种硅胶材料的异型喉罩，能与咽下腔隙产生更好的密闭效果，即使通气导管偏离中线也不影响喉罩在下咽位置；与经典喉罩相比，其细长且带钢丝支架的通气管可保证术中头部转动不会引起通气罩的移位，被推荐用于头颈部、耳鼻喉科、眼科及口腔等类别的短小手术。大量临床实践证明，这类手术中使用可弯曲喉罩可以确保有效通气和氧合，并能提供满意的气道保护作用，特别是患者能够在术毕麻醉减浅时较好地耐受喉罩，待患者意识和自主呼吸恢复满意后，无呛咳下平稳地拔出喉罩，更适合于哮喘患者。使用这类喉罩时，仍然需要警惕术中喉罩移位、通气不良或漏气等情况，必要时更换为气管导管。术前应充分评估喉罩应用的禁忌证，插喉罩后严格判断喉罩是否满足通气、隔离和密封要求，术中应全程严密监测呼吸参数，并准备好气管插管等物品。

（邓龙姣）

参考文献

[1]BAYABLE S D，MELESSE D Y，LEMA G F，et al．Perioperative management of patients with asthma during electivesurgery: a systematic review[J].Ann Med Surg (Lond)，2021，70:102874. DOI:10.1016/j.amsu.2021.102874.PMID:34603720.PMCID:PMC8473668.

[2]中华医学会呼吸病学分会哮喘学组，支气管哮喘防治指南(2020年版)[J].中华结核和呼吸杂志，2020，43（12）:1023-1048.10.3760/cma.j.cn112147-20200618-00721.

[3]HOLGUIN F,CARDET J C,CHUNG K F, et al.Management of severe asthma: a European Respiratory Society/American Thoracic Society guideline[J].Eur Respir J,2020,55(1):190058. DOI:10.1183/13993003.00588-2019.PMID:31558662.

[4]中华医学会麻醉学分会老年人麻醉与围术期管理学组，国家老年疾病临床医学研究中心，国家老年麻醉联盟.中国老年患者围术期麻醉管理指导意见（2020版）[J].中华医学杂志，

2020，100（31）: 2404-2415.DOI：10.3760/cma.j.cn112137-20200503-01406.

[5]施东婧，王古岩，纪方，等. 可弯喉罩应用于鼻窦炎患者鼻内镜手术的回顾性队列研究［J］. 中国耳鼻咽喉头颈外科，2020，27（12）：697-700.DOI：10.16066/j.1672-7002.2020.12.007.

[6]马俊，廖刃，倪忠，等. 骨科择期手术加速康复围术期并存呼吸系统疾病华西医院多学科评估与处理专家共识［J］. 中华骨与关节外科杂志，2020，13（12）：969-975. DOI10.3969/j.issn.2095-9958.2020.12.01.

[7]张旻，郝慧娟. 支气管哮喘患者围术期管理［J］. 中华结核和呼吸杂志，2019，42（3）：169-172.DOI：10.3760/cma.j.issn.1001-0939.2019.03.004.

[8]中华医学会变态反应分会呼吸过敏学组.中国过敏性哮喘诊治指南(第一版,2019年)[J].中华内科杂志，2019，58（9）：636-655.DOI:10.3760/cma.j.issn.0578-1426.2019.09.004.

第十二章

冠心病非心脏手术患者麻醉门诊的评估

第一节　冠心病概述

1. 冠心病的定义

冠心病（Coronary Heart Disease，CHD）又称为冠状动脉疾病（Coronary Artery Disease，CAD），是冠状动脉粥样硬化性心脏病的简称，是指供给心脏营养物质的血管—冠状动脉发生严重粥样硬化或痉挛，使冠状动脉狭窄或阻塞，以及血栓形成造成管腔闭塞，导致心肌缺血缺氧或梗死的一种心脏病。冠心病的症状包括胸痛、心悸、呼吸困难、眩晕或晕厥以及疲劳、出汗、恶心和呕吐等；可能会因体力活动或情绪激动而诱发，并且在运动或体力活动后可能会加剧。

2. 冠状动脉的解剖、生理、病理特点

（1）冠状动脉的解剖特点：冠状动脉是供应心脏肌肉血液的主要血管，它们起源于主动脉根部，环绕心脏表面，并通过心肌内部的微细血管网络为心肌提供氧气和营养。冠状动脉的主要解剖特点包括以下几个。

1）冠状动脉的类型：根据冠状动脉的分布，可以分为右优势型、均衡型和左优势型。右优势型指的是右冠状动脉在膈面除了发出后降支外，还有分支分布于左室膈面的部分或全部。均衡型则是两侧心室的膈面分别由本侧的冠状动脉供血。左优势型是左冠状动脉除发出后降支外，还发出分支供应右室膈面的一部分。在中国，右优势型约占65%，均衡型约占29%，左优势型约占6%。

2）冠状动脉的分支：左冠状动脉和右冠状动脉是主要的两大支，它们分出多个分支，供应心脏的不同部位。左冠状动脉主要供应左室、左房、右室前壁及室间隔前2/3～3/4的心肌。右冠状动脉则供应右室、右房以及左室下壁及室间隔下部。

3）冠状动脉的走行：左冠状动脉起源于左冠窦，分为左前降支和左回旋支。左前降支沿着室间沟走行，至心尖，主要供应室间隔和左心室。左回旋支则走行于左房左室间，供应左室侧壁。右冠状动脉起源于右冠窦，穿过右房室沟至室间隔下部，供应右室边缘和左室下壁及室间隔下部。

4）冠状动脉的变异：冠状动脉的分布和分支可能存在变异，这种变异在某些情况下可能与心肌缺血和猝死有关。冠状动脉变异的发生率约为1%，因此早期发现和评估冠脉变异对于预防相关疾病非常重要。

（2）冠状动脉的生理特点：冠状动脉是供应心脏肌肉氧气和营养的重要血管系统，具有以下几个显著的生理特点。

1）途径短：冠状动脉起源于主动脉根部，分为左右两支，沿着心脏表面分布，因此其血流路径相对较短。

2）血压较高：由于冠状动脉的位置和结构，其内的血压相对较高。

3）血流量大：在安静状态下，冠状动脉的血流量大约占心输出量的4%～5%。

4）动-静脉血含氧量差大：心肌细胞对氧气的需求量非常高，因此冠状动脉的血流中氧含量与静脉血相比差异较大，这表明心肌具有很强的摄氧能力。

5）血流量受心肌收缩影响：心脏收缩时，冠状动脉的血流受到挤压，血流量减少；心脏舒张时，血流量增加。特别是在左心室射血期间，冠状动脉压升高，血流量增加；而在减慢射血期，血流量减少。在等容舒张期，冠脉血流量迅速增加。

6）冠状动脉与其分支之间存在侧支或吻合支，这些侧支在正常情况下不参与冠状动脉循环，但在冠状动脉主干发生狭窄或阻塞时，侧支血管可以开放并发展，形成侧支循环，以维持对心脏的供血。

这些特点共同确保了心脏能够获得充足的血液供应，以支持其持续不断的泵血功能。

（3）冠状动脉的病理特点：冠脉动脉的病理特点主要涉及动脉粥样硬化的过程，这是导致冠心病的最常见原因。动脉粥样硬化的特点包括非炎症性、退行性和增生性的病变，导致管壁增厚变硬，失去弹性和管腔缩小。这种病变主要累及体循环系统的大型弹力型动脉，如主动脉及中型肌弹力型动脉，特别是冠状动脉和脑动脉。受累动脉的病变从内膜开始，包括脂质和复合糖类积聚、出血和血栓形成、纤维组织增生和钙质沉着。动脉中层的逐渐退化和钙化也是动脉粥样硬化的一部分。由于在动脉内膜积聚的脂质外观呈现黄色粥样，因此得名“动脉粥样硬化”。

冠状动脉狭窄通常是由于动脉粥样硬化斑块的形成引起的。心肌缺血与否并非仅取决于冠状动脉本身是否狭窄以及狭窄的程度，而是要看冠状动脉的供血与心肌的需求之间是否能达到平衡。即使冠状动脉无狭窄，如果心脏存在某种功能或器质性异常，引起冠状动脉血流动力学改变，也可导致心肌缺血。

冠脉动脉的病理生理还包括侧支循环的存在，这些侧支或吻合支平时不参与冠状动脉的循环，但在冠脉主干发生狭窄或阻塞时，侧支血管两端出现压力差，或在某些强烈刺激（如严重缺氧）出现时，它们才开放并得以发展，以帮助维持心肌的血流供应。

3. 影响冠脉血流的因素

影响冠脉血流的因素主要包括以下几个方面。

（1）心肌活动：心肌活动的强度直接影响冠脉血流。当心肌活动增强时，冠脉可以达到最大的舒张状态，冠脉血流量可以增加到每百克心肌每分钟300 mL至400 mL。

（2）心脏收缩与舒张：心脏的收缩与舒张也会影响冠脉血流。在心脏收缩期间，冠脉血流会急剧减少，因为心脏对心腔产生的压力必须超过主动脉压（即冠脉灌注压）才能发生射血。而在心脏舒张开始时，心肌内压力会急剧下降，血管外压力解除，在主动脉压力（舒张压）的驱动下，冠状动脉血流会大大增加。

（3）冠状动脉的口径：冠状动脉的口径是影响冠脉血流的一个重要因素。冠状动脉的口径一方面受冠状动脉平滑肌舒缩调节，还受血管外心肌收缩的挤压作用。

（4）冠状动脉的有效灌注压：冠状动脉的有效灌注压是指冠状动脉流入端与流出端之间的压力差，即主动脉压与右心房之间的压力差。因此，冠状动脉的有效灌注压是推动冠状动脉血流的重要动力。

（5）代谢因素：心肌的代谢水平与冠状动脉血流量之间存在正变关系。

以上5种因素共同决定了冠状动脉的血流量，从而影响到心脏的健康状况。

4. 冠心病的分类

按病理机制可划分为急性冠脉综合征和慢性冠脉症（或称慢性缺血综合征）两

大类，前者包括不稳定型心绞痛、非ST段抬高性心肌梗死和ST段抬高性心肌梗死，后者包括稳定型心绞痛、缺血性心肌病和隐匿型冠心病。

5. 冠心病的诊断标准

（1）慢性心肌缺血综合征。

隐匿型冠心病诊断：主要根据静息、动态或负荷试验的心电图检查，放射性核素心肌缺血改变，而无其他原因解释，又伴有动脉粥样硬化的危险因素，可行选择性冠状动脉造影（Coronary Angiography，CAG），必要时借助血管内超声（Intravascular Ultrasound，IVUS）或光学相干断层成像（Optical Coherence Tomography，OCT）、冠脉血流储备分数（Fractional Flow Reserve，FFR）可确立诊断。

缺血性心肌病诊断：主要依靠动脉粥样硬化的证据和摒除可引起心脏扩大、心力衰竭和心律失常的其他器质性心脏病。有下列表现者应考虑缺血性心脏病。A.心脏明显扩大，以左心室扩大为主；B.超声心动图有心功能不全征象；C.冠状动脉造影发现多支冠状动脉狭窄病变。但是必须除外由冠心病和心肌梗死后引起的乳头肌功能不全、室间隔穿孔以及由孤立的室壁瘤等原因导致心脏血流动力学紊乱引起的心力衰竭和心脏扩大，它们并不是心肌长期缺氧缺血和心肌纤维化的直接结果。

（2）急性冠脉综合征：对年龄＞30岁的男性和＞40岁的女性（糖尿病患者更年轻）主诉符合心绞痛时应考虑急性冠脉综合征，但须与其他原因引起的疼痛相鉴别。随即进行一系列的心电图和心肌坏死标记物的检测，以判断为不稳定型心绞痛、非ST段抬高型心肌梗死抑或是ST段抬高型心肌梗死。

心绞痛诊断标准：根据典型的发作特点和体征，含用硝酸甘油后缓解，结合年龄和存在冠心病危险因素，除外其他原因所致的心绞痛，一般即可建立诊断。发作时心电图检查可见以R波为主的导联中，ST段压低，T波平坦或倒置，发作过后数分钟内逐渐恢复。心电图无改变的患者可考虑做心电图负荷试验。发作不典型者，诊断要依靠观察硝酸甘油的疗效和发作时心电图的改变；如仍不能确诊，可多次复查心电图或心电图负荷试验，或做24 h的动态心电图连续监测，如心电图出现阳性变化或负荷试验诱致心绞痛发作时亦可确诊。诊断有困难者可考虑行选择性冠状动脉造影。但心绞痛并不全由冠状动脉粥样硬化性心脏病所致，需除外其他原因引起的心绞痛如非粥样硬化性冠状动脉病及非冠状动脉心脏病后，冠状动脉粥样硬化性心脏病、心绞痛诊断才能成立。

急性心肌梗死（Acute Myocardial Infarction，AMI）的诊断标准：根据心肌梗死全球统一定义，存在下列任何一项时可以诊断心肌梗死。①心肌坏死标记物（最好是肌钙蛋白）增高≥正常上限2倍或增高后降低，并有以下至少一项心肌缺血的证据：a.心肌缺血临床症状。b.心电图出现新的心肌缺血变化，即新的ST段改变或左束支阻滞（又分为急性ST段抬高型心肌梗死和非ST段抬高型心肌梗死）。②心电图出现病理性Q波。影像学证据显示新的心肌活力丧失或区域性室壁运动异常。③突发、未预料的心脏性死亡，冠状动脉造影或尸体解剖显示新鲜血栓的证据。④基线肌钙蛋白正常，接受经皮冠状动脉介入治疗（Percutaneous Coronary Intervention，PCI）的患者肌钙蛋白超过正常上限的3倍，定为PCI相关的心肌梗死。⑤基线肌钙蛋白值正常，行冠状动脉旁路移植术（Coronary Artery Bypass Grafting，CABG）患者，肌钙蛋白超过正常上限5倍并发新的病理性Q波或左束支阻滞，或有冠脉造影或其他心肌活力丧失的影像学证据，定义为与CABG相关的心肌梗死。⑥有AMI的病理学发现。

第二节　冠心病患者围手术期心肌缺血及心肌梗死

1. 冠心病患者围手术期缺血的作用机制

冠心病患者围手术期缺血主要包括两个方面：冠状动脉血流受限和心肌氧供需失衡。

（1）冠状动脉血流受限：冠状动脉血流受限是围手术期心肌缺血的一个重要原因。冠心病患者的动脉内壁通常会有动脉粥样硬化斑块，引起冠状动脉狭窄；这些斑块也有可能会破裂，导致血液中的血小板聚集形成血栓，进一步阻塞冠状动脉，导致血液流动受阻，从而减少了心肌的血液供应。

（2）心肌氧供需失衡：另一个重要机制是心肌氧供需失衡，影响心肌氧供和氧需的因素有很多（详见表12-1）。即使在冠状动脉血流未明显受限的情况下，如果心肌的氧需求增加，或者氧的利用效率下降，也可能导致心肌缺血。这种情况在围手术期尤其常见，因为手术操作、手术应激和麻醉可能会引发一系列生理和生化变化，这些变化可能会增加心肌的氧需求，或者影响心肌对氧的利用。此外围手术期临时停用抗凝药物也大大增加了围手术期心肌缺血的风险。

表12-1　影响心肌氧供需平衡的主要因素

类别	降低氧供因素	增加氧需因素
降低冠脉血流	冠脉痉挛、狭窄、堵塞 舒张压↓ 前负荷↑ 心动过速 $PaCO_2$（25 mmHg）↓	HR ↑ 室壁张力↑ 前、后负荷↑ 心肌收缩力↑
降低冠脉血氧含量	贫血 缺氧 2，3-DPG ↓（氧离曲线左移）	

心肌缺血的主要发生因素首先在于冠心病患者自身的冠脉问题，其次是围手术期的手术操作和术后应激，而完善的麻醉可以缓解手术对机体的不良刺激，大大降低心肌缺血的发生风险。

然而，围手术期更加严重的心肌梗死（Myocardial Infarct，MI）发生在术中的并不多见，主要发生在术后早期，有数据表明，大部分围手术期心肌梗死都发生在术后48 h内。因此，对于冠心病患者来说，围手术期的管理和监控非常重要。

2. 心肌梗塞后提示问题较严重的情况说明

心肌梗死后合并以下情况者提示心脏问题较严重，行术前评估时应引起重视：①多次心梗。②存在心衰症状及体征。③左心室舒张末压>2.418 mmHg。④心脏指数<2.2 L/（min·m^2）。⑤左心室射血分数<40%。⑥左心室造影显示多部位心室运动障碍。⑦体能差。

3. 围手术期再发心梗的危险因素

①心梗与手术间隔时间。②心梗部位：后壁心梗多因右冠状动脉闭塞引起，可影响窦房结、房室结血流供应，故常伴心律失常。③年龄：60岁以上再发心梗率较高，尤以65～74岁多见，大于70岁冠心病患者其围手术期病死率比非冠心病患者高10倍以上。④手术时间和部位：短于lh手术，再梗率1.9%，超过6 h手术再梗率16.7%，胸腔内手术、大血管手术、上腹部手术、急诊手术再梗率显著增加。⑤麻醉。麻醉方式、所用麻醉药及麻醉管理可能影响再梗率。⑥术中血流动力学稳定状况。⑦经皮冠脉介入治疗后，实行非心脏手术，限期手术理想间隔至少4～6周

以上，真正的择期手术延期到6个月以后。

第三节　冠心病患者非心脏手术的术前评估

1. 冠心病患者行NCS前麻醉门诊评估的重要意义

在老龄化社会进程加速的背景下，我国冠心病患者的数量急剧增加，至2023年，我国心血管病现患人数约3.3亿，其中冠心病1 139万，患病率处于持续上升阶段；而且伴随着外科手术技术的发展，手术适应证也愈来愈广泛。因此，在临床工作中，冠心病患者需行非心脏手术（Non-Cardiac Surgery，NCS）的数量也在逐年增加。由于麻醉前的紧张因素、麻醉药物的影响、麻醉插管拔管的刺激、术中手术的牵拉反射、术中失血等，均可导致围手术期心脏事件；冠心病患者的围手术期心血管不良事件发生风险较其他人群更大，由此大大增加了围手术期麻醉管理的难度，麻醉医师术前需要对冠心病患者接受NCS进行详细的麻醉风险评估，明确手术时机、术中及术后可能发生的心血管事件并做好应对措施。这就要求麻醉医师对冠心病患者病理生理、严重程度及手术和麻醉对心血管系统的影响有个全面的掌握，因此，冠心病患者施行非心脏手术的麻醉，已经成为麻醉医师的挑战性技术。

麻醉门诊评估的意义主要表现在以下几个方面。①评估风险：麻醉医师通过麻醉门诊评估了解患者的整体健康状况，包括冠心病的情况以及其他可能影响手术和麻醉的因素以及手术类型，评估麻醉风险。②制订个性化麻醉计划：根据患者的具体情况完善相关检查，制订个性化的麻醉计划，以便选择最合适的麻醉方法和药物，最大限度地减少手术过程中的风险。③优化治疗方案：通过评估，麻醉医师可以根据患者的具体情况，调整或优化现有的治疗方案，比如调整用药、改善生活方式等，以提高手术的安全性。④提高手术安全性：通过全面的评估和适当的术前准备，提前识别和处理可能的问题，可以有效地预防和减少手术中和术后的并发症，如心肌梗死、心力衰竭等，从而提高手术的安全性和成功率。

2. 冠心病患者NCS前麻醉门诊评估的主要内容

（1）冠心病病史和病情严重程度：了解患者的冠心病类型，有无心梗病史，心绞痛的性质、部位、诱发因素、缓解因素、发作次数和频率、最近有无胸痛、呼吸困难等症状，冠状动脉病变情况、治疗方案、心功能状况等。需要排除活动性或不稳定心脏情况，评估是否存在持续性心肌缺血、失代偿性心力衰竭、严重心律失常或症状性心脏瓣膜病等不稳定心脏情况。如果存在这些情况，请心内科会诊，先积极治疗心脏疾病，推迟手术。

（2）心血管风险评估：①患者自身风险评估；②改良心脏风险评估；③手术风险评估；④患者运动耐力评估（详见本章节第3小题）。

（3）实验室检查：血常规、心功酶、肌钙蛋白、B型利钠肽（B-type natriuretic peptide，BNP）或N末端B型利钠肽前体（N-terminal pro-B type natriuretic peptide，NTpro-BNP）、凝血功能、肝肾功能、电解质等。

高敏心肌肌钙蛋白T/I（HS-cTnT/I）定量检测心肌损伤。BNP和NT-proBNP反映心肌容量负荷及室壁压力变化情况，可以预测心衰的发生。Hs-cTnT/I和BNP/NT-proBNP在风险预测方面是临床评估和心电图的补充。Hs-cTnT/I和BNP/NT-proBNP浓度在应激性心肌缺血患者中比非应激性心肌缺血患者更高，而且非常低的hs-cTnT/I浓度可以获得非常高的阴性预测价值，用以排除心肌缺血。

若相邻时间点（2～4 h），hs-cTn变化≥20%可认为是急性、进行性心肌损伤，需要暂缓手术。若hs-cTn变化＜20%，则为慢性、稳定性心脏疾病，可根据临床是否伴有缺血症状、ECG改变、影像学证据等酌情考虑是否手术。若经过复查肌钙蛋白非但没有改善反而有升高趋势，需暂缓择期手术。

（4）心脏相关检查：心脏常见的相关检查包括12导联心电图（ECG）、24 h动态心电图、心脏彩超、放射性核素心肌显像、冠状动脉CTA、冠状动脉造影（表12-2）。尤其对于重症冠心病患者接受中高危手术，术前行股动脉超声检查，为术中、术后可能需要主动脉球囊反搏辅助治疗做好通路准备。

表12-2　常用的检查方法及临床意义

检查方法	临床意义	指征
12 导联心电图	对预测术后心脏病并发症很有价值，有些患者仅在手术时发生心肌缺血，而术前检查并无异常	年龄≥65 岁或已知心血管疾病、心血管危险因素或心脏疾病症状，并计划接受中高风险手术的患者
24 h 动态心电图	利用连续和动态心电图记录发现静止缺血、心律不齐和心率变化情况	有明显或者可疑的心律失常或心肌缺血

续表

检查方法	临床意义	指征
运动心电图试验	通过运动激发心肌缺血，对判断围手术期心肌缺血事件具有良好的预测价值，ST 段下移 ≥ 0.1 mV 是心脏事件发生的独立预测因素	1. 有心绞痛症状可进行运动，静息 ECG 无明显异常者； 2. 确定稳定性冠心病的患者心绞痛症状明显改变者； 3. 确诊的稳定性冠心病患者用于危险分层
心脏彩超：左室功能评估	局限性室壁运动异常提示冠心病，当左心射血分数（LVEF）下降时提示 CAD 患者的左心室收缩力减弱，其数值与心血管风险相关，LVEF ＞ 50%（低危）、LVEF 25% ~ 50%（中危）、LVEF ＜ 25%（高危），但其对于预测患者心肌缺血程度意义不大	1. 心功能储备差和（或）NT-proBNP / BNP 高，或有心脏杂音的患者计划行高风险 NCS； 2. 可疑新发 CAD 或者有难以解释的症状或体征的患者计划行高风险 NCS； 3. 心功能储备差、ECG 异常，NT-pr0BNP，BNP 高或有 ≥ 1 项临床危险因素的患者，计划行中风险 NCS； 4. 对于既往有左室功能障碍但临床情况稳定、1 年内未进行过左室功能评估的患者； 5. 有遗传性心肌病家族史
放射性核素心肌显像	缺损病灶的数量和面积提示术后心脏意外事件的发生概率，尤其是注射（4 ~ 12 h）的再灌注影像，对评估术后心肌伴发症的价值更大；但它的敏感性不高	对于非心脏手术心脏风险高危且心功能储备差（＜ 4METs）、既往行经皮冠状动脉介入治疗或冠状动脉搭桥术患者
冠状动脉 CTA 或造影	发现冠状动脉病变或狭窄的部位和程度	1. 急性 ST 段抬高型心肌梗死患者；非 ST 段抬高型急性冠脉综合征；确诊的不稳定性心绞痛患者，需要进行冠脉造影； 2. 拟行颈动脉内膜剥脱术等血管类手术患者，建议术前进行冠脉 CTA 或冠脉造影； 3. 对于术前合并高血压、糖尿病及心电图（ECG）提示 ST 段改变并且接受中高危手术的患者，尤其曾经有胸痛、胸闷、心前区不适者，建议术前行冠脉 CTA 检查。若提示左主干病变、分叉病变及主要分支严重狭窄，推荐术前进行冠脉造影以明确冠脉病变严重程度

（5）了解和指导术前用药：评估术前用药（包括降压药、抗血小板药、抗凝药等）情况，必要时请相关专科会诊。（详见本章第四节）

（6）了解合并疾病及控制情况：了解患者是否合并高血压、糖尿病、脑血管事件史（卒中或短暂脑缺血发作）、肾功能不全等，这些合并症会显著增加患者的围手术期死亡率和并发症发生率。

NCS术前6个月内有过神经系统症状的患者应注意排查TIA或卒中。

CAD患者行NCS，建议术前检查血清肌酐和肾小球滤过率（Glomemlar Filtration Rate，GFR）以排除肾脏疾病。

DM患者行NCS的心血管并发症发生率高于非DM患者。值得注意的是，DM患者更可能发生隐匿性心肌缺血。建议：①术前3个月未行糖化血红蛋白（Glycated Hemoglobin，HbAlc）检查的DM或糖代谢紊乱患者，术前行HbAlc检查。如果术前HbAlc≥8.5%，建议综合评估患者安全及可行性后暂缓择期NCS；②对于患有DM+疑似/确诊CAD或自主神经病变、视网膜病变或肾脏疾病且拟行中高风险NCS的患者，术前应同时行心血管评估；③术前血糖控制不满意者，停用二甲双胍类等降糖药物，改用胰岛素控制，围手术期血糖目标控制在140～180 mg/dL（7.8～10.0 mmol/L）之间。

合并高血压者，术前血压应控制在180/110 mmHg以下，β受体阻滞剂、钙通道阻滞剂用至手术当日清晨。

对于有急性冠脉综合征的择期手术患者，急性冠脉综合征的管理应遵循非手术情况下急性冠脉综合征患者的指南：在NCS前治疗病变血管；对于已知冠心病的患者，建议在NCS之前的足够时间间隔内，了解患者先前有创和非侵入性诊断检查和冠心病的干预治疗的信息，从而制订最佳的NCS时机。

（7）麻醉门诊具体评估方式及内容见下表12-3。

表12-3　冠心病患者行非心脏手术麻醉门诊评估表

患者姓名：　　　　性别：　　　　年龄：　　　　诊断：

拟行手术名称：　　　　评估医师：　　　　日期：

麻醉前访视与评估	访视	□病史采集 □体格检查 □实验室检查 □心脏科医师会诊
	病情评估	心脏危险性分层 □高危患者，需要去内科进行相应的调整和治疗 □中危患者，详细评估患者一般情况，决定是否可行择期手术 □低危患者，可行择期手术 手术危险性分层 体能状态评估（杜克活动状态指数） □＞7MET，可行择期手术治疗

续表

	病情评估	□4 ~ 7MET，可行中小手术治疗；大手术或者特殊手术，需要详细评估 □< 4 MET，暂缓手术 其他评估 □服用药物情况
麻醉前访视与评估	血糖水平	□糖化血红蛋白（□< 7% □> 8.5%） □餐前血糖（□ 5.0 ~ 7.2 mol/L □> 7.2 mol/L） □餐后血糖（□< 10 mol/L　□> 10 mol/L □合并糖尿病高血糖危象
	麻醉前访视与评估	□心电图 □超声心动图 □ 24 h 动态心电图 □ 24 h 动态血压 □心肌酶谱 □肌钙蛋白 □脑利钠肽或 N 末端 B 型利钠肽前体 □运动耐量 □心脏负荷试验 □冠脉 CTA 或冠脉造影
评估结果	评估建议	□麻醉前用药 □麻醉与监测方案（全身麻醉、区域麻醉或麻醉监护等）

3．麻醉门诊评估CAD患者NCS心血管风险的方法

围手术期心肌氧供需失衡、心肌缺血加重是各种心血管事件的基础，所以保证心肌氧供需平衡、预防心肌缺血加重是保证冠心病患者NCS麻醉安全的关键所在。所有接受择期NCS的缺血性心脏病患者，均应进行围手术期心血管事件风险评估。根据欧洲心脏学会（ESC）和欧洲麻醉学会（ESA）发布的指南，患者自身风险因素、改良心脏风险指数（RCRI）、手术风险分级、患者体能状态（Functional Capacity，FC）评分均可用于冠心病患者NCS术前心血管事件的风险评估。

（1）患者自身危险因素：与患者相关的风险因素包括年龄、是否存在心血管疾病危险因素（如吸烟、高血压、糖尿病、高脂血症和CVD家族史）、确诊的CVD以及合并症等（表12-4）。术前明确患者心血管并发症的风险，对于决策是否选择现有的非手术治疗、确定手术类型、手术时机和麻醉方式对并发症风险的影响非常重要。

表12-4 增加围手术期心脏并发症的临床危险因素分级（ACC/AHA，2014年）

危险分级	危险因素
高危 围手术期心脏事件发生率 10% ~ 15%，其中心源性死亡＞ 5%	不稳定型冠状动脉综合征：急性（7 天）或者近期（1 个月）心肌梗死，不稳定型或者严重心绞痛； 失代偿性心力衰竭及严重心律失常，重度房室传导阻滞及心脏病伴发症状明显的室性心律失常，心室率不能控制的室上性心律失常
中危 围手术期心脏事件发生率 3% ~ 10%，其中心源性死亡≤ 5%	轻度心绞痛； ①心肌梗死病史或 Q 波异常； ②代偿性心力衰竭或有心力衰竭病史； ③糖尿病（胰岛素依赖型）； ④肾功能不全
低危 围手术期心脏事件发生率＜ 3%，其中心源性死亡≤ 1%	高龄； ECG 示左室肥大，左束支传导阻滞，ST-T 异常； 非窦性心律（房颤）； ①心功能差（不能上楼）； ②脑血管意外史；

（2）改良心脏风险指数（RCRI）：RCRI是临床上常用的非心脏手术围手术期风险评估工具（表12-5），其包括6个项目，缺血性心脏病、脑血管疾病、充血性心力衰竭、糖尿病应用胰岛素治疗、血清肌酐水平＞176.8 μmol/L及高危手术，每项赋值1分，监测的终点事件为心肌梗死、急性左心衰竭、心室颤动、心搏骤停、完全性束支传导阻滞。RCRI简洁明了，在冠心病患者重大心血管事件的预测中具有非常重要的作用。

表12-5 改良心脏风险指数（RCRI）

因素	评分
高风险手术类型	1 分
缺血性心脏病史	1 分
充血性心衰病史	1 分
脑血管病史	1 分
糖尿病需要胰岛素治疗	1 分
肌酐≥ 2 mg/dl（177 μmol/L）	1 分

注：0 分，非心脏手术围手术期心脏事件风险非常低，并发症发生率约 0.4%；1 分，低风险，并发症发生率约 0.9%；2 分，中风险，并发症发生率 7%；≥ 3 分：高风险，并发症发生率＞ 11%。

（3）手术相关风险：手术相关风险取决于手术的类型和持续时间、手术或干预的紧迫性。外科手术本身的危险性不同，必然会造成不同的心血管风险，许多资料都表示接受胸腹部及血管外科的重大手术患者，其心脏不良事件的发生率要远高于其他手术患者，这种情况在患者超过70岁时尤为突出。1996年，Eade等在循环医学杂志上将外科手术分级及其可能导致的围手术期心脏不良事件的发生率做了总结，将非心脏手术外科方面的风险可以分类为高、中、低度三类（表12–6）。

表12–6　非心脏手术的心脏风险分级

低风险手术 MACE ＜ 1%	中风险手术 MACE 1% ～ 5%	高风险 MACE 通常＞ 5%
门诊手术 内镜手术 浅表手术 白内障手术 乳腺手术	颈动脉内膜剥离术 头颈外科手术 腹腔内和胸腔内手术 矫形外科 前列腺手术	主动脉及主要大血管手术外周血管手术

注：主要心血管不良事件（major adverse cardiovascular Events，MACE）。

对于接受低中度危险NCS的心脏病患者，建议在麻醉医师辅助下评估其CVD风险，优化治疗；接受高危NCS的已知心脏病患者或CVD高风险患者，建议进行多学科会诊评估围手术期CVD风险率。

（4）患者体能状态（FC）评估：心血管疾病患者的体能评估日益受到临床重视，根据美国心脏病学会和美国心脏病协会指南（ACC/AHA）中的NCS患者心血管评估指南指出，对未行冠脉重建术及冠脉造影检查的心脏病患者，排除不稳定型冠脉综合征、失代偿性心力衰竭、严重心律失常及严重瓣膜病等手术禁忌证外，患者FC是最关键的参考因素，并将FC列为患者是否接受手术治疗的界定指标。ESC/ESA新指南也明确指出患者FC是围手术期心血管事件风险评估的重要一步，常借助代谢当量（Metabolic Equivalent，METs）进行FC的评估（表12–7）。活动耐量反映了患者的全身心肺功能状态，而后者直接影响围手术期转归；＞7MET表示体能较好，围手术期心血管事件发生率低；4～7MET为中等体能，心血管事件有一定发生率；＜4MET则心血管危险大幅度增加。

表12-7　患者体能状态评估

各种活动能量需要的估测值	
1MET	能否照顾自己？ 能否吃饭、穿衣或使用卫生间？ 能否室内散步？ 能否在平路上以 3.2 ~ 4.8 km/h 的速度行走 1 ~ 2 街区？
4METs	能否在家里干轻活，如吸尘、洗碟？ 能否上一般楼梯或爬上小山坡？ 能否以 6.4 km/h 的速度在平地行走？ 能否短距离跑步？ 能否在家里干重活，如擦地板、提重物或搬重家具？ 能否适当进行娱乐活动，如高尔夫球、保龄球、跳舞、网球双打、棒球或足球？
＞10METs	能否参与剧烈运动，如游泳、网球单打、足球、篮球或滑雪？

屏气试验也是临床中麻醉医师常用的评价心肺功能的方法（表12-8）。

表12-8　心脏代偿功能分级及其意义

心功能	屏气试验	临床表现	心功能与耐受力
Ⅰ级	30 s 以上	普通体力劳动、负重、快速步行、上下坡，不感到心慌气短	心功能正常
Ⅱ级	20 ~ 30 s	能胜任正常活动，但不能跑步或较用力的工作，否则心慌气短	心功能较差。麻醉处理恰当，麻醉耐受力仍好
Ⅲ级	10 ~ 20 s	必须静坐或卧床休息，轻度体力活动后即出现心慌气短	心脏功能不全。麻醉前准备充分，麻醉中避免任何心脏负担增加
Ⅳ级	10 s 以内	不能平卧，端坐呼吸，肺底啰音，任何轻微活动即出现心慌气短	麻醉耐受力极差，手术必须推迟

（5）几种特殊病情的风险评估。

1）高心脏风险：当患者处于围手术期心血管事件的高风险状态，建议请心脏病专家在术前和术后的医疗管理中紧急会诊。

2）近期心肌梗死或不稳定型心绞痛：近期心肌梗死（MI）（过去4周）以及不稳定或严重心绞痛患者围手术期心血管事件风险极高。如果手术不可避免，以预防、监测和治疗心肌缺血作为麻醉目标尤为重要。尽管尚无随机试验支持这项建议，ACC/AHA指南建议新发心肌梗死的患者需至少等待4到6周后行限期非心脏手术。对于某些不稳定或严重心绞痛的患者，心脏病专家推荐在非心脏手术之前完成冠脉血运重建。

3）近期做过经皮冠状动脉介入治疗：有近期经皮冠状动脉支架植入治疗（PCI）史的患者如果在6周内进行非心脏手术，心血管不良事件风险增加（如心肌梗死、死亡、支架内血栓形成以及需要再次紧急血运重建手术）。这一风险主要与在手术诱发的高凝状态下过早停止双重抗血小板治疗有关（即阿司匹林加上P2Y12受体阻断剂，如氯吡格雷、普拉格雷或替卡格雷）。

A.择期非心脏手术建议延迟至PCI术后至少6个月进行，最好一年，以便不间断双重抗血小板治疗（尤其是药物洗脱支架）。

B.既往PCI患者行择期非心脏手术的时机：

对球囊扩张及植入裸金属支架（BMS）的患者，择期非心脏手术应分别延迟14 d和30 d；对植入药物洗脱支架（DES）的患者，择期非心脏手术最好延迟至1年后。具体见图12-1。

对需要行非心脏手术的患者，临床医师需要共同决定及权衡停止或继续抗血小板治疗和手术的相对风险。如果药物涂层支架植入后手术延迟的风险大于预期缺血或支架内血栓形成的风险，择期非心脏手术可考虑延迟180 d。

近期服用抗血小板药物的患者如需要非常紧急或急诊手术，如果在手术中或手术后发生大量出血，则可能需要输注血小板。但是，不建议基于预防目的而提前预定或输注血小板。

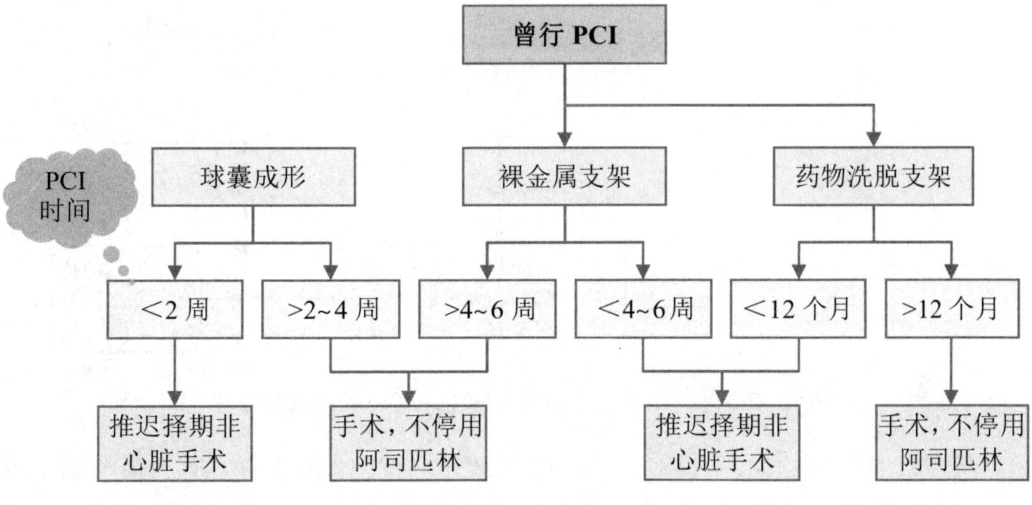

图12-1　PCI术后的手术时机

（6）麻醉门诊冠心病患者围手术期心脏评估及处理流程（见图12–2）。

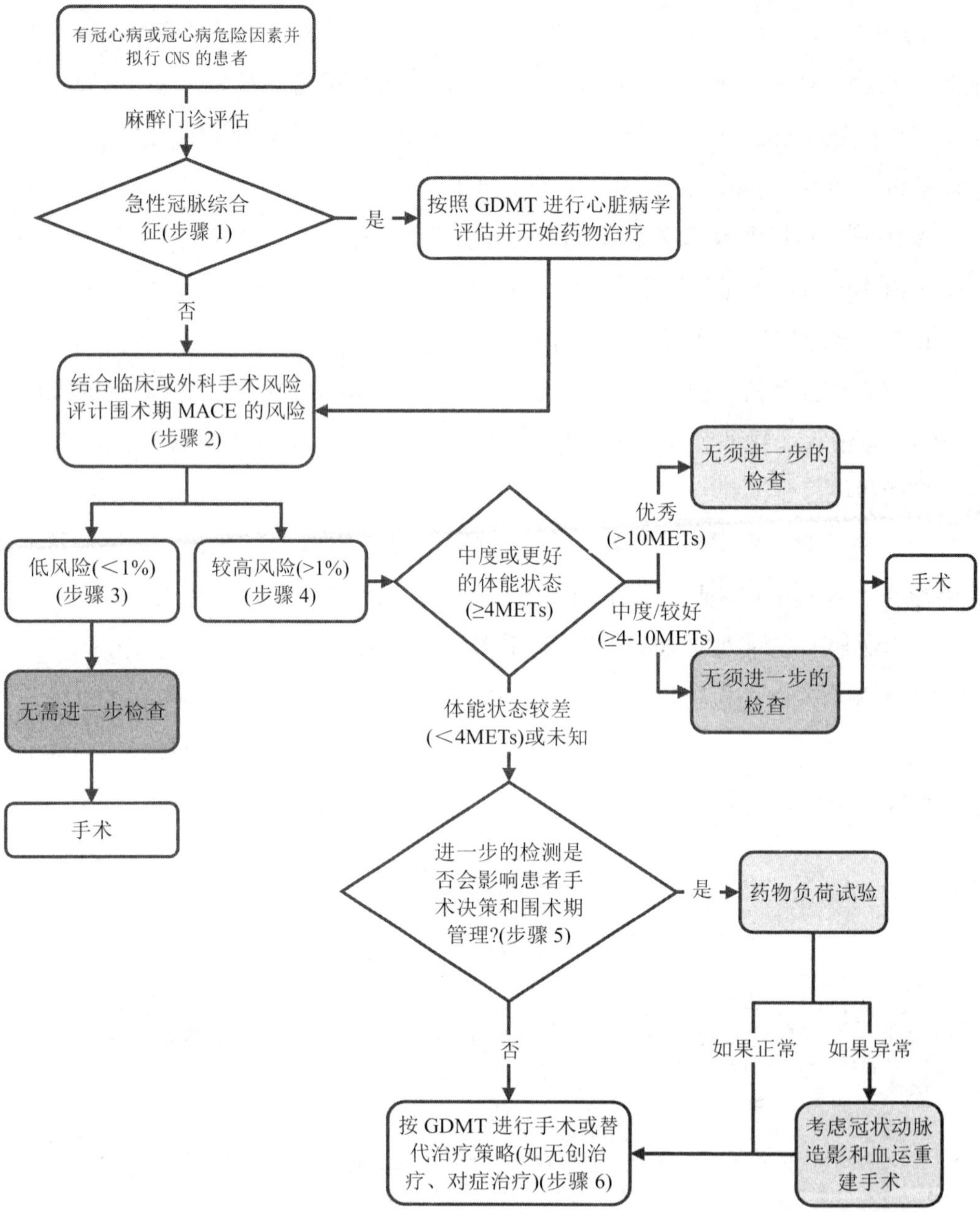

图12–2　麻醉门诊冠心病患者围手术期心脏评估及处理

步骤1：对于有冠心病或冠心病危险因素并拟行NCS的患者，首先需明确患者是否有急性冠脉综合征；如果有，则根据不稳定型心绞痛/非ST段抬高型心肌梗死和ST段抬高型心肌梗死的临床实践指南进行指南导向的药物治疗（Guideline–Directed

Medical Therapy，GDMT）。

步骤2：如果患者有冠心病的危险因素，但病情稳定，则需结合非心脏手术的心脏风险分级评估围手术期主要心血管不良事件（MACE）。比如，对于低风险的手术（眼科手术），即使合并多种危险因素，患者的MACE风险仍然较低；而对行大血管手术的患者，即使合并较少的危险因素也可能使MACE的风险升高。

步骤3：如果患者出现MACE的风险较低（<1%），无需进一步检测，患者可以开始手术。

步骤4：如果患者出现MACE的风险较高，则需要评估患者体能状态（FC），如果患者具有中度、较好或优秀的FC（≥4METs），无需进一步评估即可进行手术。

步骤5：如果患者FC较差（<4METs=或未知），临床医师应咨询患者和围手术期团队，以明确进一步的检测是否会影响患者手术决策和围手术期管理，如选择原来的手术或术前需要接受冠脉搭桥手术（Coronary Artery Bypass Graft，CAGB）或经皮冠脉介入手术（Percutaneous Coronary Intervention，PCI）的治疗。如果有影响，可行药物负荷试验。对于FC未知的患者，也可行运动负荷试验。如果负荷试验结果异常，可根据结果的异常程度，考虑冠状动脉造影和血运重建手术；之后患者可在GDMT下进行手术，也可考虑替代治疗，如无创治疗（如癌症的射频治疗）或对症治疗。如果负荷试验结果正常，可根据GDMT进行手术。

步骤6：如果检测不影响患者手术决策和围手术期管理，可按GDMT进行手术或考虑替代治疗，如无创治疗（如癌症的射频治疗）或对症治疗。

针对以下特殊情况的考量如下：①6年内曾实施冠状动脉旁路移植术（CABG），一般无需再行冠状动脉造影，除非手术后仍有心肌缺血的症状；②近期发生心肌梗死，择期手术至少推迟至4～6周；③不稳定或严重心绞痛，应完成冠脉血运重建后再手术；④球囊扩张术后至少2周可接受择期手术。

4. 冠心病患者NCS术前行冠脉CTA及造影的指征

冠状动脉造影是评估冠状动脉病变程度的金标准，非心脏手术前进行冠脉检查指征包括以下几个方面。

（1）急性ST段抬高型心肌梗死患者；非ST段抬高型急性冠脉综合征；确诊的不稳定性心绞痛患者，需要进行冠脉造影。

（2）拟行颈动脉内膜剥脱术等血管类手术患者，建议术前进行冠脉CTA或冠脉造影。

（3）对于术前合并高血压、糖尿病及心电图（ECG）提示ST段改变并且接受中高危手术的患者，尤其曾经有胸痛、胸闷、心前区不适者，建议术前行冠脉CTA检查。

（4）若提示左主干病变、分叉病变及主要分支严重狭窄，推荐术前进行冠脉造影以明确冠脉病变严重程度。尤其对于术中可能出现意外行冠脉搭桥手术抢救的年轻患者，术前行冠脉造影可为心外科提供冠脉靶血管相关资料。

不推荐拟行低风险手术的冠心病稳定状态患者术前进行冠脉造影。

5. CAD患者CNS术前冠脉再通的指征

根据2018年欧洲心脏病学会（ESC）及欧洲心胸外科协会（EACTS）冠心病血运重建指南，术前冠脉再通指征包括以下几点。

①左主干严重狭窄且为稳定型心绞痛的患者；②三支病变的稳定型心绞痛，且左心室射血分数（LVEF）<50%时；③两支病变但LAD近端严重狭窄的稳定型心绞痛，其射血分数（EF）低于50%或无创检查提示明显心肌缺血的患者；④不稳定型心绞痛高风险或非ST段抬高型心梗患者；⑤急性ST段抬高型心梗患者。

需要注意，低风险手术患者，指南认为术前冠脉再通并不能使患者获益，临床需要根据患者具体情况进行综合考虑。

非心脏手术同期需要冠脉再通建议：对于非心脏手术需要同期冠脉再通指征，目前尚无循证医学依据，需要个体化对待。根据患者年龄、整体身体状况及冠脉病变特点，权衡利弊，选择是否进行同期冠脉搭桥手术或PCI，实现冠脉再通。

同期接受冠脉再通手术者，多先行冠脉再通，之后行非心脏手术。麻醉后可考虑备主动脉内球囊反搏（Intra-Aortic Balloon Pump，IABP）鞘管。避免硬膜外麻醉，防止同期冠脉手术抗栓抗凝治疗带来的硬膜外血肿风险。术后送入心脏重症监护室治疗。

第四节 冠心病患者非心脏手术的术前准备

1. 双联抗血小板治疗（dual antiplatelet therapy，DAPT）患者进行术前安全把控的方法

双抗治疗期间需要进行非心脏手术时，需要麻醉医师、外科医师、心血管医师根据支架内血栓风险级别、手术类型及距冠脉介入治疗（Percutaneous Coronary Intervention，PCI）术后时间等共同抉择，具体要点如下。

（1）植入药物洗脱支架（Drug-Eluting Stent，DES）者，择期非心脏手术最好延迟1年，3个月内不推荐进行需要中断DAPT的择期手术。

（2）近期心肌梗死（术前8～30 d内发生的心肌梗死）接受DAPT的限期手术，如肿瘤，建议尽可能6周后考虑。对于接受PCI者，无论支架类型，尽可能DAPT 1个月后考虑手术。若接受高危出血风险手术，可考虑术前桥接治疗，若接受低危出血风险的手术，可继续DAPT。

（3）正在进行抗血小板治疗并且需要接受高风险出血手术的急诊患者，如单独应用阿司匹林者，多不停用；若接受DAPT治疗者，保留阿司匹林，停用P2Y12受体抑制剂，术前酌情输注氨甲环酸，必要时输注血小板，但输注血小板的时间为氯吡格雷和普拉格雷停药后6～8 h、替格瑞洛停药后24 h。

（4）裸金属支架植入30 d内、冠脉球囊扩张2周内不推荐进行需要中断DAPT的择期手术。

（5）存在冠脉分叉病变、多枚及重叠支架、左心功能不全、肾功能不全等高危心肌缺血风险的心肌梗死患者，至少DAPT治疗6个月后考虑择期非心脏手术。

（6）如需要采用深部神经阻滞或椎管内麻醉，氯吡格雷和替格瑞洛术前5 d停药，普拉格雷术前7 d停药，拔除留置管后即刻可酌情恢复常规剂量抗血小板药物治疗，但冲击剂量的使用需间隔6 h以上。

（7）接受高危出血风险手术者，若为高血栓风险患者（即冠脉球囊扩张2周内、金属裸支架1个月内、DES 6个月内、复杂多枚支架后1年内、心肌梗死后支架6个月内、曾有支架内血栓者等），特别是支架置入后1个月内，建议术前进行桥接

（ⅡB，C）的2种方法。①短效抗血小板药物桥接：目前常用短效抗血小板药物为替罗非班，作用于GPIIb/IIIa受体，快速、直接、完全抑制血小板的聚集。用法用量参考0.4 μg/（kg·min）（30 min静脉滴注），维持滴注速率0.05 ~ 0.1 μg/（kg·min），术前2.5 ~ 4.0 h停用，术后尽快恢复双抗。特别注意，采用短效抗血小板桥接治疗，需要有经验的心内科医师共同参与。②低分子肝素桥接：术前5 ~ 7 d停用DAPT后，采用低分子肝素皮下注射，术前12 h停用。

2. 麻醉门诊指导CAD患者术前用药的方法

（1）降血压药物：术前已经服用β受体阻滞剂的患者应继续服用常规剂量，包括手术日晨和整个围手术期，以尽量减少心动过速或局部缺血。不建议预防性使用β受体阻滞剂，除非心脏病专家会诊后认为有非常明显的指征。ACEI、ARB、利尿剂治疗高血压的患者，NCS手术当天应暂停用药。详见表12-9。

表12-9　降压药物术前停药建议

降压药物	用药建议	理由
β 受体阻滞剂	术前不需停药	可降低术后房颤等心血管事件的发生率，避免术前停用导致术中心率反跳
RAAS 抑制剂	手术当天停用	包括 ACEI 和 ARB，增加围手术期低血压和血管性休克风险
钙通道阻滞剂	术前不需停药	改善心肌氧供需平衡，治疗剂量对血流动力学无明显影响
利尿剂	手术当天停用	降低血管平滑肌对缩血管药物的反应性，增加术中血压控制难度，可能加重体液及离子缺失

RAAS：肾素－血管紧张素－醛固酮系统；ACEI：血管紧张素转化酶抑制剂；ARB：血管紧张素Ⅱ受体拮抗剂。

术前抗高血压药物利血平停药与否存在争议，利血平多为复方制剂，通过耗竭交感神经末梢儿茶酚胺，特别是去甲肾上腺素来实现降低血压的目的。综合国内外最新文献，建议以利血平为主的复方降压药手术当天停用即可，术中出现低血压及心率减慢，考虑使用直接的血管收缩药物，如苯肾上腺素或者提升心率药物如阿托品等。

（2）他汀类药物：术前已服用他汀类药物的患者应在整个围手术期继续服用。需要他汀类治疗但未开始服用的患者，建议其术前开始他汀类药物治疗。

（3）抗血小板、抗凝药物。

1）阿司匹林：ESC指南建议，对于正在接受DAPT的患者接受手术，推荐整个围手术期继续服用阿司匹林；对于阿司匹林二级预防的患者（即心梗死病史、冠心病、冠脉支架术后、外周血管病、脑卒中、瓣膜置换术后）接受NCS，不建议停用阿司匹林，但需注意平衡血栓和出血风险。对接受特定的闭腔手术（例如脊髓、神经外科和眼科手术）手术，停用阿司匹林至少7 d，改用低分子肝素桥接至术前12～24 h。

2）血小板P2Y12受体阻滞剂：如氯吡格雷、替卡格雷，术前停药5～7天，改用低分子肝素至术前12～24 h停药。

3）抗凝药：非维生素K拮抗剂口服抗凝剂

A.紧急手术前应立即暂停非维生素K拮抗剂口服抗凝剂（Non-Vitamin K Antagonist Oral Anticoagulant，NOAC）。

B.使用NOAC抗凝的患者行非出血风险小的手术时，应根据NOAC药物类型、肾功能和出血风险采用相应的停药方案。

C.对于出血风险小的手术和其他操作，因出血容易控制，术前可以不停口服抗凝剂（Oral Anticoagulant，OAC），应在药物达低谷水平（最后一次用药后12～24 h）时进行手术；出血风险高的操作，如腰麻或硬膜外麻醉前应暂停NOAC 5个半衰期。

维生素K拮抗剂：维生素K拮抗剂如（华法林）是否停药和进行肝素桥接治疗，需要权衡外科出血和患者血栓的风险，若国际标准化比值（International Normalized Ratio，INR）＜1.5可安全进行外科手术，低栓塞风险的患者术前停服维生素K拮抗剂3～5 d，以后每天监测INR，直至INR≤1.5；但对于栓塞高危人群，围手术期需要低分子肝素桥接治疗，停服维生素K拮抗剂后第2天或INR＞2.0后即开始低分子肝素桥接治疗，应用至术前12 h。

（4）PCI术后抗凝药物术前调控：详见本章第四节第1问。

（5）可乐定：长期服用可乐定的患者应继续服用，突然停药可能会诱发反弹性高血压。

第五节　冠心病患者非心脏手术的麻醉方式

CAD患者行CNS，麻醉方式的选择应取决于患者的整体状况、手术要求及外科医师、患者的偏好、术前抗血小板药物使用情况及凝血功能等。在满足各项条件的前提下，优先选择区域神经阻滞、椎管内麻醉、全麻复合椎管内麻醉或神经阻滞麻醉。由于冠心病患者术前多使用了抗血小板药物，在椎管内麻醉及深部的神经阻滞麻醉的选择上仍应谨慎和全面考虑。近年来，由于超声仪器的普及、麻醉医师超声技术的提高以及全麻复合神经阻滞的优势（减少全麻药量、提高麻醉效果、改善术后镇痛、术后恢复快），全麻复合神经阻滞的麻醉方式越来越被更多的麻醉医师所青睐，被广泛地应用于各类手术中，特别是在一些复杂的手术中更显示出其优势；有研究表明，全麻复合神经阻滞麻醉与ERAS相结合，不仅可以提高手术安全性，还可以加快患者的术后恢复，是一种有效的手术麻醉管理策略。

（邓龙姣）

参考文献

[1]中国心胸血管麻醉学会非心脏手术麻醉分会．心脏病患者非心脏手术围麻醉期中国专家临床管理共识(2020)[J]．麻醉安全与质控，2021，5：63-77．DOI:10.3969/j．issn.2096-2681．2021．02．001.

[2]Samsky MD,Morrow DA,et al.Cardiogenic Shock After Acute Myocardial Infarction: A Review[J]. JAMA，2021，326(18):1840-1850.DOI:10.1001/jama.2021.18323.PMID:34751704.

第十三章

糖尿病患者麻醉门诊的评估

第一节　糖尿病概述

1．糖尿病的定义

糖尿病（Diabetes Mellitus，DM）是一组因胰岛素绝对或相对分泌不足以及靶组织细胞对胰岛素敏感性降低引起蛋白质、脂肪、水和电解质等一系列代谢紊乱综合征，其中以高血糖为主要标志。糖尿病的典型临床表现为多饮、多尿、多食和体重下降（“三多一少”），以及血糖高、尿液中含有葡萄糖（正常的尿液中不应含有葡萄糖）等，病情久可引起多系统损害，导致眼、肾、神经、心脏、血管等组织器官的慢性进行性病变、功能减退及衰竭，病情严重或应激时可引起急性严重代谢紊乱。

2．糖尿病的分类

（1）1型糖尿病（由于自身免疫性β细胞破坏，通常导致绝对胰岛素缺乏，包括成年期潜在的自身免疫性糖尿病）。

（2）2型糖尿病（由于在胰岛素抵抗和代谢综合征的背景下，经常出现非自身免疫性进展性β细胞胰岛素分泌不足）。

（3）由其他原因引起的特定类型的糖尿病，例如单基因糖尿病综合征（如新生儿糖尿病和青少年发病的成人型糖尿病）、外分泌胰腺疾病（如囊性纤维化和胰腺炎）和药物或化学诱导的糖尿病（如使用糖皮质激素、治疗HIV/AIDS或器官移植后）。

（4）妊娠期糖尿病（妊娠中期或晚期诊断的糖尿病，在妊娠前不是明确的糖尿病）。

3．糖尿病的诊断标准

（1）空腹血糖（FPG）≥126 mg/dL（7.0 mmol/L）。

（2）口服葡萄糖耐量试验（OGTT}期间2 hPG≥200 mg/dL（11.1 mmol/L）。

（3）糖化血红蛋白（HbA1c）≥6.5%（48 mmol/mol）。

（4）在具有高血糖或高血糖危象典型症状的患者中，随机血糖≥200 mg/dL（11.1 mmol/L）。

（满足其中任何一条即可诊断。）

4．糖尿病的病理生理机制

糖尿病的病理生理机制主要包括以下几个方面：

（1）胰岛素缺乏：胰岛素是一种重要的调节血糖水平的激素，它可以帮助人体将摄取的糖分转化为脂肪和蛋白质，同时也可以抑制肝脏分解糖原，将葡萄糖转化为脂肪和蛋白质。如果体内胰岛素缺乏，就无法有效地将糖分转化为脂肪和蛋白质，从而导致血糖水平升高，形成糖尿病。

（2）胰岛素抵抗：这是一种常见的糖尿病发病机制，特别是在2型糖尿病中。在这种情况下，患者的机体对胰岛素敏感性下降，出现胰岛素抵抗的现象。为了维持正常的血糖水平，胰腺会增加胰岛素分泌量，从而引起高胰岛素血症，并最终发展成为2型糖尿病。

（3）胰岛素作用缺陷：由于遗传、肥胖等原因，可能导致体内胰岛素分泌不足，使得胰岛素的作用缺陷，不能充分利用胰岛素，使血液中的葡萄糖不能完全转化为能量，从而导致血糖升高，形成糖尿病。

（4）细胞免疫功能紊乱：糖尿病患者的细胞免疫功能可能存在紊乱，这可能是由于患者体内的淋巴细胞功能异常，导致患者体内的抗体产生抗原，从而使患者的免疫系统对自己的胰岛细胞产生攻击，破坏自身的胰岛细胞，导致血糖代谢紊乱，形成糖尿病。

5．糖尿病的并发症

（1）糖尿病急性并发症：①糖尿病酮症酸中毒；②高渗性高血糖状态；③乳酸性酸中毒。

（2）糖尿病慢性并发症：糖尿病会缓慢地影响各个重要器官功能。麻醉医师最关注的是大血管病变，包括动脉粥样硬化加重，以及微血管性肾病、神经病变和心肌病。

它常见的慢性并发症有如下。①糖尿病肾病。②糖尿病眼部并发症：a.糖尿病性视网膜病变；b.与糖尿病相关的葡萄膜炎。③糖尿病足。④糖尿病性心脏病。糖尿病患者冠状动脉病变常为弥漫性的狭窄程度严重，可表现为心绞痛、急性冠脉综合征、心肌梗死、心源性休克、猝死等。值得注意的是，由于糖尿病患者常存在自主神经病变，所以无症状的冠心病较为常见，或表现为疲乏、劳力性呼吸困难、胃肠道症状等非典型症状。⑤糖尿病性脑血管病：a.脑动脉硬化；b.无症状脑卒中；c.急性脑血管病。⑥糖尿病周围神经病变。

第二节 围手术期血糖异常

1. 围手术期血糖升高的作用机制

围手术期血糖升高的机制主要包括以下几个方面。

（1）应激反应：围手术期，尤其是手术创伤、麻醉、疼痛、感染、发热以及紧张等情绪都会让机体产生强烈的应激反应，从而分泌大量胰岛素拮抗激素（肾上腺皮质激素、儿茶酚胺、生长激素、胰高血糖素等），这些激素协同作用促进糖原分解和肝糖异生，同时抑制胰岛素的分泌，发挥抗胰岛素效应。

（2）炎症细胞因子：炎症细胞因子（如IL-1、IL-6、TNF-α）可以引起胰岛素抵抗，同时细胞因子还会引起一些蛋白的表达，从而抑制胰岛素受体信号的传导。

（3）胰岛素抵抗：胰岛素抵抗被认为是导致创伤性高血糖难治的主要原因。其机制为创伤后机体对胰岛素作用的敏感性下降和外周靶组织对葡萄糖利用障碍。具体表现为病理性血糖升高、糖耐量异常、对常规剂量胰岛素治疗无效，甚至产生难以控制的高血糖。

（4）营养支持：高血糖是营养支持的主要障碍，因为高血糖本身可引起胰岛素抵抗和胰岛素B细胞功能伤害。另一方面，肠外营养又是高血糖的一个危险因素。因此，对严重应激状态下患者进行营养支持时，应避免血糖值升高。

2．围手术期血糖异常对患者的影响

围手术期血糖异常包括高血糖、低血糖和血糖波动，以高血糖最为常见。围手术期高血糖是指围手术期任意时间点的血糖>7.8 mmol/L；低血糖症的诊断标准：非糖尿病患者血糖水平低于2.8 mmol/L；接受药物治疗的糖尿病患者，血糖水平低于3.9 mmol/L。手术创伤、麻醉、术后感染等多种因素可能诱发机体分泌儿茶酚胺、皮质醇和炎性介质等胰岛素抵抗因子，促使血糖升高。手术创伤越大，应激越强，血糖升高越明显。另一方面，围手术期长时间禁食或摄入不足，常规降糖治疗的中断和改变，也有导致医源性低血糖和血糖波动的可能。糖尿病的常见并发症冠心病、肥胖等均会使患者围手术期风险大大增加，糖尿病患者可能发生手术切口感染、伤口难以愈合导致住院时间延长，严重者可出现心血管急症或急性肾脏损伤。低血糖导致的后果通常比高血糖更加严重，由于术后体内残留麻醉或镇静药物的影响，会导致低血糖症状难以发现甚至误导医师，如意识不清、嗜睡等，从而错过抢救时机，增加危重患者的病死率。

第三节　糖尿病患者的术前评估

1．麻醉门诊对糖尿病患者进行术前评估的方法

（1）详细了解病史：了解糖尿病类型、病程、血糖控制的平均水平和波动范围、糖化血红蛋白水平、低血糖发作情况；详细的糖尿病治疗史，特别是会引起低血糖的药物，包括胰岛素（重点关注用药类型、剂量和时间）、磺酰脲类和格列奈类药物；了解患者曾经是否出现过各种急性和慢性并发症的发生情况；急性并发症如糖尿病酮症酸中毒和高血糖高渗状态，慢性并发症如心血管疾病、神经病变和肾脏疾病等，并发冠心病的患者，由于糖尿病周围神经病变往往缺乏典型的心绞痛症状，应引起警惕。了解患者的营养状态、进食情况（禁食、正常摄食，或胃肠外营养）、是否有早饱症状、手脚麻木、餐后呕吐等。

（2）血糖水平的评估：麻醉门诊常规监测患者空腹血糖，必要时监测餐后、随机血糖（当血糖≥16.7 mmol/L时，需进一步检测血酮或尿酮、血气、血乳酸等）；糖

化血红蛋白（HbA1c）的检测，HbA1c反映采血前三个月的平均血糖水平，可用于评价长期血糖控制效果，预测围手术期高血糖的风险。HbA1c升高是围手术期死亡率和并发症发生率的独立危险因素。既往3个月内如未行HbA1c检测，需要检测HbA1c。若HbA1c≤7%提示近三个月血糖控制较好，出现围手术期血糖异常的风险低，若HbA1c>7.0%～8.5%，提示血糖控制不佳，出现围手术期血糖异常的风险增高；若患者HbA1c>8.5%，建议考虑推迟非急诊手术。推荐所有糖尿病患者术前检查心电图、电解质、肝肾功能。

（3）血糖管理异常危险因素的评估：对于围手术期患者，其术前血糖控制不佳、糖尿病病程>5年、既往频繁发作低血糖史、高龄（或预期寿命<5年）、合并心脑血管疾病、肝肾功能不全、恶性肿瘤、严重感染等均是血糖异常的重要危险因素。

（4）手术、麻醉评估：了解手术的类型（急症、择期、整形等精细手术、或器官移植手术）；手术越大、术前需禁食的时间越长，应激越强，患者围手术期出现血糖异常的风险越高。采用全身麻醉的患者出现血糖异常的风险要高于采用局部麻醉或区域麻醉的患者。

（5）评估手术时机：见本节第2问。

2. 麻醉门诊对糖尿病患者的手术时机评估

（1）术前如果合并糖尿病高血糖危象——酮症酸中毒（Diabetic Ketoacidosis，DKA）和高血糖高渗综合征（Hyperosmolar Hyperglycemic State，HHS），是可能危及生命的急性并发症，应该推迟非急诊手术，积极治疗DKA和HHS。急诊手术患者，如果在病情允许的情况下，应抓紧时间作必要的术前准备和处理，尽可能在术前纠正酮症酸中毒和高渗性昏迷，血糖控制在150～200 mg/dL左右、尿酮体消失、酸中毒纠正后方可手术，并充分向患者及家属告知风险。如病情需要立即手术，应边控制病情、边施行麻醉和手术。

（2）对非急诊手术、HbA1c≥8.5%、空腹血糖或随机血糖≥250 mg/dL时由外科医师、内分泌科医师、麻醉科医师等多学科会诊评估，基于患者总体生理情况和手术紧急程度，个体化决定是否推迟手术。

（3）既往血糖水平长期控制良好的术前高血糖患者，无明显高血糖并发症，可以行择期手术。

（4）长期血糖控制不佳的糖尿病患者，建议内分泌科会诊或者内分泌门诊就诊调控血糖。

（5）不同手术类型术前血糖控制目标详见本章第四节。

（6）糖尿病患者应优先接受手术，首选手术时间为清晨或尽可能早的白天，以尽量减少血糖对患者和手术的影响。

第四节　糖尿病患者的术前准备

1．麻醉门诊对糖尿病患者的术前准备

（1）术前血糖控制目标：经上述评估后，对患者进行分层管理，设定不同的血糖控制目标，以达到个体化管理。围手术期血糖管理要尽量避免低血糖和血糖大幅波动，但是也不能因采用不适当宽松的血糖管理而增加感染和高血糖危象的风险。对于合并糖尿病高血糖危象（如糖尿病酮症酸中毒、高血糖高渗性综合征）的患者应推迟择期手术。根据血糖控制水平的不同，血糖控制目标可分为严格标准、一般标准和宽松标准。详见表13-3。

表13-3　血糖控制目标分层

血糖	血糖控制目标（mmol/L）		
	一般控制	宽松控制	严格控制
空腹血糖（FBG）/餐前血糖（PMBG）	6.0 ~ 8.0	8.0 ~ 10.0	4.4 ~ 6.0
餐后 2 h 血糖（2 h PBG）/不能进食时的随机血糖	8.0 ~ 10.0	8.0 ~ 12.0"	6.0 ~ 8.0

注：特殊情况可放宽至 13.9 mmol/L。

为患者制订围手术期血糖控制目标时应根据手术类型、患者情况以及手术期限进行个体化考量。

A.根据手术类型决定血糖控制目标：手术类型为普通大中小手术、精细手术（如整形）、器官移植3类，对于普通大中小手术，宽松控制血糖，术前HbA1c<8.5%；对于精细手术（如整形手术、眼科手术），需严格控制血糖；对器官移植手

术，则一般控制血糖即可。

B.参考患者情况调整血糖控制目标：①对于脑血管疾病患者、高龄、有严重合并症者及入院前长期血糖控制不佳（HbA1c＞7%～8.5%）或低血糖频繁发作患者，可以适当放宽至宽松的血糖控制目标；②对于病情危重（术后ICU住院时间≥3 d）及术后伤口不愈合或伤口感染的患者，应酌情采用严格的血糖控制目标。

C.根据手术期限决定血糖控制时限：手术分为择（限）期手术和急诊手术两类。对计划行择（限）期手术者需进行术前、术中及术后的血糖管理，对急诊手术者术前无严格的血糖控制目标，术前血糖、HbA1c筛查和术前准备同时进行，而需进行术中及术后的血糖管理。

（2）血糖监测：对确诊为糖尿病并接受药物或胰岛素治疗正常饮食的患者，建议每天进行7次血糖检测（空腹+三餐前+三餐后2 h血糖）；禁食患者每4～6 h检测1次血糖；危重症、重大手术以及持续使用胰岛素患者，推荐每0.5～1 h检测1次血糖。出现低血糖的患者，每5～15 min检测1次血糖，直至低血糖得到纠正。

（3）术前降糖药物调整：详见本节第9小题。

（4）填写糖尿病患者麻醉门诊评估表（表13-4）。

表13-4　糖尿病患者麻醉门诊评估表

患者基本情况

病例号	姓名	性别	年龄	科室	床号
主要诊断	身高 / 体重 / 腰围	BMI			

血糖控制情况

空腹血糖	早餐后 2 h 血糖	午餐前血糖
午餐后 2 h 血糖	晚餐前血糖	晚餐后 2 h 血糖
睡前血糖	HbA1c	
是否糖尿病 □ 是 □ 否	糖尿病类型□ 1 型□ 2 型	
糖尿病病程	低血糖发作史	

并发症的评估

血压	LDL-C	TG	Cr	AST	ALT
WBC	NET%				
是否合并心血管疾病	□ 是 □ 否				
是否合并脑血管疾病	□ 是 □ 否				
是否合并恶性肿瘤	□ 是 □ 否				
是否危重症患者	□ 是 □ 否				

手术评估

拟手术日期 手术类型 □ 急诊 □ 择期 手术大小 □普通大中型手术 □小手术 □整形等精细手术 手术是否需禁食 □是 □否 禁食时长 麻醉方式 □全身麻醉 □神经阻滞麻醉或椎管内麻醉

血糖控制目标

□一般（空腹或餐前血糖：6.0 ~ 8.0 mmol/L；餐后或不能进食的随机血糖：8.0 ~ 10.0 mmol/L）
□严格（空腹或餐前血糖：4.4 ~ 6.0 mmol/L；餐后或不能进食的随机血糖：6.0 ~ 8.0 mmol/L）
□宽松（空腹或餐前血糖：8.0 ~ 10.0 mmol/L；餐后或不能进食的随机血糖：8.0 ~ 12.0 mmol/L）

2. 糖尿病患者术前降糖药的调整方案

根据患者的血糖情况、一般状况及手术的类型决定是否需要停用之前的口服降糖药物以及是否改用或者调整胰岛素治疗。

手术前的降糖治疗首选基础–餐时胰岛素皮下注射方案，即睡前中长效胰岛素联合三餐前短效/速效胰岛素。胰岛素起始剂量为0.5 U/（kg · d），其中各1/2分别用于基础和餐前胰岛素量，三餐前胰岛素剂量相同。根据监测血糖的情况和进食情况调整胰岛素剂量，每次调整1 ~ 2 U，禁食期间停用餐前胰岛素。

（1）未经降糖治疗的患者：对已诊断的糖尿病患者，任意时刻血糖＞10 mmol/L时即可考虑启动降糖治疗。

（2）使用口服降糖药的患者：既往使用口服降糖药的患者麻醉门诊就诊时血糖达到上述术前血糖控制目标的，维持原治疗方案不变直至术前，按表13–5的要求及手术类型决定是否停用。血糖未达标的患者启用手术前的降糖治疗或者内分泌门诊就诊调整降糖药物。

口服降糖药的停用标准：绝大多数口服降糖药和非胰岛素注射剂在手术当日应停用。大手术前宜停用二甲双胍，其可对已有肾功能不全（肌酐清除率GFR＜45 mL/min）或术中需要使用静脉造影剂的患者可能引起乳酸酸中毒，术前24 ~ 48 h应停用。新型降糖药二肽基肽酶–4（DDP–4）抑制剂的降糖作用具有血糖依赖性，发生低血糖的风险低，围手术期可以考虑继续服用。钠–葡萄糖共转运蛋白2（SGLT–2）抑制剂容易导致脱水，术前需停药48 h。对术后当日即能恢复正常饮食的短小日间手术，可保留部分口服降糖药，但促进胰岛素分泌的磺脲类和格列奈类降糖药在禁食后容易造成低血糖，应一律停用。

（3）既往使用胰岛素的患者：若既往血糖控制良好，可维持原胰岛素治疗方案不变；若血糖控制不佳，可改用基础–餐时胰岛素治疗方案，使血糖值达到控制目标。手术当日停止控制餐后血糖的短效胰岛素或速效胰岛素类似物，保留控制基础血糖的中长效胰岛素并适当减量（手术当日早晨长效和中效胰岛素剂量各减少约20%和50%）以减少低血糖风险，手术前一晚也减量可进一步降低风险。平时低血糖发作频繁者，尤其应注意减量。详见表13–6。

（4）使用胰岛素泵（CSII）的患者：若既往血糖控制良好则可继续使用胰岛素泵直至入院。入院期间使用胰岛素泵需要有内分泌专科医师进行协助，并由护理人员每天记录胰岛素泵的基础率和餐前负荷率。手术前剂量调整详见表13–6。

表13–5　口服降糖药的术前调整策略

口服降糖药分类	围手术期风险	术前1日	手术当日（短小手术，当天能恢复进食）	手术当日（大中型手术，术后不能恢复进食）
促胰岛素分泌（磺脲类、格列奈类）	低血糖	服用	停药	停药
二甲双胍	肾功能不全时出现乳酸堆积	服用	服用	停药
噻唑烷二酮类 TZDs	水钠潴留	服用	服用	停药
DDP–4 抑制剂	较少	服用	服用	服用
SGLT–2 抑制剂	低血容量	停药	停药	停药

表13–6　皮下注射胰岛素的术前剂量调整

胰岛素剂型	给药频率	术前晚上	手术当日早晨
长效胰岛素	qd	常规剂量的 80%	常规剂量的 80%
中效胰岛素	bid	常规剂量的 80%	常规剂量的 50%
中效 / 短效预混胰岛素	bid	常规剂量的 80%	中效部分常规剂量的 50%
短效或速效胰岛素	tid	不变	停用
胰岛素泵	持续	不变	泵速调整为睡眠基础速度

3．喝饮料对糖尿病患者手术日的影响

近年来，加速康复外科（enhanced recovery after surgery，ERAS）理念在外科手术中得到推广。ERAS有利于减少术后恶心呕吐，尽早恢复术后正常饮食，可缩短糖尿病常规降糖治疗的中断时间，保持血糖稳定。但ERAS计划中术前口服含糖饮料的部

分，不利于糖尿病患者血糖水平的控制，不做常规推荐；建议糖尿病患者术前以水代替碳水化合物。

4. 糖尿病患者术前血糖管理的建议

中国成人2型糖尿病及糖尿病前期患者动脉粥样硬化性心血管疾病预防与管理专家共识（2023）对糖尿病患者的血糖管理提出了7项建议。

（1）优先选择低血糖生成指数碳水化合物（如全谷物有全麦、燕麦、糙米、荞麦等）。增加膳食纤维摄入（如叶类蔬菜、蘑菇、海带等），用不饱和脂肪代替饱和脂肪、避免摄入反式脂肪酸。

（2）不推荐常规服用维生素或矿物质补充剂来控制血糖或改善2型糖友的心血管风险。有微量营养素缺乏的患者，可根据营养状况适量补充。

（3）每日食盐摄入量不超过5 g，以减少高血压和心血管疾病的风险。

（4）不吸烟、不饮酒或限酒（酒精量：男性＜25 g/d，女性＜15 g/d，每周不超过2次）。尽量避免吸烟，因为吸烟会增加心血管疾病的风险。同时，还要限制酒精的摄入量。

（5）每周至少应进行150 min中等强度有氧运动（如快走、游泳、骑自行车等）或75 min剧烈有氧运动（如跑步、跳绳等，可组合）。适当的运动可以提高心血管健康和血糖控制。

（6）推荐每日睡眠时长6～8 h，有助于维持身体的健康和精力充沛。

（7）推荐综合生活方式管理。综合生活方式管理是指通过合理的饮食、适量的运动、良好的睡眠、控制体重等综合措施来管理糖尿病。这需要建立健康的生活习惯，并坚持长期执行。

第五节　糖尿病患者的麻醉方式

糖尿病患者麻醉方式的选择

与区域麻醉相比，全身麻醉特别是吸入性麻醉药刺激血糖升高的作用更显著，但高血糖或糖尿病患者的麻醉方式选择应当综合考虑，目前并没有证据推荐糖尿病患者首选区域麻醉。与非糖尿病患者相比，糖尿病患者椎管内麻醉后出现硬膜外脓肿和血流动力学不稳定的风险更高。

（邓龙姣）

参考文献

[1]刘志礼，温世锋，等.脊柱外科围术期血糖管理专家共识[J].中国矫形外科杂志，2023，31（21）：1921-1929.DOI:10.3977/j.issn.1005-8478.2023.21.01.

[2]牛芳桥，孙沫逸，肖海鹏，等.口腔颌面外科围术期血糖管理专家共识[J].实用口腔医学杂志，2022，38（1）：5-12.DOI:10.3969/j.issn.1001-3733.2022.01.001.

[3]Chen JY,Nassereldine H,Cook SB,et al.Paradoxical association of hyperglycemia and surgical complications among patients with and without diabetes [J].JAMA Surg,2022,157(9):765-770. DOI:10.1001/jamasurg.2021.5561.PMID:35704308.PMCID:PMC9201741.

[4]Echouffo-Tcheugui JB,Kaze AD,Fonarow GC,et al.Severe hypoglycemia and incident heart failure among adults with type 2 diabetes[J].J Clin Endocrinol Metabol,2022,107(3):e955-e962.DOI:10.1210/clinem/dgab794.PMID:34741460.

[5]孟瑶，付明明，赵雨琪，等.《2020年版围术期血糖管理专家共识》解读[J].河北医科大学学报，2022，43（1）:1-6,11.DOI:10.3969/j.issn.1007-3205.2022.01.001.

[6]陈莉明，陈伟，陈燕燕，等.成人围术期血糖监测专家共识[J].中国糖尿病杂志，2021，29（2）：81-85.DOI:10.3969/j.issn.1006-6187.2021.02.001.

[7]倪叶彬，陈亚梅，朱晓萍，等.糖尿病患者围术期血糖管理的证据总结[J].中华护理杂志，2021，56（7）：1079-1085.DOI:10.3761/j.issn.0254-1769.2021.07.021.

[8]中华医学会糖尿病学分会.中国2型糖尿病防治指南(2020年版)[J].中华糖尿病杂志，2021，13（4）：315-409.DOI: 10.3760/ cma.j.cn115791-20210221-00095.

[9]American Diabetes Association. 2.Classification and diagnosis of diabetes: standards of medical care in diabetes-2019 [J].Diabetes Care,2019,42(Suppl 1):S13-S28.DOI:10.2337/dc19-S002. PMID:30559228.

第十四章

肥胖患者的麻醉门诊的评估

肥胖是一定程度的明显超重与脂肪层过厚，是体内脂肪，尤其是甘油三酯积聚过多而导致的一种状态，是多因素促成的慢性疾病。最基本的界定是体重指数（Body Mass Index，BMI），具体分级如下表（表14-1）。

表14-1 世界卫生组织世界卫生组织肥胖分类

BMI	营养状况
＜18	低体重
18.5 ~ 24.9	理想体重
25.0 ~ 29.9	超重
30.0 ~ 34.9	肥胖
35 ~ 39.9	严重肥胖
40 ~ 49.9	病态肥胖
＞50	超级肥胖

第一节 肥胖患者的病理生理改变

肥胖是一种复杂的疾病，其中身体脂肪分布与促炎状态和代谢改变有关，影响多个器官系统。主要涉及如下内容。

1. 代谢综合征与肥胖的关系

代谢综合征：内脏脂肪的积累及其伴随的促炎和免疫激活状态与胰岛素抵抗和二型糖尿病有关。简单来说，导致心血管疾病和糖尿病的危险因素被归为代谢综合征。代谢综合征是一组代谢相关疾病的总称，包括肥胖、糖尿病、高血压、高脂血症等，其中肥胖是关键因素，也是中心环节之一。代谢综合征里很多代谢相关疾病由肥胖引起的，肥胖容易引发胰岛素抵抗。所以，肥胖是引起其他众多代谢相关疾病的重要致病因素和病理基础。诊断为代谢综合征的患者，术后的并发症相应增多。

代谢综合征（Metabolic Syndrome，MS）是一种涉及多种代谢异常的病理状态，包括高血糖、血脂紊乱、高血压等，这些因素共同增加了心脑血管疾病的相对危险度。肥胖是代谢综合征的一个重要组成部分，尤其是在腹部肥胖的情况下，即所谓的中心型肥胖，这与代谢综合征的发生有着密切的联系。

研究表明，肥胖和糖尿病、高血压、高血脂等多种疾病有关，这些疾病又被统称为“代谢综合征”。肥胖及代谢综合征已成为全球性疾病，日益威胁人类健康。随着生活方式以及饮食习惯的改变，我国肥胖人群的比例越来越高。

在中国的一项研究中，代谢综合征患者通常伴有总体脂和腹部体脂的增多，尤其是腹腔内脂肪的增加。体脂分布异常，表现为脂肪向腹腔内积聚。体重指数（BMI）≥25、腰围（W）≥97 cm或腹腔内脂肪面积（VA）≥65 cm^2的人群中约有1/6～1/5患有代谢综合征。

因此，可以看出，肥胖，特别是腹部肥胖，是代谢综合征的一个关键因素，两者之间存在密切的相关性。代谢综合征与围手术期心血管事件发生率显著增加相关。

2. 肥胖患者心血管系统的变化

肥胖患者患心血管疾病的概率比正常体重的同年龄人更高。心脏需要适应肥胖患者的体重增加和代谢变化的需求，约三分之一的肥胖患者心脏会出现结构和功能改变，从而诱发心肌病。每搏输出量的增加导致左心室负荷和扩张的增加，出现代偿性左心室肥厚，继续恶化将出现左心衰竭。

（1）高血压：肥胖与高血压成正比。肥胖和代谢综合征导致高血压的原因，肥胖和代谢综合征导致高血压的原因是多方面的，是遗传因素、胰岛素抵抗、钠水潴留、交感神经激活，是诸多因素之间相互作用的结果。这些因素会促进肾素–血管–蛋白激酶的激活的相互作用导致高血压的发生。另外神经内分泌系统与肾素–血管紧张素–醛固酮轴的相互作用也促进高血压的发生。

（2）冠心病：肥胖症患者患冠状动脉疾病的风险因素包括2型糖尿病、高血压、血脂异常、炎症加重以及血栓形成前状态。与冠状动脉缺血有关的症状，如用力时呼吸困难和胸痛，这些症状在肥胖患者中很常见，可能会掩盖真正的心脏事件。

（3）心律失常：肥胖者可存在低氧血症，加之左心房左心室增大，心脏传导系统脂肪浸润等多种因素所致。在肥胖患者心脏疾病的治疗中，利尿剂可能导致水、电解质异常，血浆儿茶酚胺增加和患者的高碳酸血症，增加心律失常的风险。尤其是心房颤动，导致心源性猝死的风险显著增加。肥胖还容易导致QT间期延长。

（4）肺动脉高压：肥胖患者有多种罹患肺动脉高压的危险因素，如阻塞性睡眠呼吸暂停（OSA）、肥胖低通气综合征（OHS）、左心功能不全和慢性肺血栓栓塞症。

3. 肥胖患者呼吸系统的变化

（1）口咽部的变化：随着肥胖患者脂肪组织在咽部的堆积，咽腔容积不断减小，肥胖程度越高，口咽部的容积越小，特别是悬雍垂、扁桃腺、扁桃弓、舌、会厌皱襞，以及咽后壁。咽后壁脂肪组织的多少与呼吸道梗阻的临床严重程度密切相关。咽部脂肪组织的堆积，会增加上呼吸道肌肉松弛的可能性，从而导致舌后部软组织或介于悬雍垂及会厌之间的口咽塌陷。咽部的解剖结构由长轴为横向的椭圆形变为了长轴为前后纵向的椭圆形。而用以在睡眠呼气时支撑咽部开放从而延伸咽部塌陷的肌肉（如腭帆张肌、颏舌肌、舌骨肌群等）都位于咽部的前壁，而在解剖结构改变之后，则不能很好地履行其功能。

（2）呼吸系统：肥胖与呼吸功能成反比，主要是由于气道顺应性降低和内脏脂肪导致膈肌受限，从而引起限制性通气障碍。肥胖患者的肺容量减少，包括总肺活量、功能残余量（FRC）和呼气储备量、用力肺活量（FVC）和1 s用力呼气量（FEV_1）；FEV_1/FVC比值通常保持不变。肥胖患者能够影响膈肌及胸腹部运动，进而导致功能残气量降低、区域性肺不张和肺内分流增加。全身麻醉使这些变化更为明显，肥胖患者麻醉后功能残气量减少50%，而非肥胖患者仅减少20%，功能残气量的降低导致肥胖患者耐受呼吸暂停的能力明显下降，无通气安全时限大大缩短。肥胖与呼吸功增加有关，这是气道阻力增加和呼吸系统顺应性降低的结果。胸壁顺应性降低，可能是因为胸壁和腹腔内脂肪组织增加了压力。肺顺应性也会降低，原因是肺血量增加和气道提前关闭。低容量呼吸会增加，由于早期气道关闭和随后产生的内在呼气末正压，呼气流量受限和气体潴留会增加气道阻力。

由于气道提前关闭，随后产生内在呼气末正压（PEEP），或称自发呼气末正压（auto-PEEP），从而增加了气道阻力。自动呼气末正压（PEEP）的存在进一步增加了由于顺应性降低而已经升高的呼吸功。上述肺力学变化会影响肥胖患者耐受早期氧饱和度降低的呼吸暂停发作。基线时，肥胖患者存在通气与灌注不匹配的现象。而这些区域的通气量则因无肺活量而减少。运动能力由于呼吸功增加和心血管受损，肥胖症患者的运动能力会下降。当患者从直立姿势转为仰卧姿势时，肺功能的变化，更为严重。

（3）睡眠呼吸障碍：是指从阻塞性睡眠呼吸暂停（OSA）到肥胖低通气综合征（Obesity Hypoventilation Syndrome，OHS）的一系列病症。OSA定义为睡眠期间呼吸暂停时间大于10 s，睡眠期间可有频繁出现的呼吸暂停和低通气。肥胖是导致睡眠呼吸暂停最主要的危险因素。肥胖患者睡眠时周期性地出现部分或完全的上呼吸道梗阻，可有频繁出现的呼吸暂停和低通气。而部分的上呼吸道梗阻导致低通气，所以此概念也称为阻塞性睡眠呼吸暂停低通气综合征（Obstructive Sleep Apnea Hypopnea Syndrome，OSAHS）。据估计，40%～90%的肥胖者患有OSA。间歇性气道阻塞相关的夜间缺氧和高碳酸血症是OSA的特征。长期低氧血症和高碳酸血症会导致肺动脉高压，右心室功能障碍，最终导致心力衰竭。一些重度肥胖患者会出现OHS，其特点是肺泡通气不足（$PaCO_2$>45 mmHg），其他疾病无法解释。肥胖患者的气道口径缩小，导致气道阻力增加，咽部扩张器活动受损，气道塌陷的风险增加，因而可能引起气管插管困难、面罩通气困难。加上此类患者呼吸储备功能降低，导致氧储备较少，使得麻醉诱导期间呼吸系统意外事件发生率极高。

（4）哮喘：有研究证实，肥胖比体重指数小于25的人群患哮喘的概率高出一倍。哮喘在肥胖患者中发生率高的原因如下：①气道平滑肌收缩力的改变导致气道反应性增加；②肥胖相关的慢性、低水平的炎症反应发生率相应增高。肥胖患者对吸入皮质类固醇和长效β受体激动剂的反应较差。50%的肥胖相关性哮喘患者在减轻体重后可逆转。

4. 肥胖患者内分泌系统的变化

与体重指数正常的人相比，BMI为40的人群患糖尿病的概率要高出7倍。肥胖会导致内分泌代谢发生一系列变化，如引起胰岛素与糖代谢紊乱。肥胖人群通常会出高胰岛素血症，肥胖的患者血浆胰岛素水平通常比正常人高。肥胖还会引起生长激素减少与性激素分泌失调。

5. 肥胖患者消化系统的变化

腹部肥胖、胰岛素抵抗是非酒精性脂肪肝和非酒精性脂肪性肝炎的风险因素。脂肪浸润加上炎症变化叠加，就会发展成非酒精性脂肪性肝炎。在这些患者中，约有五分之一的非酒精性脂肪性肝炎患者会发展为肝硬化，使他们罹患肝细胞癌、门静脉高压、腹水和肝功能衰竭的风险增加。肥胖患者由于机械刺激与激素原因，更容易出现胃食管反流疾病。

第二节　肥胖患者的麻醉评估

1. 肥胖患者一般情况的评估内容

肥胖患者由于其病理生理改变，术前需要对患者进行全面评估，病史采集和体格检查应着重于对呼吸系统、气道及心血管系统的评估，同时应重点识别和筛查OSA和高血栓风险患者。

麻醉门诊评估时应详细了解患者心肺功能状态、生命体征、SpO_2、BMI，询问有无高血压、劳累性呼吸困难、疲劳、睡眠时体位、肺动脉高压、心肌缺血等病史及症状，评估患者能量代谢当量（MET）及对体位改变的适应能力。

评估患者气道条件，了解是否有打鼾或白天嗜睡病史、既往麻醉史及困难气道史。常规进行困难气道的评估，如肥胖面颊、颈围大小、头颈活动度、颞下颌关节活动度、舌体大小、张口度以及Mallampati评分等。据估计约10%肥胖患者存在面罩通气困难，1%肥胖患者存在气管插管困难，应做好困难气道的准备。

对呼吸系统进行评估时，病史采集和体格检查应尽量识别提示呼吸性疾病的症状和体征，还需进行规范的血液检查、胸部X线、肺功能检查等。若患者存在以下征象，需考虑呼吸系统疾病，并且立即行动脉血气分析。①呼吸空气下脉搏氧饱和度＜95%；②FVC＜3 L或FEV_1＜1.5 L；③休息时伴有喘息；④血清碳酸氢盐＞27 mmol/L。

如$PaCO_2$高于45 mmHg，提示存在呼吸衰竭，则麻醉风险相应增加。

肥胖患者因体型原因，伴有左心室或右心室衰竭的体征常难被发现，如颈静脉压增高、心脏杂音、啰音、肝大、外周性水肿等。术前应常规行心电图检查，必要时行动态心电图及超声心动图等检查评估患者的心血管状况。

对其并发疾病进行评估包括睡眠呼吸暂停综合征（OSA）和肥胖低通气综合征（OSH），了解空腹血糖水平、糖耐量是否异常。如果发现有糖尿病或酮血症时，应该及时请内分泌科会诊。还应询问是否有食管反流症状，麻醉手术前可辅以H_2受体拮抗剂或质子泵抑制剂，以减少反流误吸风险。

2. 呼吸暂停综合征与困难气道的关联性

阻塞性睡眠呼吸暂停（OSA）是最常见的睡眠相关呼吸疾病，而困难气道是麻醉科医师最关心的问题。OSA和困难气道具有某些相似的解剖、形态和生理特征。个别前瞻性研究以及回顾性病例对照和大型数据库研究的系统回顾显示，OSA患者与困难气道之间可能存在关联；OSA患者发生困难插管、困难面罩通气或两者兼有的风险比正常人高出3到4倍。存在OSA的患者应在围手术期积极采取应对措施，以防发生气道困难。谨慎的术中管理包括尽可能使用区域阻滞麻醉。对存在明显的困难气道患者，考虑到全身麻醉诱导后可能出现快速血氧下降，应考虑使用清醒插管技术。熟悉困难气道预测方法、清醒拔管以及对OSA患者进行适当的术后监护是降低围手术期风险的必要条件。

随着肥胖症发病率增加，OSA发病率随之上升，在普通成年人群中，OSA的发病率从9%到25%不等，估计25%的男性和10%的女性患有OSA，而在超级肥胖者（BMI＞50）OSA发生率高达95%。OSA和困难气道患者在解剖学、形态学和生理学方面具有某些共同特征：①肥胖和OSA会增加咽部气道周围软组织的体积；②较多的内脏脂肪会减少肺容量，从而增加咽壁塌陷的倾向；③睡眠和麻醉期间神经代偿功能减弱。下颌畸形会加剧这些问题。

有关OSA与困难气道的联系，现有证据包括小型前瞻性研究、病例对照研究和大型数据库研究，研究结果一致表明OSA患者发生困难气道的风险增加。2018年，麻醉与睡眠医学会建议，已知或疑似OSA应被视为插管困难、面罩通气困难或两者兼有的风险因素。

现有多种用于术前评估肥胖患者危险性的量表，减肥手术死亡风险分层（OS-

MRS）同样适用于肥胖患者接受非减肥手术的术前风险评估，4～5分的患者术后需要更加密切的监测，见表14-2。肥胖患者麻醉评估时，还应对所有疑似患者进行OSA筛查。常用的筛查工具包括最新的STOP-BANG问卷（表14-3）。对于筛查阳性的患者，应测量血清碳酸氢盐，血清碳酸氢盐水平升高会增加OSA筛查工具的特异性，并可能提示二氧化碳（CO_2）滞留，这可能与睡眠相关的呼吸紊乱有关。研究表明，术前未接受气道正压治疗的OSA患者在普外科和血管外科手术后出现心肺并发症的风险会增加。提高对OSA的识别率并确保适当的治疗可能是降低OSA手术患者风险的策略。对于已确诊，未治疗的OSA患者，如果合并未控制的系统性疾病或呼吸与通气不足的疾病，需要进行治疗，优化心肺功能后再行择期手术。包括合并低通气综合征、重度肺动脉高压、静息低氧血症。接受呼吸机正压通气（PAP）治疗的患者应在手术当天继续治疗，并应在手术当天随身携带PAP装置。PAP治疗4～6周后，会减少舌头体积并增加咽间隙的体积。

表14-2　OS-MRS量表

危险因素	评分
BMI ＞ 50	1
男性	1
年龄＞ 45 岁	1
高血压	1
肺栓塞危险因素	1
既往静脉血栓形成	
腔静脉滤器植入	
低通气（睡眠呼吸暂停）	
肺动脉高压	
得分	死亡率
A 级，0 ～ 1 分	0，2% ～ 0.3%
B 级，2 ～ 3 分	1.1% ～ 1，5%
C 级，4 ～ 5 分	2.4% ～ 3.0%

表14-3　阻塞性睡眠呼吸暂停的STOP-BANG问卷

评估特征	结果
S = Snoring	你是否大声打鼾（比说话大声或响亮到足以通过关闭的门听到）
T = Tiredness	你是否经常在白天感到疲倦，疲劳和困倦?
O = Observed Apnea	有没有人注意到你在睡觉时停止呼吸?
P = Pressure	你是否患有高血压或正在接受高血压治疗?

续表

评估特征	结果
B = BMI	≥ 35
A = Age	> 50 岁
N = Neck	男性> 43 cm，女性> 40 cm
G = Gentle man	男性

注：若问卷≥ 3 个问题回答“是”，OSAHS 高危；< 3 个问题回答“是”，OSAHS 低危。
OSA 低风险：0 ~ 2 个问题回答“是”；
OSA 中风险：3 ~ 4 问题回答“是”；
OSA 高风险：5 ~ 8 个问题回答“是”；
或者对前 4 个问题中的至少 2 个“是”+ 男性性别；
或对前 4 个问题中的至少 2 个“是”+BMI > 35；
或对前 4 个问题中的至少 2 个“是”+ 颈围（男性> 43 cm，女性> 40 cm）；
评分（≥ 3 分）与肥胖患者的气道困难预测相关，可能是预测插管困难的有用工具。

3．肥胖患者伴低通气综合征（OHS）术前评估的注意事项

对于肥胖且临床上强烈怀疑有OHS的患者，若要进行中高危险的手术，应查血清电解质和动脉血气，筛查CO_2潴留和低氧血症。一些专家建议对有OHS和CO_2潴留临床体征的患者进行超声心动图检查，以评估整体心功能、肺动脉高压，特别是右心功能。大多数OHS患者患有OSA，多达三分之二的患有肺动脉高压。OHS患者对降压药和阿片类药物的呼吸抑制作用敏感，高浓度吸氧可能会增加高碳酸血症，建议使用呼吸机正压通气呼吸机治疗。由于这些问题，OHS患者比其他患者更可能难以从机械通气中撤机，包括在麻醉苏醒期间。

4．肥胖患者麻醉前心血管系统的评估注意事项

肥胖患者一般合并高血压，由于心排血量以及血容量的增加，这些患者中患有高血压的情况更普遍。在肥胖患者中，收缩期高压较舒张期高压更易出现。高血压若控制不佳会导致血压波动，诱导时会出现严重低血压，对有害刺激的反应剧烈，并增加血管系统、神经系统和肾脏并发症。鉴于此原因，建议控制血压再行手术。对于择期高危手术，收缩压大于180 mmHg，舒张压大于110 mmHg应暂停手术，进行血压调控。

肥胖不会直接导致冠心病，但肥胖引起的高脂血症及收缩压的升高，均可导致冠心病加重，因此肥胖是冠心病加重的间接原因。术前评估时应注意心电图是否出

现心肌缺血，若患者有胸痛胸闷等冠心病症状，则需按照冠心病流程进行排查。没有其他合并疾病的肥胖患者，其肺动脉灌注压基本正常。但患OHS的患者，由于其低氧性肺部血管收缩以及心排血量增加，常出现肺动脉高压现象，最终导致充血性心力衰竭。

第三节　肥胖患者麻醉方式的选择

1. 肥胖患者的优先麻醉方式选择

在可行的情况下，对于肥胖症患者尤其是有OSA的患者，建议采用区域麻醉，而不是全身麻醉，以避免潜在的气道和呼吸道问题。椎管内麻醉和周围神经阻滞具有以下优点：改善术后疼痛控制，减少术后镇痛中阿片类药物的使用，从而降低药物引起呼吸抑制的可能性。经验丰富的麻醉医师使用超声引导下的周围神经阻滞对肥胖患者安全可行，阻滞成功率相对较高。但是肥胖可能会增加外周神经阻滞的难度，并有较高的阻滞失败率。肥胖可能是导管相关感染的一个风险因素。同样剂量的局麻药在脊髓和硬膜扩散水平在肥胖者体内高于正常体重者。尽量减少区域麻醉的同时复合镇静剂。如果需要镇静，应考虑对上呼吸道影响较小的药物如氯胺酮，右美托咪定，并且小剂量使用。

全身麻醉作为后备方案，在区域阻滞不成功或失败的情况下，全身麻醉作为备用方案，需征得患者及其家属同意。在某些手术类型如腹腔镜，胸腔镜手术，手术时间长或需要控制通气的手术全身麻醉是首选。

2. 清醒气管插管术在肥胖患者全麻时的优势

如果手术类型考虑必须进行全身麻醉，且患者术前评估已知存在困难气道，或存在血氧快速失饱和的风险，则可选择清醒气管插管技术。困难气道协会于2020年发布了《2020困难气道学会成人清醒气管插管指南》。如果操作得当，清醒气管插管技术具有一定的安全性，因为气道通畅性得以保持，患者可自主呼吸。因此，插管的麻醉医师可以从容不迫地管理气道。清醒气管插管是每一个麻醉医师需要掌握的技术。

清醒气管插管时需进行吸氧，并进行有效的局部麻醉，利多卡因最大剂量小于9 mg/kg瘦体重。镇静不能替代气道局部麻醉的作用，由于过度镇静会增加气道梗阻的风险，选用短效或对呼吸抑制小的药物尤为重要，瑞芬太尼和右美托咪定是可行的选择。使用纤维支气管镜或视频喉镜进行清醒气管插管，或两者结合使用，可提高清醒插管的成功率。

第四节　肥胖患者麻醉诱导的注意事项

经评估发现患者存在困难气道，诱导前应做好充分的准备。这些准备包括：熟练的助手帮忙，困难气道抢救车处于可用状态，辅助供氧设备如高流量吸氧或高频通气设备。

1. 肥胖患者诱导前的体位摆放对氧合的重要性

肥胖患者麻醉诱导时最佳体位是斜坡位（头高脚低倾斜20 ~ 25度），在此体位下，腹腔器官可减少对膈肌的挤压，减少肥胖对肺容量的影响，从而增加氧气储存和气体交换。应避免使用常规的平卧位。此建议在肥胖患者胃减容手术中的麻醉专家共识中属于强推荐证据。

2. 肥胖患者麻醉诱导时进行预吸氧的方法

预吸氧被广泛认为是麻醉诱导气管插管的一项关键技术。在麻醉诱导之前，向患者输送高浓度的氧气（FiO_2）。在进行麻醉诱导和建立气道之前输送给患者。可增加机体的氧气储存量并延缓动脉血氧饱和度降低。除了增加肺泡氧分压（FAO_2）外，预充氧还能冲掉肺泡中的氮气。这也被称为也被称为安全呼吸暂停时间，一般定义为从停止呼吸到血氧降至90%的时间。

预吸氧操作在肥胖患者诱导时尤为重要。原因是肥胖患者有潜在的困难气道风险，插管时间可能比普通患者时间更长，肥胖患者的功能残气量减少，氧气储备较少，氧气消耗快，更容易出现低氧血症。传统的预充氧做法：要求患者在封闭良好的系统中吸入至少3 min 100%纯氧，充分供应肺泡、动脉、静脉以及机体各组织，同时使脉搏氧饱和度SpO_2达到99%～100%。这种方法优于快速通道预充氧法，即4次最大肺活量给氧（患者深呼吸4次）。最近的文献里介绍了几种有效的预充氧装置或方法，可有效延长安全呼吸暂停时间。

3. 提高预吸氧效果的方法

第一种方法是将鼻吸氧导管通过鼻腔深插入喉部入口上方，这项研究的作者发现，病态肥胖患者预充氧后咽部的氧气吹入显著延缓呼吸暂停期间的血氧下降。第二种方法使用4～5号儿童的气管内导管，从肥胖患者口腔的左角放置在颊腔壁旁边，氧流量设置到10 L/min，安全呼吸暂停中位时间为12.5 min，比对照组多了2.5倍时间。第三种方式经鼻持续正压通气的面罩，此类装置佩戴在鼻部，通过麻醉机给予纯氧新鲜气流输出，阀门的位置保持15 cmH_2O的气道压力。研究表明，血氧降至94%的时间长达6 min。

高流量鼻吸氧长期以来一直用于治疗急性内科和重症监护病房的急性呼吸衰竭。在肥胖症患者中使用高流量吸氧预吸氧已成为公认的常用方法。英国的肥胖和减重协会指南中建议在肥胖症患者中考虑使用该技术。高流量鼻吸氧装置比面罩更舒适，气管插管操作过程中可持续供氧，在气管拔管和麻醉恢复期也可以使用同一套装置。

第五节　肥胖患者麻醉药物使用的注意事项

肥胖患者体内麻醉药物的药代动力学和药效学会发生变化。药物的吸收、分布和消除都会受到影响。分布容积也会受到影响，这是因为肥胖患者体内的脂肪组织。使用总重量（TBW），即患者实际测得未经任何额外调整的情况下的体重。对于肥胖患者来说，使用总体重计算药物剂量会出现药物过量的风险。男性的瘦体重（LBW）约为TBW的80%，而女性则应为TBW的75%，用此比例可粗略估算肥胖患者的瘦体重。

1. 肥胖患者选择术前用药的注意事项

适当的麻醉前用药取决于个人需求、手术类型以及麻醉药物和技术的可用性。最初开发麻醉前用药是为了抵消麻醉的不良反应，而目前的原则是为了提高总体舒适度和满意度。对于肥胖患者，术前用药有助于预防手术并发症，如术后疼痛、焦虑、胃肠功能紊乱，并优化潜在的医疗状况。病态肥胖患者的心输出量会增加，细胞外液容量增加以及脂肪量增加。所有这些因素都会影响给药的药效学和药代动力学特性。一些术前药物可减少分泌物，降低迷走神经兴奋性，降低胃酸减少反流误吸的风险，包括抗胆碱能药格隆溴铵，盐酸戊乙奎醚，胃动力药止吐剂甲氧氯普胺、H_2受体阻滞剂如法莫替丁等。在胃肠功能紊乱中，最常见的是术后恶心和呕吐（PONV）。建议对高风险患者至少使用两种或三种不同的受体拮抗剂治疗。最有效的药物包括昂丹司琼联合地塞米松，或考虑添加氟哌啶醇。此外，有健康问题的患者在手术前的焦虑程度会增加。一般在使用苯二氮䓬类药物的同时考虑使用氯尼丁和α_2肾上腺素能受体激动剂，但需注意维持气道通畅。最近的试验和综述证明，适当的麻醉前用药可改善肥胖患者的整体麻醉体验。

2. 术中用药在肥胖患者的合适剂量

丙泊酚是肥胖患者最常用的镇静催眠药，它的特点是起效快，恢复时间短。然而，由于丙泊酚具有很高的亲脂性，其分布容积和清除率会随着体重的增加而增加，与体重呈线性增长。肥胖患者的清除率和分布容积要高得多，这可能会延长镇静时间和苏醒时间。为避免用药过量和低血压等不良反应，建议肥胖患者的异丙酚剂量应按照瘦体重（LBW）进行计算。一项针对40名病态肥胖患者的临床试验报告称，使用LBW的最佳剂量为2.310～3.567 mg/kg，在此剂量下插管深度令人满意，血流动力学稳定。

阿片类药物（芬太尼、瑞芬太尼、阿芬太尼），则会在中枢室再分布之前产生镇痛效果，阿片类药物亲脂性高，容易在脂肪蓄积，再次释放入血液有潜在的呼吸抑制风险，建议使用LBW作为初始剂量，然后根据效果进行滴定。

吸入麻醉药中，地氟醚、异氟醚和七氟醚是减肥人群手术常用的镇静剂。在这些药物中，地氟醚的亲脂性最小，起效快、半衰期短，因此最有应用前景。地氟醚能使患者快速苏醒，快速恢复呼吸道反应性，并且肝代谢作用较低，对肥胖患者快速苏醒有重要的意义。

右美托咪定是一种较新的镇静催眠药，已被用于肥胖患者的麻醉管理中。右美托咪定可选择性地靶向作用于α_2肾上腺素受体，产生镇静、抗焦虑和镇痛的效果，对呼吸功能影响小，产生生理性睡眠。右美托咪定在镇静、抗焦虑和镇痛方面应用于肥胖患者，可能比其他催眠药更具有优势。

肌肉松弛药物分为两大类：去极化肌松药与非去极化肌松药，均可用于肥胖患者的麻醉。去极化肌松药常用的琥珀胆碱是以总体重（TBW）计算用量，因为琥珀胆碱依靠血清胆碱酯酶进行代谢，而血清胆碱酯酶活性与BMI成正比。非去极化肌松药物则以瘦体重做为计算依据。当需要进行快速诱导插管时可使用罗库溴铵。在腹腔镜减重手术中，需提供良好的肌松，防止腹壁肌肉痉挛，为当前气腹压力下提供良好视野，推荐围手术期使用肌松监测，更好地判断药物的作用状态，及时调整。

第六节　肥胖患者的宣教

麻醉门诊除对肥胖患者的身体进行评估外，还应对其生活方式给予宣教与建议，有利于患者的自我健康管理。关于饮食控制与身体锻炼的研究很多，近年来提出的低碳水生酮饮食（Very Low-Carbohydrate Ketogenic Diets，VLCKD）是肥胖管理的一种有效可行的营养策略。

1. 低碳生酮饮食的定义

VLCKD方案的特征在于低碳水化合物含量（<50 g/d），1~1.5 g蛋白质/千克理想体重，15~30 g脂肪/天，每天摄入500~800 cal。方案包括高生物价值蛋白质（来自牛奶、豌豆、乳清和大豆），人工膳食和天然食品。每份人工餐通常包括18 g蛋白质、4 g碳水化合物和3 g脂肪（主要是高烯植物油），提供100~150 cal热量。该方案有以下3个阶段：激活期、巩固期和维持期。

2. 低碳生酮饮食的具体方案

（1）激活期是一种极低热量饮食，每天600~800 cal，其特点是低碳水化合物

（每天蔬菜摄入量小于50 g）和脂类（每天仅摄入10 g橄榄油）。蛋白质的含量介于每千克理想体重0.8～1.2 g，以保持瘦体重并达到每日最低摄入量，注意饮水（每天2 L）与微量元素的补充（如钙与镁）。该阶段需持续8～12周。

（2）巩固期：在激活期之后，患者将逐步引入不同的食物种类，逐步引入低—中—高升糖食物，每日卡路里摄入量介于800～1 500 kcal。

（3）维持期：该阶段包括营养计划，营养范围为1 500～2 000 kcal/d，从宏量营养素和微量营养素的角度来看，营养计划是均衡的。这一阶段的主要目的是维持长期的减肥效果，促进健康的生活方式。

在对现有证据进行仔细的系统回顾和荟萃分析后，建议将VLCKD作为肥胖症患者的一种有效饮食治疗方法，尤其是对于严重肥胖和（或）合并症患者，如关节疾病、减肥手术的术前阶段、心血管疾病和代谢疾病的患者，他们需要立即大量减轻体重。通过VLCKD达到体重目标后，应实施长期的生活方式策略（体育锻炼和营养咨询），以降低长期体重反弹的风险。

（张光燕）

参考文献

[1]Waheed Z,Amatul-Hadi F,Kooner A,et al.General Anesthetic Care of Obese Patients Undergoing Surgery: A Review of Current Anesthetic Considerations and Recent Advances[J].Cureus，2023，15(7):e41565.Published 2023 Jul 8.DOI:10.7759/cureus.41565.

[2]Gaszynski T,McKechnie A.Pre-oxygenation and apneic oxygenation in patients living with obesity-A review of novel techniques[J].Saudi J Anaesth，2022，16(3):322-326.DOI:10.4103/sja.sja_351_22.

[3]Seet E,Nagappa M,Wong DT.Airway Management in Surgical Patients With Obstructive Sleep Apnea[J].Anesth Analg，2021，132(5):1321-1327.DOI:10.1213/ANE.0000000000005298.

[4]Muscogiuri G,El Ghoch M, Colao A,et al.European Guidelines for Obesity Management in Adults with a Very Low-Calorie Ketogenic Diet: A Systematic Review and Meta-Analysis[J].Obes Facts，2021，14(2):222-245.DOI:10.1159/000515381.

第十五章

麻醉门诊的医疗质量和安全管理

第一节　麻醉门诊医疗质量和安全标准的制定和实施

1. 实施医疗质量和安全管理的重要意义

随着医疗技术的不断进步和社会对医疗服务需求的日益增长，医疗质量和安全管理已成为医疗机构不可或缺的核心要素。实施医疗质量和安全管理不仅关乎患者的生命安全和健康福祉，更是医疗机构履行职责、维护自身声誉和持续发展的必然选择。

首先，医疗质量和安全管理是保障患者权益的基石。患者作为医疗服务的主要接受者，其权益必须得到充分的尊重和维护。实施医疗质量和安全管理，能够确保患者在接受医疗服务过程中得到标准规范、专业的诊疗，降低医疗事故和纠纷的发生概率，从而切实保障患者的合法权益。

其次，通过实施医疗质量和安全管理，医疗机构能够建立健全的内部管理体系，规范医疗行为，提高医疗服务的专业性和准确性。这不仅有助于提升医疗机构的整体服务水平，还能增强患者对医疗机构的信任度和满意度。

再者，医疗质量和安全管理是医疗机构持续发展的重要保障。在日益激烈的医疗市场竞争中，医疗机构要想立足于不败之地，就必须不断提升自身的医疗质量和安全管理水平。这不仅能够吸引更多的患者前来就诊，还能为医疗机构树立良好的社会形象，为其长远发展奠定坚实基础。

因此，实施医疗质量和安全管理对于保障患者权益、提升医疗服务质量以及促进医疗机构持续发展具有深远的意义。因此，医疗机构应当高度重视医疗质量和安全管理工作，不断完善相关制度和措施，确保为患者提供安全、高效、优质的医疗服务。

2. 麻醉门诊实施医疗质量管理的重要性

2014年，南昌大学第二附属医院麻醉科在医疗领域的创新实践中迈出重要一步，率先开设了麻醉门诊服务。经过十年的发展与积累，全国范围内的麻醉门诊逐渐铺开，并取得了显著的发展。麻醉门诊作为一种新型的医疗服务模式，是围麻醉期诊疗服务体系中的重要组成部分，其出现与发展促进了麻醉学科的专业化与精细化，是医疗发展史上的一大进步。

但在麻醉门诊实际工作中，却面临着诸多困境。

（1）患者基础情况复杂性：不同患者的身体状况各不相同，有的患有多种基础疾病，如高血压、糖尿病、心脏病等。这些疾病会增加麻醉的风险，需要在评估时特别关注。而在麻醉门诊期间，由于患者提供信息的不完整或不准确，使得麻醉医师难以做出准确的评估。此外，部分患者隐瞒病情或故意误导医师，更是增加了评估的难度和风险。

（2）麻醉医师的专业素养差异性：麻醉门诊的术前评估需要麻醉医师具备丰富的临床经验和扎实的专业知识。然而，现实中，不同医师之间的专业素养参差不齐，部分医师可能因经验不足或知识更新不及时，导致评估结果的不准确或遗漏。

（3）医疗资源的有限性：在一些地区，由于医疗资源紧张，麻醉医师数量有限，而手术量却很大。麻醉门诊往往面临着时间紧、任务重的压力，医师需要在有限的时间内尽可能多地评估患者，这在一定程度上影响了评估的细致性和准确性，从而增加了麻醉的风险。

（4）沟通不畅：麻醉门诊术前评估需要与多个学科进行协作，麻醉医师、外科医师、内科医师、检查检验相关科室、患者及其家属等多方共同参与。然而，在实际操作中，由于各方沟通不畅，跨学科协作不通，往往会导致信息传递不准确、不及时，未能实现麻醉前完善相关检查检验的绿色通道管理，从而影响评估的准确性和有效性。

麻醉门诊面临着诸多的困境，这迫切要求我们重视麻醉门诊的医疗质量与安全管理。通过质控管理实现麻醉门诊医疗团队素质的提升，诊疗流程与操作规范的优化，医疗资源的整合，麻醉医疗服务效率的提高。为患者提供更加优质、安全、高效的麻醉门诊服务，扩大麻醉门诊的影响力，推动麻醉门诊的发展。

3. 麻醉门诊开展医疗质量管理的方法

尽管麻醉门诊在十年的高速发展中，接诊了不计其数的患者，为手术患者的麻醉前评估做了举足轻重的工作与贡献，在这个过程中，广大麻醉同行的关注点都集中于麻醉门诊的重要性与发展优势，其医疗质量与安全管理工作却是缺席的，很多麻醉门诊工作者都不知道该如何进行麻醉门诊的医疗质量与安全管理工作。这种被遗忘的、集体失语的现象是因为麻醉门诊起步较晚，诊疗服务相对单一，从而暂时没有针对麻醉门诊专设的医疗质量与安全管理行为。

然而现今医疗领域，无论是临床医学、药学、护理还是其他医疗相关专业，尽管各个专业都有其独特的理论体系和治疗方法，但在确保医疗服务质量上，都遵循医疗质量管理的共同原则与体系。

（1）共同原则

1）患者第一：医疗质量管理的核心是以患者为中心，以满足患者需求为出发点。所有医疗活动都应以保障患者安全、提高患者满意度为目标。

2）质量至上：医疗质量管理要求各专业在提供医疗服务时，始终将质量放在首位。无论是诊断、治疗还是用药，都需要确保高质量的医疗服务。

3）预防为主：医疗质量管理强调预防为主，通过加强医疗过程的监控和管理，减少医疗差错和不良事件的发生，提高医疗质量。

4）系统管理：医疗质量管理需要运用系统管理的原则，对医疗过程进行全面、全程、全员的管理。通过协调各专业、各部门之间的合作，实现医疗质量的整体提升。

5）标准化、数据化和信息化：医疗质量管理需要建立标准化的流程、数据化的指标和信息化的平台，以便对医疗质量进行量化和评估。

（2）共同体系

1）组织体系：医疗机构应建立完善的医疗质量管理组织体系，包括医疗质量管理委员会、医疗质量管理工作小组等，明确各级职责，确保医疗质量管理的有效实施。

2）诊疗规范体系：各专业应制定详细的诊疗规范，明确诊疗流程、操作标准和质量要求。通过遵循诊疗规范，确保医疗服务的规范化和标准化。

3）质量指标体系：医疗机构应建立科学、合理的质量指标体系，对医疗质量进行量化评估。通过定期监测和分析质量指标，发现问题并及时改进。

4）质量标准体系：各专业应制定符合国际标准和国家标准的质量标准，确保医疗服务的质量和安全性。通过遵循质量标准，提高医疗服务的整体水平。

5）监测预警评估体系：医疗机构应建立监测预警评估体系，对医疗过程进行实时监控和预警。通过收集和分析医疗数据，发现潜在问题和风险，及时采取措施进行改进。

麻醉门诊的医疗质量管理也一样需要遵循共同的原则与体系。具体质控工作可以包括但不限于加强组织建设、完善诊疗规范、建立质量指标和标准体系以及实施监测预警评估等，以实现麻醉门诊医疗质量的整体提升。

4. 医疗质量管理的起源和发展

在19世纪末期，随着第二次工业革命的推进，大规模生产的方式也开始影响医疗领域。最初，医疗质量管理主要关注提高外科医师个人的手术治疗技术和创新手术方式，后逐渐关注患者治疗的最终效果，并引入定性分析方法进行控制。医院开始采用更加标准化的手术操作流程，通过制订手术操作规范和技术标准，确保手术过程的一致性和可重复性。同时，医疗质量管理也逐渐重视数据收集和统计分析，通过对手术效果、并发症发生率等指标的定量评估，为医疗质量的持续改进提供了依据。

在这一时期，医疗质量管理的发展还受益于医疗教育的进步。医学教育的改革使得医师们更加注重临床实践能力的提升，同时也开始关注医疗质量和患者安全的问题。医师们开始接受医疗质量管理的培训，学习如何制订和执行手术操作规范、如何评估手术效果和并发症发生率等知识，从而不断提升自己的医疗质量水平。

随着医疗质量管理的发展，医疗领域也逐渐形成了自己的质量管理体系和标准。例如，1910年，美国成立了国家质量协会，开始推动医疗质量管理的标准化和专业化。此后，各国也相继建立了自己的医疗质量管理体系和标准，为医疗质量的持续改进提供了有力支持。

5. 我国第一次提出医疗质量管理的背景

1965年6月26日，新中国成立尚未满二十年，正值卫生资源严重匮乏、整体医疗水平亟待提升之际，毛泽东主席提出了著名的“六二六指示”。通过“六二六指示”的实施，我国建立了覆盖城乡的医疗卫生三级网络，形成了符合我国国情的医疗卫生体制。这一体制明确了医疗质量管理需贯穿医疗卫生服务的全过程，但当时尚未形成完善的医疗质量管理体系。

随着我国改革开放的深入推进，医疗卫生事业得到了快速发展，对医疗质量管理的需求也日益增长。在这一背景下，医疗行业中开始树立起质量管理的意识，质量管理的雏形逐渐形成。越来越多的规章制度中开始提及“医疗质量”这一概念，体现了对医疗质量的重视。

虽然这些散在的要求和各种探索构成了医疗卫生行业最早期的质量安全管理体系，但我们必须认识到，在这一阶段，系统的医疗质量管理组织体系、工作机制等尚处于萌芽阶段，仍需不断完善和发展。

6. 《柳叶刀》对我国医疗质量管理的评价

2017年5月，国际权威医学期刊《柳叶刀》发布了一份关于全球195个国家和地区的医疗质量和可及性的评估报告，即HAQ指数排名。报告指出，尽管我国的医疗质量管理起步较晚，但与西方发达国家相比，已取得了显著进步。

数据显示，1990年，我国的HAQ指数仅为49.5，然而，经过25年的不懈努力，该指数在2015年跃升至74.2，虽然仍未达到同年美国81.3的水平，但已远超全球平均的53.7。值得一提的是，在2000—2016年间，我国的HAQ指数增长率高达24.6%，成为全球增长最快的国家之一。

此外，报告还显示，我国的医疗质量排名也实现了显著提升。1990年，我国在全球医疗质量排名中位列第110位，处于世界中下水平。然而，经过医疗体制的持续深化改革，至2015年，我国医疗质量排名已提升至第60位，提升幅度更是位居全球第三。

2018年5月，《柳叶刀》再次更新全球医疗质量和可及性排名，我国的HAQ指数排名进一步提升至第48位。特别是在2015—2016年间，我国实现了跨越式的进步，一年内跃升了12位，成为中等社会人口学指数（SDI）国家中进步最大的国家之一。

这一显著进步的背后，反映了我国在医疗服务链条中的多维度成长，包括医院管理、医疗管理和医疗环境等方面的全面优化和提升。这标志着我国医疗质量管理和医疗技术水平的进步得到了国际社会的广泛认可。

7. 我国医疗质量能取得显著进步的原因

20世纪末期至今，为全面加强医疗质量与安全管理工作，优化医疗资源配置、提升医疗服务水平，保障人民群众的健康权益，国家和地方政府在医疗机构管理领域投入了大量的精力与资源，积极开展一系列医疗质量与安全活动，全方位加强医疗质量管理，取得了显著的进步并得到国际认可。

国家层面的医疗质量与安全活动，不仅体现了我国政府对医疗服务质量的高度重视，也彰显了国家对于人民健康福祉的坚定承诺。活动核心要点通过建立健全医疗质量管理体系，完善医疗安全监管机制，加强医疗人员的专业培训，推动医疗技术的创新与应用，不断提升医疗服务的整体质量和安全水平。同时，国家还通过加强医疗机构的内部管理，规范医疗行为，强化医疗风险的预警和防控，以切实保障人民群众在就医过程中的安全与权益。我国的医疗服务质量和安全水平迈上一个新的台阶，为人民群众提供更加优质、高效的医疗服务。

8. 我国开展医疗质量与安全活动的内容

1997年5月，卫生部正式发布了《关于开展“以患者为中心，优质服务百佳医院”创建活动的通知》。该通知强调了医疗工作中应始终坚守“以患者为中心”的核心原则，并确立了“患者至上、质量为本、服务先行”的指导思想。这一活动不仅激发了我国医院服务意识的觉醒，更推动了医院管理模式的创新变革。从此，医院开始由传统的粗放式经营管理向更为精细化的集约化经营转变。在此过程中，医院的服务意识得到了显著的提升，服务态度、模式和作风也均得到了积极的改善和更新。

2005年4月，卫生部携手国家中医药管理局，正式对外发布了关于开展“以患者为中心，以提高医疗服务质量为主题”的医院管理年活动通知。该通知详细阐述了活动的核心要求，即坚持以人为本的发展理念，全面落实科学发展观，从根本上转变服务理念，强化科学管理，确保“以患者为中心”的服务宗旨得到切实执行，从而提升医疗服务质量，为广大人民群众提供更为优质、安全、满意的医疗服务。

为了持续并有效地推进这一医院管理年活动，卫生部在随后的2007年、2008年及2009年，均精心制订了针对当年的医院管理年方案。这些方案不仅是对过去实践经验的总结，更着重于巩固已有成果、深化管理层次、提高医疗服务质量、保障医疗安全。

2008—2009年开展“以患者为中心”医疗安全百日专项检查活动。

2009—2011年开展“医疗质量万里行”活动。

2011—2014年开展“三好一满意”活动。

2015—2020年开展“进一步改善医疗服务行动计划”活动。

2021年5月，国务院办公厅印发《关于推动公立医院高质量发展的意见》，作为新发展阶段公立医院转型发展的纲领性文件，其对新发展阶段的医疗质量管理提出了目标和要求。提出公立医院通过“三个转变”，实现“三个提高”，即发展方式从扩张医疗规模转向提升医疗质量、增高服务效率。运行模式从粗放管理转向精细化管理。因此，研究公立医院高质量发展这一新发展阶段的医疗质量管理，理清质量管理体系建设和发展方向，具有重要的现实意义。

2021年9月，国家卫生健康委和国家中医药管理局印发《公立医院高质量发展促进行动（2021—2025年）》（简称《行动》），《行动》总体要求是高举公益性旗帜，坚持新发展理念，以改革创新为动力，以高水平公立医院为引领，以学科、人才队伍和信息化建设为支撑，以医疗质量、医疗服务、医学教育、临床科研、医院管理提升为重点，以公立医院高质量发展指数为标尺，推动我国公立医院医疗服务和管理能力再上新台阶。打造一批医疗质量过硬、医疗技术顶尖、医疗服务高效、医院管理精细、满意度较高的公立医院，推动我国公立医院整体进入高质量发展阶段。这标志着我国公立医院进入了高质量发展的高速路。

2023—2025年间开展“全面提升医疗质量行动”。该行动旨在通过一系列精心策划和实施的措施，全面提高医疗服务水平，确保患者得到优质、安全的医疗服务。

（1）加强基础质量安全管理，夯实结构质量：为了确保医疗服务的基础稳固，该计划着重于医疗质量安全管理组织体系、制度体系、工作机制的建设和完善。要求各级医疗机构，特别是二级以上医疗机构，针对医务人员、药品器械、医疗技术等核心要素进行深入的自查和完善。同时，特别强调了急诊、门诊、日间、手术、患者随访等关键环节的质量安全管理，确保每一环节都严格遵循医疗规范和标准。

（2）强化关键环节和行为管理，提高过程质量：针对日常诊疗行为中的各个环节，如患者评估、三级查房、合理用药、检查检验、病历质量、会诊行为等，该计划提出了明确的管理要求。通过加强这些关键环节的管理，旨在提高整个诊疗过程的质量和安全。同时，针对急难危重患者的救治和患者安全管理，也提出了具体的措施和方案，确保患者在任何情况下都能得到及时、有效的救治。

（3）织密质量管理网络，完善工作机制：为了确保医疗质量的持续提升，该计划要求卫生健康行政部门进一步健全质控体系和工作机制，加强质量安全信息的公开和透明。同时，探索建立以质量为核心的绩效管理机制，激发医疗机构和医务人员的工作热情和责任心。在工作中，强调目标导向，通过考核评估的指挥棒作用，督促指导医疗机构严格落实相关工作要求。

（4）此外，该计划还设立了五个专项行动，包括手术质量安全提升行动、“破壁”行动、病历内涵质量提升行动、患者安全专项行动和“织网”行动。这些专项行动针对手术质量安全管理、诊疗模式创新、病历内涵质量提升、患者安全管理和质控组织体系建设等方面提出了具体的要求和目标。

（5）其中，“织网”行动明确提出了医疗质量管理的长远目标：到2025年末，计划设立60个以上的国家级质控中心（包括至少10个中医专业国家级质控中心），1800个以上的省级质控中心（包括至少300个省级中医质控中心），以及1.8万个以上的地市级质控中心（组织）（包括至少1800个地市级中医质控中心）。这些质控工作将逐步覆盖住院、日间、门（急）诊等全诊疗人群，确保每一名患者都能得到高质量的医疗服务。

一系列的活动加强了医院管理、改善了服务态度、规范了医疗行为、提高了医疗质量和保障了医疗安全。通过深化各项活动，逐步建立完善我国医院管理评价指标体系、医院管理评价制度以及医院管理长效机制。我国医疗质量管理工作模式开始进入新的2.0时代，从“以指标制订，数据收集、反馈为主”逐步转变为“以精确数据为基础的质量持续改进模式”，将进一步推动医疗质量持续改进，进我国医疗服务的规范化、标准化、同质化，缩小地区之间、不同医疗机构之间的医疗质量差距。

9. 2.0版本的医疗质量管理工作模式的概念

医疗质量管理是一个涵盖多个关键要素和环节的综合性工作，其核心目的是确保医疗服务提供者能够持续、稳定地提供高质量的医疗服务。从组织结构、规章制度、资源配置、流程优化等多个维度，为医疗机构和从业人员提供了一个清晰的操作指南。

（1）组织结构方面，要求医疗机构建立明确的领导体制和工作机制，确保各项质量管理工作能够有序开展。同时，通过设立专门的质量管理部门或岗位，赋予其相应的职责和权力，使质量管理成为医疗机构日常运营不可或缺的一部分。

（2）规章制度是医疗质量管理工作中的重要组成部分。通过制订和完善一系列与医疗质量相关的法规、标准和操作规范，医疗机构能够确保从业人员在日常工作中遵循统一的标准和要求，从而避免因操作不当或管理不善导致的医疗差错和纠纷。

（3）资源配置方面，强调医疗机构应根据实际需求，合理配置人力资源、物资设备和技术支持等关键要素。通过优化资源配置，医疗机构能够提高工作效率和服务质量，为患者提供更加安全、有效的医疗服务。

（4）流程优化也是医疗质量管理工作关注的重要领域。通过对医疗服务流程进行全面梳理和分析，医疗机构能够发现潜在的问题和瓶颈，进而提出改进措施和优化方案。这不仅有助于提高医疗服务的整体效率，还能降低医疗成本，为患者带来更好的就医体验。

10. 医疗质量管理体系的核心要素

在深入参考国际领先实践，并紧密结合我国医疗质量管理工作的实际情况与丰富经验，通过长期不懈的实践探索与努力，我国医疗质量管理体系得以逐步健全与优化，形成了一套科学、有效的管理体系。具体详见图15-1。

（1）核心要素一：管理组织体系。这是一个多层次、多维度的综合管理组织体系，以国家卫生健康委员会为核心，辅以国家药品监督管理局等相关部门，共同构筑起我国医疗质量管理的顶层设计。

国家卫生健康委员会，作为全国卫生健康行政管理的最高机构，负责制订和实施全国性的卫生健康政策、规划。同时建设涵盖了医疗服务体系、医疗保障体系、药品供应保障制度、公共卫生服务体系等多维度、全覆盖的国家医疗制度，这些政策与制度在医疗质量管理方面发挥着核心作用，为全国医疗机构提供了明确的质量管理纲领与方向。

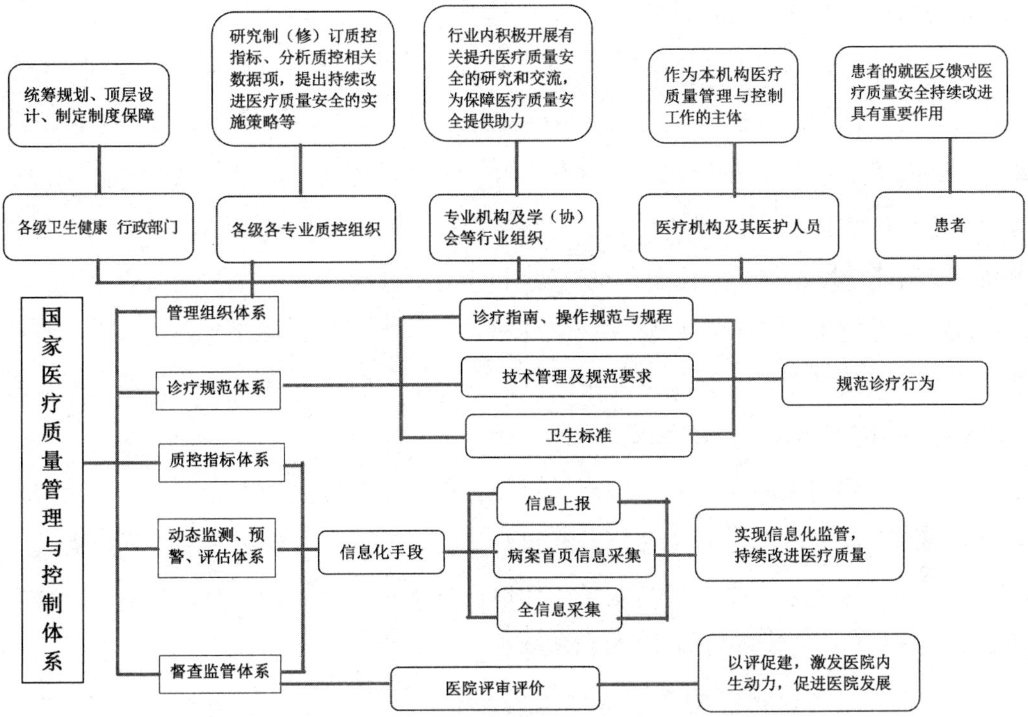

图15-1　医疗质量管理核心要素

2023年，国家卫生健康委发布了《医疗质量控制中心管理规定》。该《规定》明确了质控中心的分级，包括国家级质控中心、省级质控中心、市（地）级质控中心和县（区）级质控中心（组）。同时，公布了40个国家级医疗质量控制中心的名单，这些中心以不同的医学专业命名，涵盖了临床重点专业、技术和病案、药事等多个领域。省、地（市）、县（区）医疗质量控制中心1500余家，形成了纵向联系、横向覆盖的国家、省、地市、县（区）质控组织工作网络体系。

完善的组织体系极大地促进了医疗质量管理控制工作的专业化和科学化，成为推动医疗质量持续进步的重要动力之一。

（2）核心要素二：诊疗规范体系。这是指在医疗卫生领域，为确保医疗服务质量、保障患者安全而制订的一系列标准化、规范化的行业标准、流程规范、操作指南、专家共识。这一体系涵盖了诊断、治疗、护理、康复等多个环节，旨在为医务人员提供明确的指导和参考，以确保患者在接受医疗服务时能够得到科学、合理、高效的诊疗服务，提高医疗服务的规范化和标准化水平，减少诊疗过程中的随意性和误差，保障患者的合法权益。同时，这一体系也是医疗机构内部管理和质量控制的重要工具，有助于提升医疗机构的整体服务水平和竞争力。

诊疗规范体系通常包括以下几个方面。

1）标准：我国在1983年第一次在国家层面给了国家标准一个明确的定义，经过多个版本的修订更替，现在使用的国家标准是2014年版的。国家标准GB/T 20000.1-2014《标准化工作指南第1部分：标准化和相关活动的通用术语》条目5.3中对标准描述为通过标准化活动，按照规定的程序经协商一致制订，为各种活动或其结果提供规则、指南或特性，供共同使用和重复使用的一种文件。

医疗行业标准的编制工作自2017年开始立项，由医院标准化专业委员会担任主导，并联合其委员单位共同推进《中国医院质量安全管理》和《医疗机构药事管理与药学服务》两大系列标准的制订。

其中，《中国医院质量安全管理》系列标准包含总则、患者服务、医疗保障、医疗管理四个部分，共计64个分册，其核心目的在于关注并保障患者在医院接受诊疗过程中的质量安全。该系列标准系统性地构建了覆盖患者诊疗全流程的标准体系框架。截至2023年5月，已正式发布50个分册。

另一方面，《医疗机构药事管理与药学服务》系列标准则涵盖了总则、临床药学服务、药学保障服务、药事管理四个部分，共计51个分册。其主要目标在于对临床实践中的用药全过程进行系统的指导、监督与管理，以促进临床诊疗工作中用药的科学性、规范性和合理性。截至2024年3月，该系列标准已正式发布34个分册。

2）指南：作为一种权威性的参考文件，基于系统的证据评估并综合考虑各种干预措施的优势与局限，旨在为医疗从业人员和广大患者提供明确、实用的医疗推荐意见和建议。其制订通常基于当前最新的医学研究、临床实践以及专业机构的共识，确保所提供的信息科学、有效且安全。我国目前已经制订了覆盖各个医疗领域的指南，并且持续实时更新修订，主要包括但不限于以下几个方面。

临床疾病诊疗指南：针对各类常见和罕见疾病的临床诊疗指南。这些指南基于最新的医学研究成果和临床实践，为医师提供了疾病诊断、治疗和管理的参考标准。

医疗技术操作规范：针对各种医疗技术的操作规范，确保医疗过程的安全性和有效性。这些规范涵盖了手术、检查、治疗等多个方面，为医务人员提供了操作指导。

药物使用指南：针对各类药物的使用指南，包括药物的适应证、用法用量、不良反应处理等。这些指南旨在指导医师合理使用药物，减少药物滥用和不良反应的发生。

公共卫生指南：针对公共卫生事件和疾病预防控制的指南。这些指南旨在指导公众采取正确的预防措施，降低疾病的发生风险。

3）共识：这指的是在某一特定领域或专业范围内，经过广泛而深入的讨论与交流，由权威专家或学者所达成的共同认识或一致看法。这种共识通常基于对现有知识、经验、数据和研究结果的深入分析与评估，是专家们在特定议题上所形成的集体智慧和判断。值得注意的是，专家共识并非绝对真理或不可更改的定论。随着科学技术的不断进步和研究的深入，专家共识也可能会发生变化或更新。因此，在引用或应用专家共识时，应当保持谨慎态度，结合实际情况进行具体分析。

目前医疗领域专家共识的内容涉及广泛，包括但不限于疾病的诊断、治疗、预防等方面。例如，针对某种疾病的诊断，专家共识可能会明确诊断标准、检查方法、鉴别诊断等内容；针对疾病的治疗，专家共识可能会推荐最佳治疗方案、药物选择、剂量调整等内容；针对疾病的预防，专家共识可能会提出预防措施、健康生活方式建议等内容。

4）标准、指南与共识之间的共性与区别：从临床实践的视角出发，标准、指南与共识的核心目标均为引导医疗工作者在诊疗过程中作出明智决策，以实现最优的诊疗效果。然而，这三者在实施要求上存在差异，标准具有强制执行的特性，而指南和共识则属于建议执行范畴。值得注意的是，标准本身并不天然具备“强制执行”的特质。参考《世界贸易组织技术性贸易壁垒协定》，“标准”被明确定义为非强制执行文件。多数发达国家亦遵循此原则，除非相关法律法规明确规定应执行某标准，否则该标准通常被视为非强制性的。我国情况较为独特，通过《标准化法》等法律条文，规定了标准可具备“强制”与“推荐”两种属性。

（3）核心要素三：质控指标体系。这是一系列经过精心设计和选择的量化指标集合，用于评估医疗机构在提供医疗服务过程中的各个环节是否达到既定的质量标准。这些指标涵盖了医疗服务的各个方面，包括但不限于诊断准确性、治疗效果、患者安全、医疗流程效率以及医疗资源的合理利用等。

构建质控指标体系时，需要遵循科学性、可行性、可操作性和可比性等原则，确保所选取的指标能够真实、客观地反映医疗服务的实际情况，同时易于收集、分析和应用。此外，随着医疗技术的不断发展和医疗模式的不断创新，这一体系也需要不断地进行更新和优化，以适应新的医疗环境和需求。

国家首次主导了麻醉、重症医学、急诊、临床检验、病理、医院感染等六个平台学科的医疗质量控制指标制订工作。这些学科作为国内首批印发本专业医疗质量控制指标的专科，为其他专科树立了引领和示范作用。在制订过程中，各专业国家质控中心广泛征求专家意见，结合国际公认标准，立足我国实际，遵循科学、灵活、实用、独立、可行的原则，通过群体决策、聚类分析等方法，全面考虑了结构质量、环节质量和终末质量。经过多轮征求意见和修改完善，最终形成了2015年版的麻醉等六个平台专业医疗质量控制指标，并于2015年4月正式发布。

这些指标涵盖了结构指标、过程指标和结果指标三个方面，具有代表性、实用性和可操作性的指标，基本覆盖了各专业质量与安全管理的全过程。其中，大部分指标可实现信息化自动采集，为实现实时数据抓取、信息化质控奠定了坚实基础。

近年来，随着医疗改革的深入推进，国家针对不同的医疗质量管理活动需求，制订了多样化的质控指标体系，包括机构或中心建设质控标准指标、专项管理质控指标、专科管理质控指标、专病管理质控指标、诊疗技术质控指标、设备设施质控指标、检验类质控指标、公立医院绩效考核指标、医院评审标准指标、医疗质量安全改进目标以及医疗质量管理与控制指标汇编等。这些指标既有侧重的内容，也存在一定的重叠部分，共同构成了我国医疗质量管理与控制的完整框架。

（4）核心要素四：动态监测、预警、评估体系。这是指一套综合运用现代医疗技术、信息技术和管理科学的方法，对医疗机构内部运营状态、患者健康状况以及医疗服务质量进行实时、动态监测与评估的系统。其中，动态监测是对医疗活动进行实时、连续的观察和记录，以掌握医疗过程的动态变化；预警则是通过对监测数据的分析和挖掘，发现潜在的风险和问题，及时发出警报，提醒相关人员采取应对措施；评估则是对医疗活动的效果和质量进行评价和判断，为改进医疗服务提供依据。

《国家医疗服务与质量安全报告》的编写是我国医疗质量控制管理中监测、评估的一个重要体现。自2015年起，国家卫生健康委员会持续致力于提升医疗服务与质量安全水平，每年均组织权威专家组，精心编制并发布《国家医疗服务与质量安全报告》。这份报告不仅是对我国医疗服务与质量安全状况的权威解读，更是医疗质量控制管理监测与评估工作的重要成果。

《报告》全面涵盖医疗服务资源与服务能力数据分析、医疗质量管理与控制数据分析、医疗安全基本情况分析、基于DRG的医疗服务绩效评价分析及医疗质量专题等五大核心板块。报告聚焦于我国内地二级及以上公立和民营综合、专科医院及妇幼保健院的医疗服务与医疗质量安全管理过程，深入调查并监测质控指标，通过多中心、系统评估的方法，对医疗机构的服务能力和质量安全进行全面评估，从而准确反映我国医疗服务和质量安全的真实状况。

《报告》不仅涵盖我国医疗服务资源和服务量的总体情况，还涉及医疗机构、专业、专病、病种、诊疗技术等多个维度的质量管理与控制情况。同时，对医疗质量安全不良事件发生情况、绩效评价等内容也进行了深入分析。通过对数据的全方位剖析与评估，为各级各类医疗机构提供了清晰、科学的医疗质量安全管理概况，为政策制订和质量管理实践提供了坚实的数据支撑和循证依据。

值得一提的是，为了更有效地利用《报告》中的数据和分析结果，国家卫生健康委员会自2021年起，针对报告中揭示的医疗质量安全的共性问题和薄弱环节，特别制订了《国家医疗质量安全改进目标》并予以印发。这一举措将数据分析结果转化为实际的管理政策，旨在引导全行业聚焦医疗质量安全的关键领域，推动医疗质量的持续改进，确保广大患者能够享受到更为安全、高效的医疗服务。

（5）核心要素五：监管督查体系。这系指由相关政府部门或专业机构，依据法律法规和行业规范，对医疗机构及其从业人员的执业行为、服务质量、安全管理等方面进行的系统性、周期性的检查与评估活动。

我国对于医疗行业的监管与督查，采取了一种具有针对性的模式——医院评审评价制度。这种模式的核心思想是“以评促建”，即通过定期、系统的评审评价工作，推动医院在医疗质量、服务水平、管理效率等方面不断自我完善、自我提高。

11. 国家层面医疗质量管理体系框架下麻醉专业的质量管理发展

麻醉专科医疗质量管理的发展，与国家医疗质量管理整体进步紧密相连，二者呈现出密不可分的关系。在国家政策法规的明确指引下，麻醉医疗质量管理正逐步踏上质量管理的快车道，迈向更高水平的发展阶段。这一进程体现了国家对于医疗质量管理的重视，也彰显了麻醉专科在医疗服务中的重要地位。通过不断完善质量管理体系，提升麻醉医疗服务质量，将进一步保障患者安全，促进医疗事业的健康发展。

（1）麻醉质量专科管理组织体系的建设。

1989年，浙江省率先成立我国第一家省级麻醉质控中心。

2011年，国家卫生健康委员会麻醉专业质量控制中心正式成立。

2018年，西藏自治区麻醉与手术室质量控制中心正式成立。

跨度三十年的不懈努力与实践，我国各省、自治区、直辖市均已顺利建立起省级临床麻醉质量控制中心。

（2）麻醉诊疗规范体系的建设。

1）共性行业标准：《中国医院质量安全管理》和《医疗机构药事管理与药学服务》两大系列里发布的团体标准同样适用于临床麻醉诊疗全过程。

2）麻醉行业标准：2011年发布的《麻醉记录单标准》。2016年发布的《麻醉记录（电子版）标准》。2019年发布的《麻醉机安全管理》。

3）麻醉相关指南共识：2007年始，中华医学会麻醉学分牵头组织专家针对麻醉临床实践中出现的一些常见的、重要的问题，编写麻醉相关指南、专家共识，目前已发布100多项麻醉相关的指南、专家共识。

（3）麻醉质控指标体系的建设：2015年3月31日，我国麻醉质量控制的里程碑事件——《麻醉专业医疗质量控制指标（2015年版）》由国家麻醉质控中心主导起草，汇聚全国各省级麻醉质控中心专家的智慧与力量，经过严谨的讨论和修订后正式发布。这份文件不仅凝聚了我国麻醉质量控制工作的丰富经验，更是借鉴了美国麻醉质控中心的先进指标，结合我国临床麻醉工作的实际情况，经过精心调整和完善，形成了具有中国特色的麻醉质控指标体系，并配备了详尽的指标解读。

该指标体系涵盖了结构指标、过程指标和结局指标三大类别，共计17个具体指标。其中，结构指标有5项，主要涉及麻醉专业的基本建设和资源配置；过程指标同样包含5项，重点监控麻醉过程中的关键环节和操作流程；结局指标则包括7项，全面评估麻醉治疗的效果和患者的预后情况。这三大类别的指标相互补充、互为支撑，共同构成了我国麻醉专业医疗质量控制的全面框架。

这份文件的发布，标志着我国麻醉质量控制工作正式步入规范化、标准化的新阶段，对于提升我国麻醉医疗服务质量、保障患者安全具有重要意义。具体指标如表15-1。

表15-1　麻醉专业医疗质量控制指标分类（2015年版）

结构指标（5 项）	过程指标（5 项）	结果指标（7 项）
麻醉科医患比	麻醉开始后手术取消率	麻醉开始后 24 h 内死亡率
麻醉患者病情危重程度分布（ASA 分级）	麻醉后监测治疗室（PACU）转出延迟率	麻醉开始后 24 h 内心搏骤停率
急诊非择期麻醉比例	PACU 入室低体温率	麻醉期间严重过敏反应发生率
各类麻醉方式比例	非计划转入 ICU 率	椎管内麻醉后严重神经并发症发生率
术中自体血输注率	非计划二次插管率	中心静脉穿刺严重并发症发生率
		全身麻醉气管插管拔管后声音嘶哑发生率
		麻醉后新发昏迷发生率

为了切实强化麻醉医疗管理、规范临床诊疗行为，并确保麻醉医疗服务遵循统一标准，以缩减地区间与不同医疗机构间麻醉质量水平的差异，全面展现麻醉医疗质量管理的科学性与细致性，国家麻醉专业质控中心积极开展了麻醉质控核心指标的修订工作。针对麻醉专业质控指标的初步草案，广泛且多次地向全国各地的专家征集修订意见，力求使修订后的指标更加贴合现代麻醉学科的实践内涵，凸显麻醉学科的重要价值，并推动麻醉学科整体服务能力的持续提升。2020年3月公布了《麻醉专业医疗质量控制指标（2020年修订上报稿）》并开始在本专业试运行。该修订试行版指标在2015年版专业指标的基础上进行增添、细化、归类，分为生命体征类指标、麻醉科结构管理指标、麻醉科过程管理指标、麻醉科相关并发症指标四个维度共40项指标，具体如表15-2。

表15-2　麻醉专业医疗质量控制指标（2020年修订试行版）分类

生命体征类指标（10 项）	结构指标（15 项）	过程指标（6 项）	麻醉相关并发症指标（9 项）
术中呼吸心搏骤停率	麻醉科与手术科室医师数量比 *	术中自体血输注率	麻醉后 24 h 患者死亡率
计划外建立人工气道发生率 *	麻醉科与手术科室主治以上医师数量比 *	择期手术麻醉前访视率 *	麻醉后 24 h 内患者麻醉直接相关死亡率 *
非计划二次插管率	麻醉科医护比 *	入室后手术麻醉取消率 *	麻醉期间严重过敏反应发生率
术中体温监测率 *	麻醉科人均年麻醉例次	麻醉开始后手术取消率	区域阻滞麻醉后严重神经并发症发生率 *

续表

生命体征类指标（10项）	结构指标（15项）	过程指标（6项）	麻醉相关并发症指标（9项）
手术麻醉期间低体温发生率 *	手术室外麻醉占比 *	非计划转入ICU率	全身麻醉气管插管拔管后声音嘶哑发生率
PACU入室低体温发生率	日间手术麻醉占比 *	PACU转出延迟率	中心静脉穿刺严重并发症发生率
术中主动保温率 *	麻醉科门诊工作开展情况 *		麻醉后新发昏迷发生率
术后镇痛率 *	PACU工作开展情况 *		全身麻醉术中知晓发生率 *
术后镇痛随访中重度疼痛发生率 *	麻醉重症监护室工作开展情况 *		术中牙齿损伤发生率 *
椎管内分娩镇痛率 *	各ASA分级麻醉患者比例		
	急诊手术麻醉占比		
	各类麻醉方式占比		
	麻醉科电子病历信息化系统建设情况 *		
	麻醉科药品管理智能化系统建设情况 *		
	麻醉科院内感染控制体系建设情况 *		

* 为2020年修订试行版新增的指标，共23项。

1）生命体征类指标的优化：经过审慎评估，我们对生命体征类指标进行了全面优化。在原有呼吸、循环、体温、疼痛四大生命体征的基础上，共增加至10项，以更全面地反映患者的生理状态。特别是针对体温指标，从原先2015年版的单项细化为四项，不仅保留了PACU入室低体温率，还新增了体温监测、低体温率、主动保温三个关键指标。此举旨在强调体温管理在围手术期的重要性，减少因低体温给患者带来的不良影响，尤其是在高危人群中。与西方国家普遍重视的术中体温监测相一致，此举标志着我国在围手术期管理方面的不断进步。

2）结构管理指标的扩展：在结构管理领域，我们见证了显著的提升。相较于2015年版，指标数量从4项大幅增加到15项，反映了麻醉科业务范围的不断拓展。在国家的政策指引下，麻醉门诊、麻醉重症监护病房等业务已在各大医院迅速铺开，使麻醉科的规模与医院级别呈正相关。这些新增指标的引入，旨在规范并促进麻醉科新兴业务的有序发展。同时，我们新增了三项信息化管理指标，以体现麻醉医疗与时俱进的特点。通过加强电子病历信息化系统建设，实现全方位数据采集，减少人工统计的误差，确保数据的真实性、有效性和及时性。

3）过程管理指标的深化：在过程管理方面，我们增加了麻醉前准备与管理的内容，共涉及两个关键指标。特别是针对择期手术麻醉前访视率指标，我们提供了明确的解释，并强调术前麻醉签字不能替代麻醉前访视的重要性。麻醉前评估应摒弃形式主义，落实三方沟通，制订个性化的麻醉计划，必要时采取干预措施，以提升围手术期安全性，降低患者经济负担和住院天数，促进患者加速康复。

4）麻醉科相关并发症指标的重视：麻醉科相关并发症指标的重要性不容忽视。尽管麻醉并发症的发生率相对较低，但其可能给患者带来不同程度的伤残，甚至直接导致患者死亡。因此，我们加强了并发症指标的数据统计与分析，并提出了相应的整改措施，以期实现医疗质量的持续改进。

2020年，经过修订试行的麻醉专业质量控制指标被提交至国家卫生健康委员会。经过医政医管局的细致审核与修订，确立了医疗质量管理作为质控指标的核心重点，而将学科建设的相关指标另行规划。因此，在修订过程中，与麻醉学科建设紧密相关的指标经历了较大幅度的调整与删减。此外，为了优化数据收集流程与提高评估的客观性，部分质控指标也进行了适度的增减或修改。

2021年底，国家卫生健康委员会发布了2021年版的麻醉专业质量控制指标征求意见稿，其中包含28项具体指标。在广泛征集全国各级卫生行政主管部门的意见和建议后，国家卫生健康委医政医管局对这些指标进行了最终的审订和完善。2022年5月11日，国家卫生健康委员会公布了《麻醉专业医疗质量控制指标（2022版）》，共26项指标，延续2015年版和2020年试行版的角度进行指标分类，具体如表15-3。

表15-3　麻醉专业医疗质量控制指标（2022年版）分类一

生命体征类指标（9项）	结构指标（3项）	过程指标（6项）	麻醉相关并发症指标（8项）
术中心搏骤停率 #	麻醉科医护比 *	术中自体血输注率	麻醉后24 h患者死亡率
计划外建立人工气道发生率 *	麻醉科人均年麻醉例次	择期手术麻醉前访视率 *	麻醉期间严重过敏反应发生率
非计划二次插管率	手术室外麻醉占比 *	入室后手术麻醉取消率 *	区域阻滞麻醉后严重神经并发症发生率 *

续表

生命体征类指标（9项）	结构指标（3项）	过程指标（6项）	麻醉相关并发症指标（8项）
术中体温监测率 *		麻醉开始后手术取消率	全身麻醉气管插管拔管后声音嘶哑发生率
手术麻醉期间低体温发生率 *		非计划转入 ICU 率	麻醉后新发昏迷发生率
PACU 入室低体温发生率		PACU 转出延迟率	全身麻醉术中知晓发生率 *
术中主动保温率 *			术中牙齿损伤发生率 *
术后镇痛满意率 #			麻醉期间严重反流误吸发生率 #
阴道分娩椎管内麻醉使用率 #			

为 2022 年版增加、修订的指标。

从不同的角度分析，2022年版麻醉质控指标的分类还可以如表15–4。

表15–4　麻醉专业医疗质量控制指标（2022年版）分类二

学科建设发展类指标（5项）	麻醉流程非计划改变类指标（5项）	围手术期体温与血液保护类指标（5项）	麻醉相关并发症类指标（7项）	围手术期生命体征严重异常类指标（4项）
麻醉科医护比 *	择期手术麻醉前访视率 *	术中体温监测率 *	麻醉后 24 h 患者死亡率	术中心搏骤停率 #
麻醉科人均年麻醉例次	入室后手术麻醉取消率 *	手术麻醉期间低体温发生率 *	区域阻滞麻醉后严重神经并发症发生率 *	麻醉期间严重过敏反应发生率
手术室外麻醉占比 *	麻醉开始后手术取消率	PACU 入室低体温发生率	全身麻醉气管插管拔管后声音嘶哑发生率	计划外建立人工气道发生率 *
术后镇痛满意率 #	非计划转入 ICU 率	术中主动保温率 *	麻醉后新发昏迷发生率	非计划二次插管率
阴道分娩椎管内麻醉使用率 #	PACU 转出延迟率	术中自体血输注率	全身麻醉术中知晓发生率 *	
			术中牙齿损伤发生率 *	
			麻醉期间严重反流误吸发生率 #	

1）学科建设发展类的5项指标，均以麻醉学科为核心，致力于优化学科结构，并关注部分群众急需的麻醉亚专业发展方向的质量安全水平。具体而言，麻醉科医护比重视麻醉学科专科护理队伍的建设；麻醉医师人均年麻醉例次数则反映麻醉医师的工作负荷情况；手术室外麻醉占比揭示舒适化诊疗工作的开展状况；术后镇痛满意率反映术后急性疼痛服务的质量；而阴道分娩椎管内麻醉使用率，则体现了对孕产妇的人文关怀以及椎管内分娩镇痛技术的普及程度。

2）麻醉流程非计划改变类的5项指标，着眼于围手术期麻醉工作流程中的关键节点。入室后手术麻醉取消率与麻醉开始后手术取消率，均关注麻醉评估与麻醉诱导过程中因意外导致后续麻醉或手术无法继续的情况；择期手术麻醉前访视率则期望通过提高麻醉前评估覆盖率和访视质量，以降低前述两项指标的发生；麻醉后PACU转出延迟率和非计划转入ICU率，则关注复苏时间延长及术后无法按计划转回普通病房的情况，为改进复苏阶段麻醉质量安全水平提供切入点。

3）围手术期体温与血液保护类同样包含5项指标，前四项专注于围手术期体温保护。全身麻醉术中体温监测率关注全麻患者体温的监测情况；术中主动保温率关注对已出现低体温或存在低体温风险患者的保温干预；手术麻醉期间低体温发生率关注低体温的发生情况；而PACU入室低体温发生率则延续了2015版麻醉质控指标对围手术期体温变化的关注。此外，术中自体血输注率则关注围手术期血液保护。

4）麻醉相关并发症类指标共计7项，均与麻醉关系密切的并发症或围手术期的严重不良结局（患者死亡）相关。每一个与此类指标相关的案例，均值得科室层面质控小组予以关注并分析，以便针对存在的漏洞或隐患进行系统性改进。

5）围手术期生命体征严重异常类的4项指标，重点关注麻醉期间呼吸、循环等生命体征的剧烈波动。尽管这些生命体征的剧烈波动并不一定由麻醉因素引起，但麻醉学科作为围手术期患者生命安全的守护者，仍需在围手术期积极干预和治疗这些变化，以避免严重不良结局。因此，与此类指标相关的事件也是麻醉专业质量管理工作应重点关注的内容。

我国麻醉质控指标的建设发展过程，详见图15-2。

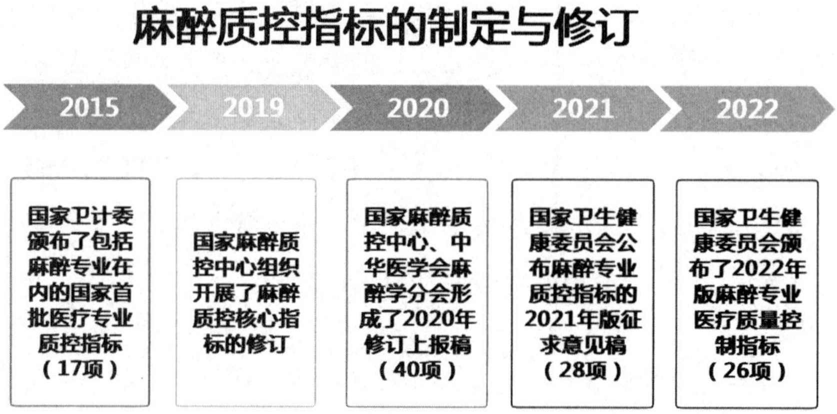

图15-2　麻醉质控指标的建设发展过程

（4）麻醉质控中的动态监测、预警、评估体系：全面收集麻醉数据，遵循科学、客观、全面的原则，确保所获取的数据真实、准确、可靠。同时，注重数据的分类与整理，确保各类数据能够清晰、有序地呈现，为后续的数据分析提供便利。

严格监控麻醉质控指标：通过对这些指标的持续观察与分析，我们能够及时发现潜在的问题和风险，从而采取相应的措施进行改进。

国家麻醉质控中心经过详尽的数据搜集和严格的质控指标监控，精心撰写了一份国家层面的麻醉专业质控报告。报告由中国医学科学院/北京协和医学院，北京协和医院的黄宇光教授代表国家卫生健康委员会医政医管局医疗质量与评价处，2020年1月发表，题为《2018年麻醉医疗质量管理现状报告》，2021年3月发表了《2020年度国家卫健委麻醉专业质控中心工作报告》（简称《报告》）。

《报告》全面而深入地剖析了麻醉过程中的数据分析结果，详细展示了质控指标的达标情况，同时也坦诚地揭示了存在的问题并提出了相应的改进措施。通过这些报告，为麻醉医疗质量管理提供坚实的数据支撑和明确的发展方向，推动我国麻醉医疗质量的进一步提升。

（5）麻醉质控中的监管督查体系："以评促建"的医院评审评价制度，作为我国一种经过实践验证行之有效的监管督查方式，对于提升医疗服务质量具有显著作用。近年来，我国针对医院评审制订并颁布了多个版本的标准，其中均对麻醉专业医疗质量控制的监管督查进行了明确且详尽的规定。

在《三级综合医院评审标准（2011年版）》（卫医管发〔2011〕33号）中，对于麻醉管理与持续改进的要求尤为突出。

1）实行麻醉医师资格分级授权管理制度与规范，有定期能力评价与再授权的机制。

2）实行患者麻醉前病情评估制度，制订治疗计划/方案，风险评估结果记录在病历中。

3）患者麻醉前的知情同意，包括治疗风险、优点及其他可能的选择。

4）实施麻醉操作的全过程必须记录于病历/麻醉单中。

5）有麻醉复苏室，管理措施到位，实施规范的全程监测，记录麻醉后患者的恢复状态，防范麻醉并发症的措施到位。

6）建立术后、慢性疼痛、癌痛患者的镇痛治疗管理规范与程序，能有效地执行。

7）建立麻醉科与输血科的有效沟通，积极开展自体输血，严格掌握术中输血适应证，合理、安全输血。

8）科主任、护士长与具备资质的人员组成质量与安全管理团队，能用麻醉工作质量和安全管理规章、岗位职责、各类麻醉技术操作规程、质量与安全指标来确保患者麻醉安全，定期评价质量，促进持续改进。

历经近十年的实践检验，2011年版的医院评审标准在医疗界发挥着重要作用。然而，随着医学技术的不断进步和医疗管理的日益精细化，原有的评审标准也需要与时俱进。于是，在2020年，国家紧跟时代步伐，发布了全新的《三级医院评审标准与细则》，为医院的评审工作注入了新的活力。随后，为了进一步完善评审体系，提高评审的针对性和有效性，相关部门又对评审标准进行了深入的细节修订，并在2022年推出了更新版。无论是2020年版还是2022年版，这两个版本的评审标准与细则，都对麻醉板块提出了明确且细致的要求。

1）首先《三级医院评审标准》的两个版本中，均强调了手术麻醉人员配置的重要性，要求人员配置必须合理且符合相关规定。这反映了医院在提升综合能力时，对麻醉科这一关键临床专科的重视。麻醉科不仅关系到手术的成功与否，更直接关系到患者的生命安全和就医体验。

2）此外，两个版本的标准均明确要求实行患者麻醉前病情评估制度，确保所有患者在接受麻醉前都完成了病情评估、脏器功能评估和其他必要的评估。这一制度的实行，有助于保障麻醉的安全性，降低麻醉相关不良事件的发生率。

3）麻醉后复苏室的建设和管理也是评审标准中的重点。复苏室的人员、设备设施配置必须满足临床需求，同时要规范全程监测并记录麻醉后患者的恢复状态。这体现了对麻醉后患者恢复阶段的高度重视，以确保患者能够平稳度过麻醉后的关键时期。

4）在防范麻醉并发症方面，标准要求建立预防措施，开展并发症的监测、分析与反馈，并持续改进。这有助于医院及时发现并解决麻醉过程中可能出现的问题，提升麻醉质量和安全性。

5）最后，两个版本的标准都强调了术后镇痛治疗管理的重要性和必要性。制订并执行术后镇痛治疗管理规范和流程，能够显著改善手术患者的疼痛感受，提升患者满意度。

12. 麻醉门诊的具体诊疗或者管理制度

首先，麻醉门诊属于门诊医疗板块，所有国家规定的医疗管理的相关法律法规都是麻醉门诊必须强制遵守执行的。2022年6月1日国家卫生健康委办公厅颁布的《医疗机构门诊质量管理暂行规定》（国卫办医发〔2022〕8号，以下简称《规定》），是我国门诊质量管理纲领性的指导文件，给出了门诊质量管理的行业标准，开启了门诊质量管理的新时代。

《规定》确立了门诊质量管理范畴：不仅包括预约诊疗、号源管理、门诊就医秩序、专科健康宣教等服务性管理，还包括门诊诊疗水平、诊疗安全等经典医疗质量管理。门诊质量管理是门诊服务全范畴、全流程、全要素的综合管理。

《规定》清晰指出门诊质量管理体系应归属医院的医疗质量管理委员会工作体系，确立院、科两级的医疗质量管理责任制，开展门诊质量管理工作。因此，麻醉门诊医疗质量管理工作应该在医院医疗质量管理部门的指导下由麻醉科医疗质量管理小组落实实施。

《规定》要求院科两级医疗质量管理组织根据国家有关法律法规和管理要求制订门诊质量管理制度；包括但不限于医务人员出诊管理制度、号源管理制度、预检分诊制度、门诊医疗文书管理制度、多学科（MDT）门诊制度、特需门诊制度、门诊转诊制度、门诊手术管理制度以及门诊突发事件应急处理制度等等。

科室层面还应该结合麻醉门诊的专科特点制订符合法规标准、具专科特色、可执行性强的管理制度。如：①麻醉门诊日常管理制度，这是麻醉门诊的纲领性制度，保证麻醉门诊正常运行，保证麻醉医疗质量与安全的基础。②麻醉评估制度，为保证进行术前评估患者的同质性，评估制度应明确规范麻醉评估的流程、评估的内容，评估的标准。③麻醉知情同意制度，患者在门诊中，经麻醉医师的全面评估、清晰讲述后能够充分了解不同麻醉方式的益处、风险和可能的并发症，做出麻醉方式方法的选择并签署麻醉知情同意书。这个制度确保患者对麻醉过程有明确的了解，不同麻醉方式的优缺点有个全面的认识，并在深思熟虑的知情情况下做出理智决策。④麻醉药品管理制度，出于麻醉药品的特殊性，从国家到地方都制定了针对麻醉药品管理与使用的规范与标准，严格的麻醉药品管理制度可以确保麻醉药品的存储、配给、使用和记录全过程符合相关法规和标准。⑤麻醉设备检查和维护制度：麻醉设备的安全和正常运行对于麻醉门诊的日常工作至关重要。因此，制度中明确规定麻醉设备的使用流程、定期检查、维护，包括麻醉机、监护仪、除颤仪、吸氧吸痰设备等，可进一步保障医疗质量与患者安全。⑥麻醉安全管理制度，该制度是根据《麻醉师资格分级授权管理制度》、《技术管理制度》等的基础上对麻醉安全管理体系进行完善，实现麻醉安全质量的标准化、规范化、同质化、科学化管理。⑦麻醉质量管理制度，该制度应规定如何落实对麻醉门诊服务要素、过程和结果进行督导、检查，同时对麻醉效果、并发症发生率、患者满意度等方面进行定期评估和统计分析；推动门诊管理的规范化、科学化、同质化，以实现门诊质量持续改进，不断提升麻醉门诊服务的质量和安全性。

13．麻醉门诊的质控指标构建

目前，覆盖临床麻醉全过程的质控指标比较清晰明确而且完善，可执行性强。但是麻醉门诊作为麻醉专业的新业务在我国就发展了大约10年，至今仍然不是每家拥有麻醉科的医院均开设麻醉门诊服务。整理麻醉相关文件发现麻醉门诊相关质控指标都是分散在不同的文件中，如2019年国家卫健委印发的《麻醉科医疗服务能力建设指南（试行）》国卫办医函〔2019〕884号提出了2项麻醉门诊相关质控指标：麻醉门诊评估占比，门诊病历质量合格率。2020年公布的《麻醉专业医疗质量控制指标（2020年修订上报稿）》也提供了一项麻醉门诊相关质控指标：麻醉科门诊工作开展情况。共3项涉及麻醉科门诊的质控指标，2项是麻醉门诊的开展情况或者是麻醉门诊评估占比这类结构性指标，这些指标关注的是麻醉门诊的开设情况，而不是麻醉门诊诊疗过程的医疗质量与安全的相关指标。

国家尚未发布系统的麻醉门诊专项医疗质量控制指标，我们在麻醉门诊质量管理中该如何在国家常规医疗质量控制指标的大框架下构建自己的质控指标体系呢？我们先看看门诊工作的特点：门诊工作与住院工作相比具有时效性、动态性、灵活性特点，门诊诊疗时间短、患者流量大、监管难度大。因此，门诊质量也成为医院质量管理的重难点问题，门诊质量控制指标体系的建立成为门诊质量的关键点。德尔菲法是确定质量控制指标体系较为简便、使用范围最广的方法。

德尔菲法，也称专家调查法中很重要的一种方法，本质上是一种反馈匿名函询法。其大致流程是在对所要预测的问题匿名反馈给专家，专家凭借自身知识和经验给出专业的意见，调查组收集专家意见后进行整理、归纳、统计，经过合适的推算，对研究对象进行综合分析研究，寻求其特性和发展规律，反复多次直到得到一致的意见，即可得到预测结果。

尽管我们国家学者对医疗服务质量评估的研究起步较晚，对医院门诊服务质量特别是对门诊医师服务质量的研究不多。近年来，多个研究都对门诊医师医疗质控进行了详细阐述，提出了较为全面、系统的门诊医疗质控指标体系。这些研究都是从结构、过程、结果三方面对门诊质控进行综合评价。汇总这些研究的指标数据，初步得到包括结构质量、环节质量、终末质量3个一级指标，出诊工作量、出诊劳动纪律、门诊病历书写、门诊处方质量、诊疗指数、诊疗质量、医疗安全、患者满意度及门诊投诉管理9个二级指标，出诊单元数、单元接诊量、退号率等36个三级指标的门诊医疗质控体系。具体如以下表格15-5。

表15-5　门诊医疗质控指标体系

一级指标	二级指标	三级指标
结构质量指标	门诊工作量	门诊出诊单元数
		每出诊单元接诊患者数量
		医师退号率
		预约挂号率
		临时停诊率
	门诊劳动纪律	准时开诊
		早退与空岗
		规范仪容仪表

续表

一级指标	二级指标	三级指标
环节质量指标	门诊病历书写	主诉记录情况
		现病史记录情况
		既往史及重要相关病史遗漏率
		患者必要体检遗漏率
		必要检验完备率
		必要影像检查完备率
		医师签名率
		特殊诊疗知情同意书签署率
	门诊处方质量	门诊处方合格率
		药品与诊断符合率
		药品用量正确率
		药品用法正确率
		药品配伍正确率
	诊疗指数	门诊病历书写率
		抗生素使用率
		患者检验率
		患者检查率
		复诊预约率
终末质量指标	诊疗质量	诊断规范性
		诊断（缺）漏诊率
		处置规范性
		处置缺陷发生率
	医疗安全	医疗安全（不良）事件上报率
	患者满意度	医师服务态度患者满意度
		医师医疗水平患者满意度
		保护患者隐私
	门诊投诉管理	有效投诉发生率
		投诉及时解决率

麻醉科门诊医疗质量控制指标体系可以在增加患者术前平均住院时间、术前访视评估时间、麻醉科门诊评估占比、择期/日间手术麻醉科门诊访视率、麻醉评估后手术取消率、麻醉实施中变更麻醉方式和术后随访患者满意度等麻醉专科特色指标。

所有质控指标要有明确、规范的定义，尽量采用量化指标来衡量结果。结构指标应该能够勾勒了麻醉科门诊工作的概貌，利于通过结构指标监测的数据进行自身纵向对比，及时发现新的变化趋势，分析变化的原因，并对可能带来的患者安全风险进行预防。过程指标本身并非直接指向麻醉过程中发生的医疗安全（不良）事件，但是从逻辑上与手术、麻醉不良事件密切相关，可以帮助我们发现那些虽然没有发生但是存在潜在危险并可能造成严重后果的不良事件；对于这些指标，必须进一步探讨相关原因，采用加强宣教或更改流程的办法对同类不良事件的再次发生加以预防。结局指标本身就是麻醉质控工作的关注重点，是容易引发了严重后果的不良事件。

14. 麻醉门诊医疗质量管理的落实

（1）明确医疗质量管理目标：为确保麻醉门诊质量管理措施的有效实施，需将质量管理理念具体化为切实可行的医疗质量管理目标。目标的设定应遵循方向性、规划性和时效性，分为近期（1～3年）、中期（3～5年）和远期（5～10年）目标。随着时间的推移，目标将进行相应调整。短期目标应具备具体性和可衡量性，避免使用空洞的形容词，确保目标真实可测。

（2）完善管理组织体系：依据《医疗质量管理办法》第九条，医疗机构应实行院、科两级医疗质量管理责任制。麻醉门诊应建立并优化医疗质量管理团队，确保人员分工明确，责任清晰。

（3）落实行业标准，修订管理制度：在结构管理方面，应关注医疗机构的硬结构和软结构。硬结构涉及资源配置，如床位、诊位、设备、人力等；软结构则指规章制度和文件。针对麻醉门诊，应依据专家指导意见制订医师资质、诊室设置等标准，并结合专科特点细化门诊管理制度，确保其与麻醉门诊的运行和管理相适应。

（4）建立麻醉门诊医疗质控指标体系：各医院应根据自身情况，结合结构、过程和结果三个标准，构建麻醉门诊质控指标体系。定期收集真实、客观、信息化的数据，建立麻醉质量数据库。数据库收集资料通常采用回顾性调查、自我报告以及分类目录表格方式，特殊或重大事件可采用叙述记录方式。数据库应具备数据分析和指标测量两大功能，并特别关注关键质量指标，如术前访视率、知情同意率、当天停手术率、不良事件和重大并发症事件发生率等。

（5）麻醉门诊医疗质量管理的持续优化：通过对质控数据的收集、分析、评估和比较，确定数据变化趋势和原因，并据此改进结构管理和（或）过程管理中的问题。每月自查、每年形成麻醉质量安全报告，并根据分析结果制订提升麻醉质量的措施。逐步将跟踪指标引入麻醉质量的检查和评审过程中，确保麻醉门诊医疗质量管理的持续优化。

第二节　麻醉门诊不良事件的监测和处理

1. 麻醉门诊不良事件的定义

2018年5月中国医院协会发布的《中国医院质量安全管理团体标准》第4～6部分：医疗管理医疗安全（不良）事件管理的行业标准，《标准》里的医疗安全不良事件（medical safety adverse event）被定义为在临床诊疗活动和医疗机构运行过程中，任何可能影响患者的诊疗结果、增加患者痛苦和负担并可能引发医疗纠纷或医疗事故，以及影响医疗工作的正常运行和医务人员人身安全的因素和事件。

在医疗安全不良事件的大框架下，我们可以整理出麻醉门诊不良事件即是指在临床麻醉门诊诊疗活动过程中，任何可能影响患者的麻醉门诊诊疗结果、增加患者的痛苦和负担，可能引发麻醉纠纷或麻醉事故，以及影响麻醉工作的正常运行和麻醉科医务人员人身安全的因素和事件。

2. 医疗质量安全不良事件的分类

医疗机构应按照国家规定对医疗安全（不良）事件实施分类管理。行业标准文件中对医疗质量安全不良事件进行了分类，其中依管理类别分为11大类，依服务项目细化为49类，详细见表15-6。

表15-6　医疗质量安全不良事件分类

管理类别	服务项目
医疗管理类	医疗文件
	手术类
	麻醉镇痛类
	介入诊疗（导管）类
	口腔治疗类

续表

管理类别	服务项目
医疗管理类	康复治疗类
	营养膳食类
	孕产保健类
	计划分娩类
护理管理类	跌倒类
	坠床类
	压疮类
	处置治疗类
药品管理类	药物治疗类
	药品不良反应
	药品质量类
	药品滥用类
	用药错误
	药品存储
	制剂管理
医技管理类	病理类
	医技检查类
	医学检验类
输血管理类	输血类（交叉配血错误等）
	输血不当
	存储不当
	传送不当
	核对不当
	执行不当
器械管理类	仪器（设施、设备）类
	医用耗材
院内感染管理类	医源性感染事件
	特殊医院感染事件
	器械相关感染
职业防护管理类	血源性病原体职业接触（暴露）
	锐器伤类
	化疗药物接触类
	环境类

续表

管理类别	服务项目
信息管理类	网络攻击类
	信息泄露类
后勤管理类	转运类
	公共服务设施类
	环境保洁类
	物业维修类
治安管理类	安全保卫类
	患者自杀、自残
	患者走失
	婴幼儿被偷窃
	辱骂、殴打、刺（杀）伤医务人员

3. 麻醉门诊不良事件的类别

依据行业团体标准中关于不良事件的分类指导，麻醉镇痛类不良事件位列医疗管理类服务项目中。这类不良事件主要聚焦于麻醉与镇痛实施过程中，患者所遭受非预期的生理或心理损伤，对患者的影响包括及时发现并纠正的隐患，住院费用的增加和住院时间的延长，身体伤害、器官功能受损乃至死亡。在麻醉实施全过程可能发生的不良事件还包括除外医疗管理类的另外10类，特别是护理、药品管理、输血管理、器械管理、院感管理、信息管理等等。

目前麻醉同行重点关注的麻醉相关不良事件主要聚焦在麻醉与镇痛实施过程。协和医院的麻醉科不良事件上报制度要求必须上报的事件主要集中在麻醉质量控制指标中的负性事件指标，其中与麻醉门诊相关性最强的一项就是入室后手术麻醉取消事件。《2022年国家医疗服务与质量安全报告》中数据显示：2019—2021年这三年来，门诊不良事件的占比分别为7.65%、5.28%、4.62%。现在结合麻醉与门诊两个维度来梳理麻醉门诊不良事件。

（1）医疗技术类不良事件：此类事件主要涉及医疗技术操作过程中的失误或差错，包括但不限于诊断失误、治疗不当、手术并发症等。此类事件的发生往往与患者的病情严重程度、医师的技术水平及经验等因素密切相关。

麻醉门诊中，由于患者病情复杂或者出诊医师医疗水平限制，未能全面了解患者的病史、药物过敏史、身体状况及心理状态，麻醉医师可能无法制订出最适合患者的麻醉方案。这增加了手术过程中患者出现呼吸抑制、循环紊乱、过敏反应等风险的可能性，严重威胁患者的生命安全。导致或者直接导致手术当天未能实施麻醉与手术，这将延长住院时间，增加诊疗费用，给患者带来安全隐患。质控指标中体现在择期手术麻醉前访视率、入室后手术麻醉取消率、麻醉开始后手术取消率这3项。

（2）药物使用类不良事件：此类事件主要涉及药物使用过程中的问题，如药物剂量错误、药物过敏反应、药物相互作用等。此类事件的发生往往与药物选择、药物使用方式及患者个体差异等因素有关。

麻醉门诊时对患者的药物过敏史了解不清，未能充分评估患者的生理和病理状态，可能导致麻醉医师麻醉药物的选择不当或剂量不准确，进而影响患者的术后恢复。患者可能出现恶心、呕吐、头痛、低血压等不良反应，甚至可能出现严重的并发症，如肺部感染、深静脉血栓形成等。

（3）医疗设备与器械类不良事件：此类事件主要涉及医疗设备与器械的故障或缺陷，如设备故障导致检查或治疗中断、器械质量问题导致患者受伤等。此类事件的发生往往与设备维护、器械采购及质量监管等因素有关。

麻醉科使用的医疗器械主要生命监测类，急救支持类的重要设备，因此实行麻醉医器械不良事件的监测与管理，保证麻醉器械的安全有效的使用是非常有必要的。麻醉器械不良事件有麻醉机管路堵塞或漏气，麻醉气体混淆，麻醉设备漏电，加温仪温度异常，喉镜接触不良，麻醉设备电源插口不牢固，麻醉机或监护仪参数显示异常等。

（4）医患沟通类不良事件：此类事件主要涉及医患之间的沟通障碍或误解，如医师未充分告知患者治疗风险、未告知患者其他可供选择的治疗方案或替代方案、患者未理解医嘱等。此类事件的发生往往与医师沟通技巧、患者知识水平及心理因素等因素有关。

麻醉门诊中由于医师未能充分了解患者的需求和担忧，麻醉师可能无法提供有效的沟通和解释，导致患者对手术和麻醉过程产生不必要的恐惧和焦虑。这不仅影响患者的心理状态，还可能影响其对医疗服务的满意度和信任度。

（5）其他类不良事件：此类事件包括上述分类中未涵盖的其他门诊相关不良事件，如门诊环境安全问题、医疗费用，医疗投诉与纠纷等。此类事件的发生往往与医院管理、患者满意度及法律法规等因素有关。

4. 医疗质量安全不良事件的分级

根据给患者造成损害的轻重程度或者事件后果的严重程度，医疗质量安全不良事件大家公认的有两种分法：一种分为A～I共9个等级，另外一种分为Ⅰ～Ⅳ共4个级别；不同的分级方式其实对不良事件的评估是方向一致、殊途同归的，有区别也有相通的地方。详细如表15-7及表15-8。

表15-7 医疗质量安全不良事件A～I分级

级别	损害程度
A级	客观环境或条件可能引发不良事件（不良事件隐患）
B级	不良事件发生但未累及患者
C级	不良事件累及到患者但没有造成伤害
D级	不良事件累及到患者需要进行监测以确保患者不被伤害，或需通过干预阻止伤害发生
E级	不良事件造成患者暂时性伤害并需要进行治疗或干预
F级	不良事件造成患者暂时性伤害并需要住院或延长住院时间
G级	不良事件造成患者永久性伤害
H级	不良事件发生并导致患者需要治疗挽救生命
I级	不良事件发生导致患者死亡

表15-8 医疗质量安全不良事件Ⅰ～Ⅳ分级

级别	损害程度	后果严重程度
Ⅰ级	I级	发生错误，造成患者非预期死亡或是非疾病自然进展过程中造成的永久性功能丧失，属于警讯事件，警告事件 备注：包括但不仅限于中华人民共和国《侵权责任法》、国务院《医疗事故处理条例》中界定的一、二级医疗事故、原卫生部《医疗质量安全事件报告暂行规定》中规定的特大医疗质量安全事件、重大医疗质量安全事件以及医疗机构内部相关管理文件规定的事件。
Ⅱ级	E、F、G、H级	在医疗过程中发生错误，且患者因诊疗活动而非疾病本身造成的机体与功能损害。属于不良后果事件，差错事件 备注：包括但不仅限于中华人民共和国《侵权责任法》、国务院《医疗事故处理条例》中界定的三、四级医疗事故，原卫生部《医疗质量安全事件报告暂行规定》中规定的一般医疗质量安全事件和医疗机构内部相关管理文件规定的事件。
Ⅲ级	B、C、D级	发生了错误事实，但未给机体与功能造成任何损害，或有轻微后果而不需要任何处理可完全康复的医疗安全（不良）事件。属于无后果事件，临界差错。
Ⅳ级	A级	存在错误隐患，但由于及时发现，错误在实施之前被发现并得到纠正，未造成危害的事件。属于隐患事件，未遂事件。

5. 不同类型麻醉不良事件的分级

在医疗质量安全不良事件分级大框架下，结合麻醉临床特点给麻醉相关不良事件（包括麻醉门诊不良事件）进行分级。

Ⅰ级麻醉不良事件（警讯事件）：是指麻醉相关的非预期死亡、或非疾病自然进展过程中造成永久性功能丧失。例如，全麻过程中呼吸回路断开导致患者死亡或脑部永久性功能丧失等。

Ⅱ级麻醉不良事件（不良后果事件）：是指麻醉医疗行为实施而非疾病本身造成的患者机体与功能损害，因工作造成的医务人员机体及功能损害，产生了一定的不良后果。大部分的麻醉并发症属于Ⅱ级麻醉不良事件。例如，中心静脉穿刺造成气胸发生；蛛网膜下腔麻醉致全脊髓麻醉需行气管插管等。

Ⅲ级麻醉不良事件（未造成后果事件）：是指麻醉过程中造成患者损伤，但未造成后果或可以康复的，或者对患者身体未造成损伤但是延长了住院时间或者增加了住院费用。例如，入室后手术麻醉取消、麻醉开始后手术取消、药疹等。

Ⅳ级麻醉不良事件（隐患事件）：是指麻醉过程中，错误未形成事实但有可能造成患者损伤的事件。例如，血型核对错误被及时发现制止等。

6. 麻醉门诊不良事件的上报

自2021年起，国家卫生健康委办公厅每年度印发的《国家医疗质量安全改进目标》中，至2024年已连续4年将“提高医疗质量安全不良事件报告率”纳入国家目标管理。这是强化责任感、调动积极性、凝聚人心、形成合力，推动医疗质量安全不良事件管理工作快速有序发展。《中国医院质量安全管理》的第4～6部分医疗管理医疗安全（不良）事件管理中非常清晰地指明了医疗质量安全不良事件报告的原则、方式、内容和要求。

在国家的大方针、大政策的指导下，麻醉科室制订不良事件上报制度时也因遵循相应的原则、方式、内容与要求。

（1）原则：至少应遵循自愿性、保密性（匿名报告）、非处罚性（免责）、公开性的原则，具体解释如下。

1）自愿性（非强制性）：麻醉相关人员有自愿参与的权利，提供事件信息和报告是其自愿行为。

2）保密性（匿名报告）：对本次事件的报告人和报告中涉及的其他人和部门的信息保密，有可以匿名报告的途径。

3）非处罚性（免责）：报告内容不作为报告人、被报告人或其他相关部门的违规处罚依据，根据本单位要求可以免除责任。

4）公开性：对医疗安全信息及其结果进行公开分析，但对报告人、被报告人及其单位信息保密。

（2）方式：应至少包括两种以上上报方式，包括面对面报告、电话报告、表单报告、传真报告、信息网络报告等，并有记录。

（3）内容：麻醉不良事件报告内容应真实、完整、准确，不得瞒报、漏报、谎报、缓报。报告流程很大程度上影响报告的及时性和质量。医疗机构应制订规范化的《医疗安全（不良）事件报告表》。报告内容应包括报告时间、事件发生时间、报告人、报告人类别、报告人科室病区、联系电话、患者姓名、患者唯一标识号（ID号或住院号）、年龄、性别、事件级别、事件类别、发生场所、事件主要表现、采取的措施和处理结果、事件发生可能因素等。

（4）要求：麻醉不良事件报告在报告性质、报告层级和报告时间上有具体详细的要求。

1）Ⅰ、Ⅲ级事件属于强制性报告事件，麻醉科室应按照强制性报告的原则要求员工必须报告，同时应当引导患者（及其家属）参与报告。报告原则应遵照国家及医院制订的医疗事故、医疗纠纷、医疗风险等相关规定执行。

2）Ⅲ、Ⅳ级事件属于鼓励性报告事件，执行非处罚措施。麻醉科室给予积极、主动报告，报告及时、数量多、有效及干预降低事件影响度（危害性）等情况的员工给予免责或奖励。

3）全员报告和逐级报告、及时报告。报告级别及时限，应遵循国家法律法规及其所在地方卫生行政部门报告要求。

7. 麻醉门诊不良事件的监测与管理

根据医院评审标准，医疗安全（不良）事件实行三级管理：科室落实加强防范、各职能部门归口管理、全院统一管理部门。麻醉门诊不良事件的监测与管理也应该遵循这个标准进行三级管理。

（1）麻醉科室层面管理：全员增强风险防范意识，鼓励主动上报医疗安全（不良）事件。

1）麻醉不良事件管理实行麻醉科室负责人负责制，科室全员增强风险防范意识，从源头抓起，麻醉科要加强员工相关法律法规、核心制度、规范流程、应急预案的基础学习和培训，并在具体麻醉各项工作中执行落实，防范麻醉不良事件的发生。

2）发生或发现麻醉不良事件，应立即采取妥善有效补救措施，将损害降到最低限度，降低损害不仅指降低不良事件对患者及其家属的损害，还包括对医护人员、科室乃至医院声誉的影响，对当事医护人员切忌单纯问责，应给予支持和帮助。同时按要求及时上报相关职能部门，及时报告不良事件，可减少因时间造成的记忆模糊、错位与误差。科室及时组织科内人员对医疗（不良）事件进行调查分析，制订并落实整改措施，杜绝类似医疗（不良）事件的产生。

（2）职能部门层面管理：加强医疗安全（不良）事件管理，做好归口管理、监督、指导工作。

1）医疗安全（不良）事件实行各职能部门归口管理，归口管理职能部门加强对各类不良事件的管理，鼓励及监督科室/个人及时主动上报不良事件，特别是对可能发生或已经发生医疗预警、纠纷（事故）类事件，一经发现或者接到上报后，及时督促科室/个人进行网络补报。

2）职能部门接到医疗安全（不良）事件报告后，确定不良事件的分级，帮助科室共同分析事件原因、影响因素及管理等各个环节，制订处理和整改措施，追踪整改效果。

3）各部门定期将所有归口管理不良事件的上报、调查、分析及处理情况报分管院领导，统一管理部门负责追踪各归口职能部门处理情况。

（3）医院层面管理：指定统一管理部门，强化管理领头羊作用，发挥多部门联动，建章立制，杜绝医疗安全（不良）事件发生。

1）对于涉及多个职能部门处理的医疗安全（不良）事件，实行首报负责制，由首报职能部门负责协调其他职能部门及时对医疗安全（不良）事件进行处理。同时有指定统一管理部门负责协调工作。

2）统一管理部门定期对全院不良事件进行数据汇总，追踪、分析涉及多部门及医院管理体系、严重影响患者安全、造成严重后果或不良影响的典型案例，提出管理改进建议。通过不良事件，发现涉及医院管理体系、运行机制与规章制度的系统问题，牵头召开质量专题会议研究解决方案，并组织研究修订规章、制度、流程，规范医疗行为，并完善相关的培训，充分吸取案例的经验教训，减少安全隐患和共性事件的发生，持续改进医疗质量。

第三节　麻醉门诊医疗质量的持续改进和提升

1. 医疗质量持续改进的概念

医疗质量持续改进是指医疗机构在提供医疗服务过程中，通过系统、规范的方法，持续不断识别、评估和解决医疗服务全过程中存在的问题与缺陷，从而优化医疗流程、提高医疗服务质量、保障患者安全的一系列活动。定义中涵盖了系统性、全面性和持续性三个特点。

首先，系统性是指医疗机构需建立一套完善的质量管理体系，管理行为包括科学及规范地制订明确的质量目标、制订并执行严格的质量标准和规范、实施有效的质量控制和质量评价等。而全面性则是指全方位涉及医疗服务的各个领域，包括诊断、治疗、护理、患者安全、医疗管理的质量、效率和安全性，确保这些环节和要素得到重视与管理，同时强调全员参与，以患者需求为驱动力，医患双方共同参与医疗质量的控制活动。最后，持续性是其核心目的，在于实现医疗服务质量的持续提升，以满足患者日益增长的医疗需求，提升患者满意度，同时促进医疗机构的可持续发展。

2. 实施医疗质量持续改进的重要性

在现代医疗领域，医疗质量的持续改进显得尤为关键。它不仅关乎患者的生命安全和健康福祉，更是医疗机构履行社会责任、提升核心竞争力的重要标志。随着科技的不断进步和医学知识的日新月异，医疗领域对质量和安全的要求也日益严格。因此，医疗质量的持续改进对于保障患者权益、提升医疗服务水平以及推动医疗事业的可持续发展具有不可估量的重要性。

首先，持续改进是保障患者权益的基础。在医疗服务过程中，患者的生命安全和健康权益必须放在首位。医疗质量的持续改进意味着医疗机构和医务人员在遵循医学伦理和规范的基础上，不断优化诊疗流程、提升医疗技术、完善医疗服务，从而更好地满足患者的需求，保障其权益不受侵害。

其次，持续改进是提升医疗服务水平的关键。随着医学技术的快速发展和患者需求的日益多样化，相应的医疗卫生法律法规的不断细化、医疗保险制度的改革以及医疗市场竞争的加剧，医疗机构必须不断适应变化，提升服务水平。通过持续改进医疗质量，医疗机构可以不断优化诊疗流程、提高医疗效率、降低医疗成本，为患者提供更加优质、高效、便捷的医疗服务。

最后，持续改进是推动医疗事业可持续发展的重要动力。医疗质量的持续改进不仅有助于提升医疗机构的综合实力和社会声誉，更是推动整个医疗事业持续、健康、稳定发展的重要保障。通过持续改进医疗质量，医疗机构可以不断提升自身的核心竞争力，为社会的繁荣稳定作出更大的贡献。

3. 医疗质量持续改进的管理模式

（1）定义与目标：医疗质量持续改进管理模式，是指医疗机构在保障患者安全、提高医疗服务质量的过程中，通过系统的管理方法、科学的评估机制和有效的改进措施，持续地对医疗服务质量进行监测、评价和提升的一系列活动。其目标是实现医疗服务质量的全面、持续和稳步提高，为患者提供更加安全、有效、便捷的医疗服务。

（2）关键要素。

1）系统管理：建立健全医疗质量管理体系，明确各级职责，确保各项质量管理工作有序开展。

2）科学评估：采用科学的评估工具和方法，对医疗服务质量进行客观、全面的评价，及时发现存在的问题和不足。

3）有效改进：针对评估结果，制订切实可行的改进措施，并明确改进的时间表和责任人，确保改进措施得到有效执行。

（3）实施步骤。

1）制订计划：根据医疗机构的实际情况和发展需求，制订具体的医疗质量改进计划。

2）组织实施：明确各级职责，确保各项质量管理工作有序开展，同时加强沟通协调，形成合力。

3）监测评估：定期对医疗服务质量进行监测和评估，及时发现问题和不足。

4）总结反馈：对监测评估结果进行总结和分析，形成反馈报告，为下一步的质量改进提供依据。

（4）保障措施。

1）政策支持：医疗机构应制订和完善相关政策和制度，为医疗质量的持续改进提供有力保障。

2）人员培训：加强医务人员的培训和教育，提高其对医疗质量重要性的认识，增强其质量意识和责任意识。

3）技术支持：积极引进和应用先进的医疗技术和设备，提高医疗服务的科技含量和水平。

总之，建立医疗质量持续改进管理模式是确保医疗服务质量持续提升的重要途径。通过系统的管理、科学的评估和有效的改进措施，我们可以为患者提供更加安全、有效、便捷的医疗服务，推动医疗服务质量的全面提升。

4. 医疗质量持续改进的具体管理工具

对于医疗质量管理者而言，他们所面临的挑战在于应对医院运营过程中不断出现的问题，这些问题往往要求他们投入大量精力去寻求改善。特别是那些反复出现的问题，如存在双侧脏器的单侧病损器官摘除术中的误摘健侧脏器、口腔科的错位拔牙以及护士发药时的药品混淆等，不仅令人对医疗质量产生疑虑，也反映出这些问题在医院管理体系中的根深蒂固。

历史经验表明，问题的反复出现往往是因为没有触及到问题的根本原因。鉴于此，医院管理者需要借鉴其他行业的成功经验，特别是那些以高危性著称的行业，如武器装备研制生产与试验（含航空及核燃料）、地下煤矿开采、爆破业等。于是如质量管理循环（PDCA循环）、根本原因分析、追踪方法学、六西格玛管理、失效模式与效果分析法等统性问题解决方法成为了医院管理者提升质量管理的重要工具。这些方法各有特色与侧重点，但是共同目标都是推动医疗质量的持续提升，为患者提高更加高效、安全的医疗服务。下面我们将分多个问题详细讲述这些方法到底该如何实施。

5. 质量管理循环（PDCA循环）的实施方法

医疗质量管理循环，即PDCA循环（Plan-Do-Check-Act，简称PDCA），又称“戴明环”，是一种广泛应用于医疗领域的质量管理方法。PDCA循环的起源可追溯到20世纪30年代，由美国质量管理专家沃特·阿曼德·休哈特提出。他首次提出了PDCA（Plan—Do—Check—Act）四个阶段的循环模型，旨在通过持续改进和优化流程来提高产品质量。1950年代，美国质量管理专家爱德华·戴明将PDCA循环引入日本，并将其广泛应用于制造业领域。在他的推动下，PDCA循环逐渐成为日本企业质量管理的核心方法。1960年代，随着医疗技术的不断发展和医疗服务需求的增加，PDCA循环开始被引入到医疗质量管理领域。医疗机构通过运用PDCA循环，逐步提高了医疗服务质量，降低了医疗事故发生率。1970年代至1980年代，PDCA循环在医疗质量管理领域得到了广泛应用和推广。越来越多的医疗机构开始采用PDCA循环进行质量管理，并取得了显著成效。进入21世纪后，PDCA循环在医疗质量管理领域已经发展得相当成熟。随着医疗技术的不断进步和医疗服务需求的不断提高，PDCA循环也在不断完善和优化。现代医疗机构通过运用PDCA循环，不仅提高了医疗服务质量，还实现了医疗资源的优化配置和患者满意度的提升。

医疗质量管理循环（PDCA）自诞生以来经历了起源、发展、成熟等多个阶段，并在医疗质量管理领域发挥了重要作用。未来，随着医疗行业的不断发展和变革，PDCA循环将继续发挥重要作用，为提升医疗服务水平和保障患者安全作出更大贡献。具体实施步骤如下。

（1）计划（Plan）：计划阶段是PDCA循环的起点，主要涉及确定医疗质量管理的目标和制订实现这些目标的策略。在这一阶段，医疗机构需要全面分析当前的医疗服务状况，识别存在的问题和潜在的改进空间。随后，基于分析结果，制订具体的管理计划，包括明确的质量指标、改进措施和时间表等。

（2）执行（Do）：执行阶段是将计划付诸实践的过程。在这一阶段，医疗机构的各部门和人员需要按照既定的管理计划，采取相应的措施，如改进诊疗流程、提升员工技能等。同时，要确保各项措施的有效实施，以便达到预期的医疗质量管理目标。

（3）检查（Check）：检查阶段是对执行过程进行监督和评估的环节。在这一阶段，医疗机构需要收集和分析相关数据，了解改进措施的实际效果。通过对比预期目标与实际成果，识别存在的问题和差距，为后续的调整和完善提供依据。

（4）处理（Act）：处理阶段是PDCA循环的最后一个阶段，也是持续改进的关键环节。在这一阶段，医疗机构需要根据检查结果，对存在的问题进行深入分析，找出根本原因，并制订针对性的改进措施。同时，总结本次循环的经验教训，为下一轮的质量管理循环提供借鉴和参考。

6. 根本原因分析法的实施方法

根本原因分析法（RCA）是一种结构性调查方法，旨在识别导致问题发生的深层次原因，并据此制订针对性的解决策略。其核心逻辑在于，唯有深入剖析问题的根源并根据此根源设计相应的解决方案，方能确保相同错误不再重复发生。此法可追溯至20世纪70年代末的美国海军核部门，经过几十年的沉淀与发展的沉淀与发展，现已广泛应用于医疗、石油、化工、煤矿、电力、制造等诸多领域，成为事故分析中的利器。

作为一种结构化、系统化的问题应对手段，RCA不仅关注事故的直接成因，更致力于通过深入调查与分析，探寻可能导致类似事故再次发生的潜在因素。通过实施有效的纠正与预防措施，其目的在于从根本上解决问题，实现从“事后处理与责任追究”向“主动维护与预防”的转变。该方法以其回溯性失误分析的特点，在医疗领域尤为受到重视，被广泛应用于医院不良事件的成因分析，旨在提升患者安全水平。

在医疗领域，RCA主要聚焦于系统缺陷的分析，助力医院揭示不同流程与系统中存在的隐患与风险，进而完善系统、防止不良事件再次发生、杜绝侥幸心理。尽管RCA在医疗界的应用起步较晚，但自1996年国际医疗卫生机构认证联合委员会（JCAHO）将其纳入医疗机构不良事件分析工具以来，其在国际医疗界的地位逐渐得到认可，成为提升患者安全的重要手段之一。JCI评审标准亦明确指出，医院应运用此类方法深入探究潜在的系统原因，及时采取纠正措施，防止不良事件重演。

在我国，RCA在医疗领域的研究与应用已有十余年的历史，相较于国外尚属起步阶段。然而，随着其在国内的日益普及，对RCA的批判性思考与应用已成为我国医院管理者们不可忽视的议题。徐小平等学者对截至2015年10月前我国医院管理中RCA的应用与研究文献进行了综合分析，结果显示，RCA在医疗护理处置方面的应用尤为突出。

关于RCA的实施步骤，其作为一种广受欢迎的质量管理工具，得到了医疗界各专业与行政管理人员的普遍认同，目前主要被应用于医疗不良事件或者失误发生后的补救工作中，避免同类不良事件再次发生。下面详细阐述RCA的实施步骤：

（1）定义问题：明确并清晰地界定所遇到问题的性质与范畴。这包括确定问题的具体表现、发生的时间和地点，以及它如何影响相关的业务或流程，最后确定问题的严重性及其紧迫性。问题界定从分析“5W1H”开始。其中，“5W”分别代表何事（What）、何时（When）、何地（Where）、何人（Who）以及何物（Which），而1H则指如何发生（How）。

（2）组成RCA小组：该小组的核心特性体现在两个方面。首先，组长的角色至关重要，必须是经验丰富且能保持客观态度的管理者，而且需获得全院的广泛认可。其次，小组成员的构成不宜过于繁多或过于复杂，避免事件分析时过于关注细节而偏离核心要点。理想的RCA小组规模应为8～10人，其中组长和记录员的作用最为关键。

（3）收集数据：广泛收集与问题相关的数据和信息。这可能包括操作记录、故障报告、目击者证词、系统日志等。可以运用“事件描述表”这一工具，以清晰、准确的语言，详细叙述事件的整个过程与结果。描述内容将涵盖事件发生的时间、地点、涉及范围，以及关键的人物和物品。按照时间顺序，逐步呈现事件的每一个重要环节，以全面了解事件的来龙去脉，还原事件的真实面貌。只有保证事件描述的准确性和客观性，才能确保问题分析的连贯性和完整性，为原因分析和改进措施的制订提供坚实的基础。

（4）建立初步假设：基于收集到的数据，提出可能导致问题的初步假设。组织首次小组讨论，初步整理出一份关于问题涉及信息的草案，力求还原事件的真实面貌。为了更深入地分析问题，可以采用鱼骨图的方式进行梳理。鱼骨图能够有效地揭示事件发生的原因以及各因素之间的因果关系。在实施过程中，我们将遵循“人、机、料、法、环”的框架，逐一列出相关要素，并进行深入的鱼骨图分析，以便更好地揭示事件的全貌。

（5）验证假设：进一步收集全面的数据与确凿的证据，并依据这些资料，精确地绘制出事件的时间线，以还原整个事件的来龙去脉。在验证假设的过程中，小组需要详细分析并阐述导致事件发生的原因，无论是个人因素还是系统因素，都需要提供充分的证据支持。在有特别需求情况下，进行实验验证，并将实验结果公之于众，以确保分析的客观性和准确性。最后整合问题相关全部信息，对事件进行全面的汇总和分析，从而形成一个全面的视角（即“直升机视角”），对事件有一个清晰、全面的了解。

（6）确定根本原因：在第二次小组正式会议上，RCA小组将对根本原因进行最终的确认。在这一过程中，小组在验证假设的基础上，将全面整合并分析之前收集的所有数据、资料和记录，以揭示事件的真实和根本原因。这一确认过程并非标志着RCA流程的终结。RCA的核心目的在于从根源上解决问题，而不仅仅是分析事件本身或确定责任归属。因此，在确认根本原因后，小组还需继续探讨并制订有效的改进措施，以防止类似问题再次发生。

（7）制订改进计划：针对确定的根本原因，制订具体的改进计划。改进计划旨在消除或最小化问题的再次发生或造成新的伤害，具体措施常常包括技术改进、流程优化或人员培训等。落实计划的应用工具为改进计划执行管理表，内容包括原因、改进行动、相关负责人、起始日期及完成日期，依需求进行调整与增减。

（8）监控和评估：在实施改进计划后，应当持续监控问题的状态，并对改进计划的效果定期进行全面而严谨的评估，以明确计划是否真正产生了预期的改变，是否达到了既定的效果。这一环节与PDCA循环中的“检查”（check）阶段高度相似，都需要对实施的改进措施进行监督检查，并收集反馈信息，以确保改进计划能够得以有效执行。

通过效果评估，不仅能够了解改进计划的实际成效，还能够发现其中可能存在的问题和不足。如果发现改进计划不合理或未能达到预期效果，应当及时进行调整和修正，以确保后续的改进措施能够更加精准地解决问题，提升医疗服务的质量和效率。

（9）标准化及推广：为了充分释放每一次根本原因分析（RCA）的效能，医疗机构应当在每次RCA流程结束后，对所涉及的案例进行全面的梳理与整合。通过这一步骤，可以形成一套系统化、统一化、规范化、标准化的操作指南或手册，这不仅能够为本院员工提供宝贵的参考，亦可以推广成为同行业者借鉴学习的范例。

7. 追踪方法学的实施方法

追踪方法学是从生物学示踪研究中衍生而来的一种过程管理的新方法，其主旨在于对患者在医疗体系中从诊疗、护理到服务体验的全程进行系统性追踪。这种方法学尤其重视现场（on-site）的评估工作，即在医疗机构现场进行的评价过程中，评价者需通过多方数据的搜集，识别出优先关注流程（Priority Focus Process，简称PFP），从而精确定位医院的关键区域进行深入评估，全面追踪患者的治疗、护理及整体服务体验。

近年来，随着医疗行业的不断发展与国际交流的日益频繁，国际医院评审成为衡量医疗服务质量与管理水平的重要标准。在这一背景下，追踪方法学（methodology）凭借其独特的优势，逐渐成为国际医院评审中应用最广泛的方法之一。据统计，在美国JCI（Joint Commission International）医院评价过程中，追踪方法学的应用比例高达70%。追踪方法学是通过跟踪患者就医过程或医院某一系统的运行轨迹，全面评估医院的服务品质。该方法不仅关注医院管理系统是否健全、配套、周密，更着眼于系统中可能存在的疏漏以及执行力的实际情况。通过追踪，评审者能够深入了解医院在各个环节中的运行状况，从而考核医院整体服务能力的优劣。

追踪方法学最主要的两种追踪方式是个案追踪和系统追踪。

（1）个案追踪：正式而言，指的是评估者选定某一具体患者作为对象，系统地追溯并审查该患者自入院（即初始医疗接触点）起，直至出院后所经历的全部医疗流程与服务。在此过程中，评估者会详细记录并分析患者在不同医疗阶段所接受的各类诊断治疗与护理活动。通常，个案追踪所关注的患者类型具有多样性，包括但不限于心脏置管患者、肿瘤化疗患者、内镜检查患者、血液透析门诊患者、各类急诊患者、重症监护室（ICU）患者、各类手术患者以及康复治疗患者等。通过个案追踪，医疗机构能够提升服务质量，确保患者接受到连贯、高效的医疗照护。

（2）系统追踪：是一种针对医疗机构内部风险较高的流程或功能项目进行深度追查的方法。这种方法建立在个案追踪的基础之上，通过对整个医疗机构的高风险环节进行全面审视，来深入探究各部门单位围绕共同目标所展现出的协同工作效能。通过此种系统性的追查与分析，评估者得以全面而准确地评估医院组织系统功能的实现程度及其运作效能。目前国内医院评审用的系统追踪方法有4种：数据应用、药物管理、感染控制、照顾环境。

8. 六西格玛管理法（6σ管理法）的实施方法

六西格玛管理源自希腊字母“σ”所代表的统计评估法，其核心理念在于追求生产过程中的零缺陷，降低产品责任风险，进而降低成本，提升生产率和市场占有率。此外，六西格玛还着重于增强顾客满意度和忠诚度，为企业带来持续的价值增长。自20世纪80年代中期由美国摩托罗拉公司首次引入以来，六西格玛已在通用电气（GE）、联合信号（Allied Signal）、摩托罗拉（Motorola）等世界知名企业中获得广泛应用，并取得了卓越的成果。

六西格玛管理追求的是一种“尽善尽美”的管理文化，致力于减少浪费、降低成本、提高效率、改进质量。近年来，六西格玛管理法在国外的应用领域已拓展至公共卫生、医疗、保健等多个领域，并取得了显著成效。如何将这一先进的精益化管理理念和方法引入我国医院管理领域，是我们持续探索和追求的目标。1999年，北京医院率先与GE公司合作，引入并实施六西格玛管理。此后，四川大学华西医院、上海交通大学附属第一人民医院、浙江省台州医院等也相继与GE公司合作，共同推进六西格玛管理的实施。这些六西格玛管理团队由执行领导、倡导者、大黑带（或称黑带大师）、黑带、绿带和项目团队组成，各层级管理人员均需接受专业培训和认证，以确保管理效果。

实施六西格玛管理法的步骤如下。

（1）定义并明确改进目标：组织需要清晰、具体地描述期望达成的业绩提升目标，这些目标应该与组织的整体战略和关键业务过程紧密相连。

（2）测量并评估当前过程性能：通过收集和分析数据，了解现有过程的性能状况，找出关键缺陷和机会。这通常需要运用统计工具和技术，如过程能力分析、失效模式与影响分析等。

（3）分析过程并确定改进机会：在了解了现有过程的性能后，需要深入分析过程的结构、流程和交互作用，找出可能导致缺陷的根源。这一步骤需要运用多种分析工具，如因果图、流程图、帕累托分析等。

（4）设计并实施改进方案：基于分析结果，制订具体的改进措施和行动计划，明确责任人、时间表和期望成果。改进措施应该注重从根本上解决问题，提升过程的能力和稳定性。

（5）验证并评估改进效果：实施改进措施后，需要收集新的数据来验证改进效果，确保措施的有效性。这一步骤也需要运用统计工具和技术，如控制图、假设检验等。

（6）标准化并持续改进：将有效的改进措施纳入组织的标准操作程序，确保新过程的稳定性和可复制性。同时，组织应该持续关注过程性能，及时发现新问题并开展新一轮的改进活动，形成持续改进的文化和机制。

9. 失效模式与效果分析法的实施方法

失效模式与效果分析（FMEA）是一种系统性、前瞻性及可靠性的定性分析方法，其核心在于预防潜在失效模式的发生。该方法通过识别潜在问题及其根本原因，为风险管理提供了有力支持，特别是在预防事故和保护机制方面表现出色。

FMEA起源于美国航空业，最初由格鲁曼公司开发，并在NASA的“阿波罗”登月计划中得到了应用。随着时间的推移，FMEA的应用范围逐渐扩展至航空、航天、舰船等多个军用系统，并逐渐渗透到机械、汽车、医疗设备等民用工业领域。

在医疗领域，FMEA被广泛应用于降低风险、提高患者安全。其在美国、英国、意大利等多个国家得到广泛应用，尤其在20世纪90年代后，随着全球对患者安全问题的关注增加，FMEA的价值得到了更深入的认识。与传统的看法不同，FMEA不仅关注人为因素导致的医疗差错，更重视从系统层面进行反思与干预，从而从根本上解决潜在问题。在2001年，美国医疗卫生机构认证联合委员会（JCAHO）对其认证的医院提出了严格要求，规定必须每年进行一次前瞻性的风险评估，并推荐采用失效模式与影响分析（FMEA）作为评估工具。此外，美国国家患者安全基金会以及美国退役军人事务局（Veteran Affairs，VA）也相继公开表示对FMEA研究的支持。VA更是在传统FMEA方法的基础上进行了创新与改进，形成了更符合医疗服务行业特点的HFMEA模式。2008年，国际标准化组织（ISO）技术委员会正式发布技术规范，建议对临床实验室中存在的风险进行分析时，采用失效模式与影响分析（FMEA）方法。

HFMEA模式的实施需经过精心规划，涵盖三个阶段与七个关键步骤。

第一阶段：危害分析。

（1）界定分析的系统：HFMEA（故障模式与影响分析）分析工作的起点和核心均围绕“问题的系统性”展开的，重点从整体系统的视角解读问题。所谓问题的系统性，是指因系统在设计层面存在的缺陷或不足而引发的各类问题。源头可能是系统架构的不合理、组件间的兼容性问题、操作流程的疏漏或是与其他系统的交互障碍等多个方面。HFMEA通过系统性的深入剖析，旨在识别出导致危害的根本原因，并评估其对系统整体性能和安全性的影响。

（2）组建多学科团队：为确保项目顺利进行，需要组建一支涵盖多个专业领域的团队。对项目组成员有明确要求，必须参加过多个专业类别和层次的系统训练，并具备深入研究流程的专业知识与实际经验。团队领导在整个流程中扮演着至关重要的角色，不仅负责指导团队作业，还需确保每位成员严格按照既定步骤执行任务，并详细记录HFMEA的分析结果。此外，项目组成员需积极参与讨论，共同制订流程实施计划，并针对存在的问题提出改进措施，以确保项目的成功实施。

（3）危害与事故因果分析：项目组成员需系统地收集、整理和研究与特定流程相关的所有数据，并据此绘制详细的流程图，详细展示主流程和各个子流程，并且清晰地展现出各个步骤之间的逻辑关系，以便于后续的分析工作。这样有助于深入识别危害故障模式的效应和根本原因的关系。

第二阶段：风险推估与评价。

（1）风险量化与推估：基于前一阶段的分析结果，往往会出现某些潜在危机或风险可能带有一定的主观性，这时我们要努力将其量化，使其转化为客观且可比较的指标。对各类风险进行量化评估，预测其可能发生的概率和影响程度。风险评估需要依托大量的数据作为支撑，在这方面，国外对待数据的态度十分严谨，且可供参考的数据库资源丰富。相比之下，国内在这一领域仍缺乏充足且详尽的数据库支持。

（2）风险评价：在这一步骤的核心任务在于对前一步的风险量化结果进行更为精确的细化，旨在为风险评价提供一个全面而系统的总结。通过此过程，所得到的成果应能为后续解决方案的顺利提出奠定坚实基础，而非停留于抽象或概念性的描述。风险评价时选取合适的评估标准，对每项潜在风险的发生频率（Frequency of Occurrence，O）、检测难度（Likelihood of Detection，D）及危害程度（Severity，S）进行量化评分，评分范围从1至10分，发生频率、检测难度及危害程度越高者得分越多。根据这三项指标的评分，计算风险优先指数（Risk Priority Number，RPN）。RPN的计算方式为O、D、S三者的乘积，其最高分值为1000分。通过RPN的数值大小，我们可以确定关键失效模式，并按照数值从高到低的顺序，优先干预那些具有较高风险的潜在失效模式。

第三阶段：管理控制。

（1）决定管制方向与执行管制：一旦识别出流程中潜在的失效模式及其根本原因，根据风险评价结果，项目组成员应迅速制订针对性且确定有效的管理控制措施，明确实施方向和具体步骤，以消除或减少失效的发生，并对流程进行重新设计。

（2）绩效评估与持续改善：定期对管理控制的绩效进行评估，精确评估实施计划后流程安全性的提升幅度，并不断地反思、优化和更新，针对存在的问题进行持续改进，确保整个体系的持续高效运行。

10. 患者满意度对实现麻醉门诊医疗质量持续改与提升的作用

患者满意度是一个相对宽泛的概念，它主要衡量的是患者在接受医疗服务过程中的心理感受与个人需求被满足的程度。简单来说，就是患者对于所接受的医疗服务的整体评价，包括医疗服务的质量、态度、诊疗效果、就医环境、医疗费用等全过程、多个维度的评价。

相较于那些因需接受手术治疗而住院并实施手术麻醉的患者，麻醉门诊患者的就诊流程通常更为明确和有限。这类患者主要在入院接受手术治疗前，前往麻醉门诊进行评估，以确保手术麻醉过程中的安全性和舒适度。由于就诊流程较为单一，医疗服务经历较为集中，使得患者满意度调查问卷设计时能够精准地定位问题，落实满意度信息调查和信息收集工作相对容易。

麻醉门诊的满意度主要受到以下因素的影响。

（1）麻醉医师的专业技术与服务态度：医师的专业技能直接决定了麻醉的安全性和效果。同时，服务态度也至关重要，医师的耐心解答和细心关怀能够提升患者的信任感和满意度。例如，麻醉医师在术前详细解释麻醉过程和可能的风险，以及术后注意事项，能够让患者感到更加安心。

（2）麻醉效果与术后恢复：患者通常对麻醉效果有较高期望，希望能够在手术过程中无痛感，且术后能够快速恢复。如果麻醉效果不理想或术后恢复缓慢，患者的满意度自然会下降。例如，有的患者可能因麻醉药物使用不当而在术后出现恶心、呕吐等不良反应，这会影响他们对麻醉门诊的整体评价。

（3）沟通与交流：麻醉门诊医师与患者之间的沟通也是影响满意度的关键因素。医师需要耐心倾听患者的需求和疑虑，并给予适当的解答和建议。如果沟通不畅或医师态度冷漠，患者可能会感到不满。例如，麻醉医师在术前未能充分告知患者麻醉的风险和注意事项，或者在术后未能及时解答患者的疑问，都可能导致患者的不满。

（4）环境与设施：麻醉门诊的环境和设施条件也会影响患者的满意度。一个整洁、舒适、设施完备的门诊环境能够提升患者的就医体验。例如，门诊室的温度、湿度、光线等环境因素，都会影响患者的感受和评价。

（5）医疗费用与透明度：麻醉门诊的费用也是患者关注的一个重要方面。如果费用过高或收费不透明，患者可能会感到不满。因此，门诊需要提供清晰的费用清单和合理的收费标准，以增加患者的信任度和满意度。

下面从四个核心步骤，详细介绍在麻醉门诊医疗质量管理中实施患者满意度管理的过程。

（1）导入患者满意度理念：麻醉门诊相关医护人员首先需要明确患者满意度的重要性，并将这一理念贯穿于整个门诊服务过程中。这意味着每位麻醉门诊医务人员都应理解并认同“以患者为中心”的工作原则，将患者的需求和满意度放在首要位置。麻醉科室开展全员培训，强调了患者满意度对麻醉门诊长期发展的影响，并引导麻醉门诊人员从患者的角度出发，思考如何提供更优质的服务，形成关注患者满意度的良好习惯。

（2）患者满意度测评：在确立了患者满意度的理念后，需要制订麻醉门诊相关的测评方法和指标，以了解患者对医疗服务的真实感受。例如，设计一份麻醉门诊相关的患者满意度调查问卷，内容涵盖了麻醉门诊的医疗质量、医疗服务、医护态度、环境设施、医疗费用等多个方面。通过问卷星等在线平台，向患者发送问卷链接，鼓励他们如实填写。收集到的数据经过统计和分析，麻醉科室就能了解患者对各项服务的满意度情况。

（3）统计分析：通过对收集到的患者满意度数据进行统计分析，可以找出服务中的短板和不足，以及患者最关心和最不满意的问题。例如，在分析问卷数据时，发现患者对麻醉过程中的沟通和解释不够满意。于是，麻醉科室应针对这一问题进行深入剖析，了解造成患者不满的具体原因。

（41）制订与执行改进计划：基于统计分析的结果，制订具体的改进计划，并付诸实施。这包括优化服务流程、提升医务人员沟通能力、改善环境设施等多个方面。如针对麻醉门诊诊疗过程中医患沟通不足的问题，制订了以下改进计划。加强麻醉医师与患者的就诊时沟通，确保患者充分了解麻醉过程和可能的风险；还有就是开展沟通技巧培训，提升麻醉门诊医务人员的沟通能力和同理心；最后，定期对改进效果进行评估和调整，确保患者满意度得到持续提升。

（伍俏媚）

参考文献

[1]国家卫生健康委，国家中医药局.国卫医政发〔2023〕12号.关于开展全面提升医疗质量行动（2023–2025年）的通知.[EB/OL].（2023–05–26）.

[2]国家卫生健康委.国卫办医政发〔2023〕1号.国家卫生健康委办公厅关于印发医疗质量控制中心管理规定的通知.[EB/OL].（2023–02–22）.

[3]郝晓刚，马亚飞，杜凤霞，等.门诊医疗质控重点指标的构建与实践[J].武警医学，2023，34（5）：410–416.

[4]国家卫生健康委.国卫医政发〔2022〕31号.国家卫生健康委关于印发《三级医院评审标准（2022年版）》及其实施细则的通知.[EB/OL].（2022–12–06）.

[5]国家卫生健康委.国卫办医函〔2022〕161号.国家卫生健康委办公厅关于印发超声诊断等5个专业医疗质量控制指标（2022年版）的通知[S].（2022–05–11）.

[6]杨秋生，曾文苑，陆军平，等.PDCA在医院医疗质量管理中的应用效果[J].中国卫生标准管理，2022，12（14）：23–25.

[7]国家卫生健康委,国家中医药管理局.国卫医发〔2021〕27号.关于印发公立医院高质量发展促进行动（2021–2025年）的通知.[EB/OL].（2021–09–14）.

[8]孙佳璐,马旭东.我国医疗质量管理与控制体系的建立与发展[J].中国医院管理,2021,41（12）：47–49.

[9]许文妍，VARUGHESEAM，张马忠，等.质量改进科学在麻醉学科的植入和发展[J].上海医学，2021，44（3）：155–159.

[10]国家卫健委麻醉专业质控中心.2020 年度国家卫健委麻醉专业质控中心工作报告[J].麻醉安全与质控，2021，5（3）：125–131.

[11]张敏，陈庆红，陈向东，等.麻醉相关不良事件影响患者安全的研究进展[J].麻醉安全与质控，2021，5（5）：306–309.

[12]张宇斐，柴建军，胡冰水，等.基于德尔菲法和层次分析法的现代医院门诊医疗质控指标体系构建与应用[J].中国医院，2021,25（3）：36–39.

[13]国家卫生健康委.国卫医发〔2020〕26号.国家卫生健康委关于印发三级医院评审标准（2020年版）的通知.[EB/OL].（2020–12–21）.

[14]国家卫健委麻醉专业质控中心.麻醉专业医疗质量控制指标（2020年修订上报稿）[S].（2020–03–20）.

[15]苏宇，李刚，涂顺桂，等.构建门诊医疗质量管理体系[J].中国卫生质量管理，2020，27（5）：27–30.

[16]吴家锋，程陶朱，孟洁，等.三级医院门诊医师医疗质量评价指标体系构建与应用[J].中国

医院，2019，23（5）：50–53.
[17]姚峥，汉业旭，安凤梅，等.门诊医疗质量控制方法与实践[J].中国医院，2019，23（8）：11–13.

第十六章

麻醉门诊的未来发展

第一节　人工智能与临床医生

1. 人工智能的定义

人工智能（Artificial Intelligence，AI）是一门新兴的技术科学，其目的是研究和开发能够模拟、延伸和扩展人的智能的理论、方法、技术及应用系统。人工智旨在让机器能够执行复杂的任务，如学习、推理、感知和理解自然语言。人工智能是计算机科学的一个分支，也是一门交叉学科。它结合了数学、计算机科学、心理学、哲学等多个学科的理论发展，通过机器学习、计算机视觉、自然语言处理和专家系统等技术，使机器具备类似人类的智能。

根据智力水平的不同，人工智能可分为弱人工智能和强人工智能。弱人工智能能够模拟人类某方面的智能，而强人工智能则能像人类一样思考和决策。人工智能的应用非常广泛，包括但不限于机器人、语音识别、图像识别、自然语言处理、专家系统等。人工智能在医疗领域的应用也越来越广泛，例如用于辅助诊断、制订治疗方案、管理患者健康等。此外，人工智能在金融、交通、教育、军事等领域也发挥着重要作用。

2. 人工智能的核心技术

AI是一门建立能够模仿人类智能的计算机系统的科学，它不仅试图模拟人的智能行为和思维过程，更致力于在此基础上创新与发展，助力人类社会迈向更高层次的智能化时代。它是一组多样化且不断发展的计算技术的集合，其中包括机器学习（ML）、深度学习（DL）、自然语言处理（NLP）、强化学习和计算机视觉等。

人工智能的内涵丰富多彩，其中机器学习是其核心组成部分之一。这种以数据为驱动的算法，让计算机系统在海量数据的海洋中自主探寻知识，逐渐从数据中提炼出有用的信息，并据此优化自身的性能。通过机器学习，计算机系统能够在不需要人类直接干预的情况下，自动识别模式、预测未来趋势，从而在诸如自动驾驶、医疗诊断、金融风控等领域发挥越来越重要的作用。基于ML技术，Hatib等使用无创动脉压波形建立低血压预测指数模型，有效预测非心脏手术患者术中低血压的发生情况，具有良好的敏感性和特异性。

深度学习作为机器学习的延伸和进阶，模仿了人脑中神经网络的结构和功能，即卷积神经网络（CNN）、人工神经网络（ANN）和递归神经网络（RNN）。它通过构建复杂的网络模型来处理大规模数据，并深入挖掘数据中隐藏的深层规律和复杂模式。这些网络可以学习非常复杂的数据，并对各种任务（如图像识别、语音识别、自然语言处理等）进行精准的预测。如Ghorbani A等利用图像识别和深度学习技术可以准确识别超声心动图图像中的心脏结构，如识别左心房增大、左室肥厚、左室收缩末期和舒张期容积等。深度学习在计算机视觉、语音识别、自然语言处理等任务中取得了显著的成效，让机器能够更加深入地理解这个世界，并与人类建立更加紧密的互动联系。

自然语言处理，简称NLP，是实现人与计算机之间有效沟通的桥梁和纽带。NLP专注于计算机系统理解和处理人类语言的能力，包括识别单词、短语、句子和段落的含义，以及理解这些元素如何组合在一起形成更复杂的概念和想法。NLP还涉及到生成自然语言文本，如机器翻译、文本摘要和对话系统。NLP使得人类可以自然地与机器交流思想、传递信息。从早期的关键词提取到现在的情感分析、智能问答系统，NLP技术的进步不仅提升了计算机对人类语言的理解程度，也让我们的生活因智能化交互而变得更加便捷高效。近年来，基于DL的NLP方法（如循环神经网络、变换器模型等）取得了显著的进步，并在许多NLP任务中达到了人类水平的性能。比如，国际疾病分类第10版（ICD-10）诊断代码，这是一项需要由经验丰富的编码员才能完成的复杂任务，现在借助于由临床医师记录的相关结构化数据开发的一个多模态ML模型，可以准确预测其诊断代码。

强化学习是一种让机器在环境中学习如何做出最佳决策的技术。它通过让机器与环境进行交互，根据反馈信号来调整其行为策略，以实现最大化某种性能指标（如奖励信号）的目标。

计算机视觉则赋予了计算机一双“慧眼”，让它能够捕捉并解释视觉信息。通过对图像和视频的深入分析，计算机视觉技术在目标检测、人脸识别、场景理解等领域取得了重要突破，极大地扩展了计算机的应用领域。

3. 临床医师掌握人工智能术语与技术的重要性

在这个日新月异的医学时代，临床医师的专业能力需要与时俱进，紧跟现代医学的发展步伐，还需掌握一定的人工智能技术术语及其应用，以顺应科技的迅猛发展并助力诊疗工作。机器学习这一技术核心尤其重要。它赋予算法从数据中学习并逐步优化的能力，实现无需直接人为编程的智能提升。这为医疗行业注入了新活力，尤其是在数据处理和分析层面，使得医学决策更为精确和科学。

深度学习作为机器学习的一个高级分支逐渐引起了广泛的关注和应用。深度学习依托于神经网络模型，这种模型的设计灵感来源于人脑的学习机制。它能够处理大规模的数据集，并通过层层抽象，挖掘出数据的深层特征和联系。这一技术为医疗影像诊断、药物发现以及基因组学等领域带来了突破性的进展。例如，在影像诊断中，深度学习算法可以训练识别病变部位，辅助医师进行快速准确的判断，从而提高诊断效率和准确率。

根据人类对数据的监督程度，机器学习模型可以分为四种子类型：有监督、无监督、半监督和强化学习（RL）。其中监督学习和无监督学习是两种重要范式。监督学习通过预先标注的训练数据集来建立模型，让机器从已知的输入输出关系中学习，从而具备对未知数据的预测能力。在医疗环境中，可以利用历史病例数据训练出预测模型，辅助医师对患者进行更个性化和精准化的治疗。例如，根据患者的基因组信息和既往治疗反应，模型可以预测某种治疗方案的有效性，从而为临床医师提供有价值的参考。无监督学习更注重发掘数据内在的关联和结构。它没有预先定义好的标签，而是让机器自己找出数据中的模式和群组。这种学习方式在医学研究中也极具潜力，比如在分析复杂的生物标志物时，可以帮助科研人员揭示疾病的发生机制。通过识别不同样本之间的相似性和差异性，无监督学习有助于发现新的疾病亚型或是治疗靶点，从而推动医学研究的深入发展。

我们不仅要看到技术进步带来的便利和机遇，更要深入学习和掌握这些技术，以科学的态度和方法将其运用于临床实践中。临床医师对于人工智能技术的理解和应用能力，将直接关系到医疗服务的质量和效率。对临床医师而言，积极参与人工智能技术的学习和实践是不可或缺的。通过不断提升自身在这一领域的素养，临床医师将能够为患者提供更为先进、便捷的优质医疗服务。这也有助于推动医疗行业的整体进步，促进医疗资源的优化配置，最终提升全社会的健康水平和生活质量。

4. 帮助医师理解机器学习预测模型的通用指标

对于医师来说，理解ML预测模型的关键在于掌握一些通用指标，以便更好地评估模型的性能（表16-1）。同时还需要了解模型的局限性和可能存在的偏差，以便在实际应用中做出明智的决策。

表16-1　ML术语表

项目	定义
ML	ML被定义为任何接受输入数据并产生数据输出的过程，生成输出的过程机制主要由输入数据以自动的方式来决定，不需要人为进行明确的编程或规则设定
数据预处理（data preprocessing）	
数据泄露（data leakage）	ML管道中的一个错误，使用训练集之外的数据用于训练模型。
探索性数据分析（exploratory data analysis）	一个宽泛的术语用来描述分析和可视化数据的过程，以帮助头脑风暴进行更好的预测和模型结构（例如，绘制脑电图轨迹，以确定哪些特征可能与疾病状态相关）
数据计算（data imputation）	填写未收集到的数据的缺失值
数据转换（data transformation）	将现有的预测器转换为其他有意义的形式（例如，使用临床阈值将连续变量转换为二进制变量或将音频信号分解为其成分频率）
特征生成（feature generation）	通过转换或组合现有的变量来生成新的预测器（例如，一个肿瘤的最大直径的大小或一个单词在自由文本响应中出现的次数）
过采样 / 欠采样（over/undersampling）	一种用于提高模型性能的策略，即调整来自不同真实数据组的观察平衡（例如，在疾病影响组中进行重复观察，以平衡输入模型中受影响和未受影响的观察值的数量）
真实标签（ground truth）	是指数据集中每个样本的真实标签或真实值
模型开发（model development）	
内部验证（internal validation）	在训练集中对不可见的数据测试模型性能的过程以微调模型。主要检验模型开发过程的可重复性，防止模型过度拟合以致高估模型的性能

续表

项目	定义
交叉验证（cross-validation）	一种内部验证机制，将原始数据进行数据分割，随机分成N份，其中的1份用于模型测试，其余的数据用来训练模型。这个过程对所有数据各部分重复，性能指标取平均值
Bootstrap法（Bootstrapping）	一种内部验证机制，在模型开发队列中进行有放回随机抽样，构造一个相同样本量大小的Bootstrap重抽样样本，并将此样本作为训练集，将模型开发队列（即原始数据集）作为验证集评价模型性能重复此过程n次，就可以得到模型在内部验证中的表现
超参数调优（hyperparameter tuning）	定义模型结构的结构参数并不是来自于输入数据本身（例如，随机森林中的树数，套索回归中的惩罚参数）。这些参数可以被选择（调整）来优化上述训练数据中的性能指标
套袋法（bagging）	这是“引导汇聚法”的缩写。一种模型集成技术，通过预测训练数据随机样本的训练模型，来减少模型预测的可变性
增强法（boosting）	一种模型集成技术，通过迭代拟合“弱”模型和根据弱模型的性能对训练数据进行重新加权来提高模型性能。最终，这些弱模型被组合成一个单一的强模型。梯度增强树（例如，XGBoost）是增强的一个应用例子
模型性能（model performance）	
外部验证（external validation）	利用模型开发中没有使用过的数据来评估模型在新数据中的表现，外部验证更关注的是模型的可移植性（Transportability）和可泛化性（Generalizability）
区分（discrimination）	一个分类器，区分一个类和另一个类的能力
特异性（specificity）	对阴性观察结果正确分类为阴性的概率
敏感性（sensitivity）	对阳性观察结果正确分类为阳性的概率
阳性预测值（positive predictive value）	预测为阳性的样本中真阳性的比例，它体现了一个测试结果为阳性的样本真实是阳性的概率
阴性预测值（negative predictive value）	预测为阴性的样本中真阴性的比例，它体现了一个测试结果为阴性的样本真实是阴性的概率
准确度（accuracy）	
接收者操作特性曲线（ROC）	ROC曲线是一个图形表示，展示在各种阈值设置下分类器的性能
ROC曲线下的面积（AUC）	由不同置信阈值选择的灵敏度和特异性定义的受试者工作特征曲线下的面积，用来量化模型的整体性能
校准模型（calibrated mode）	一个良好校准过的模型对其估计的可信度与正确预测的实际概率是一致的

续表

项目	定义
校准斜率（calibration slope）	预测概率与真实概率之间关系的直线斜率。对于一个完美校准的模型，斜率等于1
校准截距（calibration intercept）	比较预测概率直线与真实概率直线的截距。对于一个完美校准的模型，两天直线截距的斜率为0
预期校准误差（expected calibration error）	计算“概率”估计值的加权平均误差，得到一个可以用来比较不同模型的单个值
错误分类成本（misclassification cost）	如果对测试数据进行预测模型分析可能会产生的成本
净收益（net benefit）	考虑真阳性预测和假阳性预测所需数量的模型效益
Dice 系数（Dice coefficient）	是一种集合相似度度量函数，计算机视觉中用于图像分割任务的评估。它比较真实对象和预测对象的重叠面积（相似度），对对象的总组合面积进行标准化

5. 在人工智能时代提高临床医师数据素养的重要性

在展望人工智能在医疗行业的美好发展情景时，我们不能忽视临床医师在这一巨大变革浪潮中所扮演的角色及其所面临的挑战。技术的日新月异正推动着医疗行业的深刻转型，传统的依赖个人知识和直觉进行临床决策的“经验型”医师，正逐步让位于“数据驱动型”医师，后者更加注重利用人工智能和数据科学来优化诊断与治疗过程。

在这一转型过程中，临床医师的数据素养显得日益重要。数据素养不仅关于如何收集和分析数据，更关乎如何准确地解读这些数据，以及如何将这些数据驱动的洞察正确地应用于临床实践之中。这意味着医师们需要掌握一系列新的技能，包括从复杂的医疗系统中提取有用信息、使用先进的数据分析工具处理这些数据，以及基于数据分析结果做出更加精确和个性化的治疗决策。

随着人工智能技术在医疗领域的广泛应用，临床医师现在能够在短时间内处理和分析比以往任何时候都要多的医疗数据。通过深度学习算法和预测模型的辅助，医师能够更早地识别出潜在的健康问题，制订更加精准的治疗方案，并在必要时调整治疗策略以获得最佳效果。

6. 提高临床医师的数据科学素养的方法

临床医师需要接受更加全面和深入的AI教育培训，不仅要提升他们在数据科学方面的技术能力，还要加强他们在伦理、法律和社会责任方面的认知。这意味着医学教育的内容和方法也需要进行相应的更新和调整，以适应这一新的发展趋势。我们要建立完善的课程体系，为医学生和住院医师提供全面、系统的人工智能与数据科学教育。这样的课程体系应该涵盖从基础理论到实际应用的全方位内容，确保学生能够掌握必要的知识和技能。未来的医学课程将更加注重跨学科知识的整合，包括计算机科学、统计学、伦理学、法律等多个领域，以培养出一代既懂医学又懂数据科学，同时兼具高度伦理素养的新型临床医师。

我们应该通过临床实习和项目实践等方式，让学生在实际操作中深化对人工智能与数据科学应用的理解。此外，政府和社会各界对人工智能与数据科学教育在医学领域的支持力度也非常重要，这将为该领域的发展提供坚实的政策保障和资金基础。

除了正式的教育培训之外，临床医师还需要在实际工作中不断学习和适应新的技术和方法。因为人工智能和数据科学本身就是一个快速发展的领域，新的算法、工具和平台不断涌现，要求临床医师保持持续的学习热情和更新知识的能力。为此，医疗机构也需要营造一种更加开放和创新的文化氛围，鼓励医师之间进行知识分享和经验交流，同时也要为他们提供足够的时间和资源支持，以应对这一转型过程中可能出现的各种挑战和困难。如美国医学人工智能委员会（ABAIM），专门为临床医师提供医学人工智能的培训和认证工作（https：//abaim.org/）。它由优秀的临床医师和数据科学家团队组成，为医疗AI教育培训和认证的权威机构。ABAIM提供三个级别的LIVE教师互动虚拟课程：面向所有人的AI入门课程、ABAIM入门课程、ABAIM高级课程。ABAIM为所有医疗保健专业人员提供医学人工智能虚拟教育认证，包括入门和高级两个级别。每周一次的免费在线活动，与来自ABAIM教师团队的专业人员讨论关于医疗人工智能的主题。此外，每年举办的医学人工智能国际学术会议（ISAIMS）提供了一个分享交流和展示的平台，聚焦人工智能在医学领域的最新研究成果，为医师们提供了宝贵的学习和交流机会，有助于医师了解人工智能和数据医学的最新技术和方法。

7. 临床医师理解和评价有关机器学习临床研究的方法

在解决那些尚未解决的临床需求方面，基于功能机器学习（FML）的模型有着广泛的应用前景，它专注于解决具有特定功能的模型开发问题，更注重模型的实际应用效果和业务价值。但是，近年来ML模型的严谨性、透明度、可解释性和可重复性越来越受到人们的关注。如何确保ML模型的临床效用以及如何与现有的循证医学实践结合，是值得人们深思的一个问题。

在评估ML模型的严谨性和可重复性，我们需要关注四个关键构建块：数据管理、特征工程、模型开发和临床效用。

数据管理：在医疗领域，数据往往来源于多种不同的数据源，如电子病历（EMR）、影像数据、基因组数据等。数据的质量和完整性直接影响到模型的性能和可靠性。因此，在进行数据处理时，需要对数据进行严格的清洗、去噪和特征选择，以确保数据适合于特定的模型训练。

特征工程：在这一步骤中，我们需要从原始数据中提取出有意义的特征，并将其转化为适合ML算法处理的形式。特征的选择和工程化对模型的性能有着重要影响。在医疗领域，特征工程需要充分考虑临床知识和医学逻辑，比如通过医学影像识别肿瘤的特征、通过基因组数据预测疾病的易感性等。

模型开发：模型开发需要选择合适的机器学习算法和模型架构。在FML中，模型的开发不仅是为了达到高精度预测的目的，还要考虑模型的可解释性。可解释的模型能够帮助医师更好地理解模型预测的依据，增加模型的信任度。

临床验证：最后一步是将训练好的模型应用到临床实践中，我们需要确保模型的操作界面符合医师的使用习惯，模型的预测结果能够无缝地融入到现有的临床工作流程中。此外，还需要对模型进行持续的监控和评估，确保其在实际应用中的性能稳定可靠。

我们可以提供一个检查清单来评估上述四个构建块的严谨性和可重复性。这个清单可以包括一系列问题和指标，例如数据的来源和质量、特征选择的合理性、模型性能的评估方法以及部署过程中的安全性问题等。通过回答这些问题和评估这些指标，我们可以对ML研究的严谨性和可重复性进行量化评估。

8. 利用评估清单评价机器学习医学论文质量的方法

评估一篇已发表的ML论文需要综合考虑多个方面，包括技术方法、模型构建、设计缺陷、方法偏差以及伦理隐私等。利用检查清单表（表16-2）可以更系统地评估文章的严密性，更准确地评估论文的质量和价值。

表16-2 ML论文质量评估清单

质量评价项目	重要的观察指标
1. 一般设计注意事项	
1.1. 研究设计和数据收集方法是否合适？	设计不佳的病例对照研究，过度过多的结果类别等
1.2. 有证据表明抽样偏差吗？	特征表述不准确；使用依赖或重复的样本等
1.3. 实验是否可重复？	关于ML进程的数据来源的细节不足；论文不遵循报告准则；未能遵守代码或数据可用性策略等
2. 数据质量注意事项	
2.1. 数据集的大小是否与学习任务和模型的复杂性相称？	与数据集大小不相称的大量特征或大量预测类，每个输入变量＜5个正标签，仅几百个病例的DL等
2.2. 数据质量高吗？	数据缺失、不完整、不一致、不准确、重复、异常值、噪声、众包（crowdsourcing）等
2.3. 缺失数据是否被描述和正确处理？	＞0.5%数据缺失，数据不随机缺失，数据插补过多等
2.4. 数据是否进行了适当的可视化和探索性分析？	缺乏探索性的数据分析（重要特征的表格或可视化图表）、数据展示偏差等
2.5. 是否按照公认的临床标准、协议和技术（有效和可靠的测量工具）收集原始数据？	错误的原始数据，评分者间变异度高，特征计算不精确等
2.6. 用于分配标签的标准和程序是否稳健和可接受？	仅有一个同行评议，缺乏共识，评分员间可信度高，使用替代结果或“软”银标签（‘soft’ silver labels）等
3. 特征工程方面的注意事项	
3.1. 特征的数量是否与数据集的大小相称？	特征与样本量比为1 ：1（不降维）等
3.2. 是否进行了特征选择技术？	不探索选择特征而纳入所有特征，包含通常不用于预期目标用途算法的特征，无特征分级，或由领域专家审查等
3.3. 是否存在任何特征遗漏偏差？	缺失重要的预测因素，未控制相关的混杂因素等。
3.4. 与临床领域专家咨询过特征选择是否合适？	未经领域专家审查的数据驱动特征，无意中删除临床决策中必需的特征等
3.5. 不相关的特征被删除了吗？	在高维数据集上的特征选择不足等

续表

质量评价项目	重要的观察指标
4. 模型开发的注意事项	
4.1. 数据集分区是否合适？	没有足够的训练样本，在训练和测试集中的重复观察等
4.2. 交叉验证（CV）操作是否正确？	不使用交叉验证，折叠数和样本量之间的不匹配，使用 k-fold CV 而不是样本量很小的 LOOCV，不报告 CV 性能的置信区间等
4.3. 参数假设是否符合要求？	无转换的偏态数据，数据共线性高等
4.4. 是否存在任何数据泄漏（来自训练数据集外部的信息被用于创建模型）？	数据集分区前进行特征缩放，标签不设盲，在训练和测试子集中重复样本等
4.5. 在评估具有不平衡类的模型时，是否特别注意了这一点？	当阳性标签很少出现时使用不正确的评估指标，平衡测试子集（流行率高于预期）等
4.6. 选择最佳拟合算法是否合适？	使用复杂的模型进行简单的任务，仅比较了＜3 ~ 4 个预测模型，糟糕的优化技术等
4.7. 是否充分评估了偏差 – 方差权衡（拟合不足与拟合过度）？	只给出了测试集上的结果，省略了置信区间等
4.8. 是否存在评估偏差（预测中的系统误差）？	只使用单一的性能评估指标，缺乏适当的基准，没有对假阳性和假阴性等误差来源进行调查
4.9. 是否存在任何算法偏差（在女性或少数族裔等人口亚群体中表现不佳）？	没有事后敏感性分析，没有人工智能公平性评估等
4.10. 有什么意外的结果吗？	非常不均匀的样本（聚集偏差），分析重复测量的横截面（纵向数据谬误）、基于旧有做法的数据（时间偏差）
5. 临床效用的注意事项	
5.1. 该数据集是否与将使用该模型的临床情景相匹配？	不适当地使用开源数据集、基于过时实践的数据（时间偏差）、人口偏差等
5.2. 结果是可解释的吗？	缺乏关于模型可解释性的结果，没有对错误预测进行审查，没有提供实际案例研究来证明预测 / 分类的真假等
5.3. 该模型是否评估了性别和种族偏见？	未使用人工智能公平性评估工具，历史偏差，无亚组敏感性分析等
5.4. 是否将模型与临床基准进行了比较，以确定增益？	未与参考标准进行比较（未与目前使用的现有算法进行比较，或与专家进行了比较但未进行显著性测试），不可接受的参考标准等
5.5. 该模型是否根据不同环境下的数据进行了外部验证？	没有来自不同医院或地区的独立验证集或测试集等

续表

质量评价项目	重要的观察指标
5.6. 是否对技术的可接受性进行了经验评估?	领域专业知识不足，没有合作的临床医师等

第二节　人工智能在围手术期的应用

1. 人工智能在围手术期的应用情况

随着科技的不断发展，人工智能（AI）在围手术期的应用正在不断拓展和深化。在围手术期中，AI技术的应用不仅可以提高手术和麻醉的精准度和效率，还能为患者带来更好的康复体验和舒适医疗体验。AI在围手术期的应用主要有以下方面：

（1）患者数据分析：AI可以对患者的病历、影像学资料、实验室检查等大量数据进行深度分析，为医师提供患者疾病的全面、精准画像。这有助于医师更好地了解患者的病情，为手术和麻醉决策提供依据。

（2）手术风险评估和手术优化：AI技术可以根据患者的身体状况、手术类型、历史手术记录等因素，对手术风险进行准确评估，在术前提供预警。这可以帮助医师能够提前做好准备，在术前做出更明智的决策，对手术计划进行模拟和优化，选择最佳的手术路径、手术器械和手术方法，从而降低并发症的发生率。决策支持和基于图像的导航工具的应用，可以大大提高手术效率，减少人为错误，并帮助医师更精确地执行手术操作。AI技术还可以与手术机器人相结合，实现精准、稳定的手术操作。机器人手术具有操作精准、创伤小、恢复快等优点，尤其适用于一些复杂、精细的手术。

（3）优化麻醉计划，实时监控与预警：术前AI可以帮助麻醉医师对患者进行风险评估和并发症风险预测，进行术前优化和准备，降低围手术期风险。AI术中的应用包括监测生命参数、预测不良事件的发生、调整药物剂量和自动存储医疗记录。在术中，AI技术可以实时监控患者的生理状态、手术进展等情况，使用麻醉智能系统给出最优麻醉管理方案，并在出现异常情况时及时发出预警，为医师提供及时的辅助决策。

（4）术后康复管理：术后阶段，人工智能驱动的术后监测、并发症的预测分析可以帮助医师制订个性化的康复计划，监测患者的康复进度，并提供康复指导和建议。还可以将人工智能整合到康复计划和长期随访中，这有助于加速患者的康复过程，减少并发症的发生。

（5）远程医疗服务：借助AI技术，医师可以实现远程手术指导、远程会诊等功能，为患者提供更为便捷的医疗服务。这不仅缓解了医疗资源紧张的问题，还提高了医疗服务的可及性。

（6）智能病案管理：AI可以自动整理、分析病案资料，提高病案管理的效率和准确性。同时，通过数据挖掘和分析为临床研究和教学提供有价值的信息。

2. 人工智能在围手术期应用的积极意义

人工智能（AI）在外科领域的应用正在迅速增长，其潜力巨大，对医疗行业的未来具有深远影响。

AI在外科领域的应用可以提高手术效率和预测并发症风险。利用海量的围手术期信息和专业的输入，先进的人工智能应用程序可以帮助开发自主系统或机器人，可用于药物传送、精细的机械操作和决策辅助系统。人工智能还能促进临床主观评估的改进和客观化，这种转变对于临床实践中的可变性和准确性具有重要影响。风险分层可以帮助患者量身定制个体化麻醉护理计划，基于人工智能的床旁护理决策支持系统可以提供基于循证医学的临床实践，有助于改善患者的护理质量。

人工智能等技术的快速发展将会让围手术期更加安全。人工智能可以分析不同系统的复杂数据，形成可操作的信息来帮助人们更好地进行决策。利用人工智能技术，我们可以批判性地审核围手术期医学的各个方面，并设计出新的有价值的解决方案，可以潜在地提高患者的安全性和医疗效率，同时降低医疗成本，为医院和患者带来双赢。AI将有助于提高患者体验，增加患者的满意度和参与度。

总之，人工智能在围手术期的应用可以优化决策支持，提供更精确预警，提高医疗效率，促进医学教育和研究，提高患者满意度。

3. 围手术期人工智能的目标

围手术期人工智能（Perioperative Artificial Intelligence，PAI）致力于利用围手术

期产生的大量复杂数据来构建智能模型，其目标主要集中在以下三个方面。

（1）识别高危患者：通过分析患者的病史、体格检查、实验室检查、影像学资料等多源数据，人工智能可以预测哪些患者在围手术期可能出现不良事件或并发症，如感染、出血、心脏事件等。

（2）早期发现问题或诊断：通过深度学习和模式识别技术，人工智能可以自动分析患者的生理数据、监测仪器输出和图像资料，以发现可能的问题或疾病的早期迹象。这种早期发现有助于及时干预，减少并发症的风险。

（3）提供及时和有效的治疗：基于对患者数据的实时分析，人工智能可以辅助医师制订个性化的治疗方案，并在必要时提供自动化的治疗建议。例如，在麻醉管理中，人工智能可以根据患者的生理反应调整药物剂量或更改麻醉策略。

4. 人工智能帮助识别高危患者的方法

预测性分析是医疗中最为常用的人工智能应用程序，其在围手术期的应用也很普遍。通过利用有监督和无监督的机器学习（ML）模型，医疗专业人员能够更准确地预测如再入院率和死亡率等关键健康指标。医疗数据是广泛可获取的，并且对于减少再入院率和死亡率等关键指标具有巨大价值。通过使用回归分析等技术，医疗专业人员可以分析这些数据，从而得出有关患者健康状况的深入见解。这些见解可以进一步用于制订更有效的治疗方案和预防策略。

在围手术期，预测性分析的应用尤为关键。围手术期患者的健康状况可能会发生剧变，因此及时、准确的预测至关重要。通过利用风险分层指数（RSI）、美国外科医师学会国家外科质量计划（ACS NSQIP）、改良心脏风险指数（RCRI）和术前评分预测术后死亡率（POSPUM）等模型，医疗团队可以在手术前评估患者的风险，制订更个性化的治疗计划。

值得注意的是，尽管这些模型在预测患者风险方面具有一定的准确性，但它们仍然存在局限性。它们可能无法实现实时或动态的风险预测。这意味着在患者状况发生变化时，这些模型可能无法及时提供更新后的预测结果。因此，为了进一步提高预测准确性，需要不断完善这些模型，并探索新的技术和方法。

实时和完整的患者信息收集对于提高预测模型的准确性至关重要。只有确保收集到准确、全面的患者信息，才能为模型提供足够的数据支持，从而得出更可靠的预测结果。因此，医疗机构需要建立完善的信息收集系统，确保在围手术期能够实时获取患者的最新数据。

5. 人工智能帮助早期识别术后并发症的方法

术后并发症，如术后心肌损伤、急性肾损伤（AKI）、术后阿片类药物导致的呼吸抑制和术后感染，是导致并发症发生率和医疗成本增加的主要原因。而早期识别及进行干预和治疗可以降低不良并发症的发生和避免严重后果。更先进的新型传感器和连续监测可以帮助收集大量的生理或电子健康记录数据，而人工智能可以帮助建立预测算法和决策辅助系统。例如，围手术期低血压与器官系统损伤密切相关。在非心脏手术中，通过使用ClearSight（前身为Nexfin）无创手指血压监测仪这种新型无创传感器，实现连续的无创动脉压监测；利用一种源自机器学习的算法建立低血压预测指数，可以在低血压发生前几分钟预测术中低血压，提醒临床医师进行干预，从而降低术中低血压的发生率。此外，多达三分之一的患者在心脏手术后会经历急性肾损伤（AKI）。一种基于梯度提升决策树的ML模型，体外循环下的心脏手术患者在术后持续进行腹内压力、尿量和核心温度的精准监测，在肾脏疾病首次出现前24 min准确预测了2期AKI。对这些患者及时联合使用血管升压药、容量和利尿剂治疗，早期纠正灌注压力可以减少不良后果。

阿片类药物引起的呼吸抑制很常见，通过更好的便携式可穿戴呼吸监测仪进行持续监护，可以更早发现呼吸抑制。早期发现和纠正呼吸抑制提供了一个避免发生严重灾难性结果的机会。利用连续脉搏血氧仪和二氧化碳测定数据构建的多变量回归模型可用来评估呼吸抑制的风险。这种监测技术能够实时收集和分析患者的生理数据，为医师提供关于患者呼吸状态的准确信息。但是，仅仅依靠多变量回归模型还不足以完全捕捉患者呼吸抑制的复杂性和动态变化。深度学习（DL）技术的引入可以进一步提高预测精度和效率。DL是一种强大的机器学习方法，能够处理大量高维度的数据，并自动提取有用的特征和信息。在使用DL技术进行模式检测时，可以首先构建一个神经网络模型，该模型能够从大量的二氧化碳监测数据中学习呼吸模式的特征。通过训练和优化这个神经网络模型，可以使其能够自动识别和区分正常的呼吸模式与呼吸抑制的模式。DL技术的使用不仅可以提高呼吸抑制预测的准确性，还可以实现实时监测和动态风险评估。通过与连续血氧仪等设备的集成，可以实时收集患者的生理数据，并将这些数据输入到训练好的神经网络模型中进行实时分析。这样，医师就能够及时获取患者的呼吸状态信息，准确地判断患者是否存在呼吸抑制的风险，并根据预测结果采取相应的措施，从而确保患者的安全。

6. 人工智能决策支持系统有利于提供及时高效的治疗的重要意义

由于临床工作的复杂和繁忙，即使是有高质量循证支持的医疗措施也不一定总能在临床中得到贯彻执行。人工智能的决策支持系统能够实时收集和分析患者的各种数据，包括生理参数、病史、实验室检查结果等。通过对这些数据的深入挖掘和分析，系统可以为医师提供关于患者状况的精确信息，帮助医师更好地了解患者的病情和发展趋势。其次，决策支持系统能够整合高质量的临床证据和专业知识。系统将这些信息与患者数据进行匹配，决策支持系统生成个体化的床旁医疗指引。例如，Joosten等使用3个闭环系统对手术患者的麻醉、镇痛和液体进行精确精细调整，这些精准的麻醉管理对患者的神经认知功能恢复显示出良好的影响。

在缺乏高质量证据的情况下，人工智能也可以发挥重要作用。它不仅可以帮助建立各种专业协会的指导方针和建议，还可以基于这些指导方针构建决策支持系统。通过机器学习和数据分析，系统可以不断学习和优化，逐渐提高决策的准确性和可靠性。

值得注意的是，虽然决策支持系统具有诸多优势，但在实际应用中仍需谨慎对待。我们在使用这些系统时，要保持独立思考和判断，避免盲目依赖系统建议。同时，医疗机构也应加强对这些系统的监管和评估，确保其安全性和有效性。

7. 人工智能在围手术期帮助提升医疗质量的具体措施

人工智能在围手术期提升医疗质量方面具有巨大的潜力，它主要通过提供决策支持、个性化医疗路径和监测循证医学依从性等方式帮助医师提高手术成功率、降低并发症风险并提供更好的护理服务。

在围手术期，临床决策对于患者的安全和手术结果至关重要。过去这些决策主要依赖于医师的经验和直觉，但随着电子健康记录（EHR）和人工智能（AI）技术的发展，决策过程正在发生改变。EHR系统存储了海量的患者数据，包括病史、检查结果、治疗方案等，AI则能够从这些数据中挖掘出有价值的信息，为医师提供决策支持。通过机器学习和自然语言处理等技术，AI可以自动分析EHR中的数据，识别出与手术患者相关的风险因素和潜在并发症，从而帮助医师更好地了解患者的整体状况。在关键决策点，AI系统可以向医师提供实时数据和分析结果，帮助他们作出更加明智的决策。例如，在手术前的评估阶段，AI可以根据患者的病史和检查结果，预测手术的风险和成功率，为医师提供重要的参考信息。在手术过程中，AI可以实时监测患者的生理指标和手术进展，及时发现潜在的危险情况，并提醒医师采取相应的措施。

AI系统还可以根据患者的医疗状况和需求，协助医师制订个性化的护理路径。这包括根据患者的具体情况选择合适的手术方案、药物和康复计划等。通过个性化的护理路径，可以确保患者在围手术期内得到最佳的护理和治疗，提高手术的成功率和患者的满意度。

在规范医疗行为方面，AI可以监测医护人员对循证医学的依从性。通过对比分析医师的实际操作与最佳实践指南之间的差异，AI可以提醒医师注意可能存在的偏差，并引导他们遵循最佳实践标准。这有助于减少不必要的检测、处方和治疗计划，提高医疗质量和安全性。

人工智能还可以帮助医师的持续学习，分析他们的日常实践数据，并指出那些需要提高技能和能力的领域。然而，应该谨记，人工智能不能替代临床医师；人们的干预和专业知识仍然是必不可少的。

8. 人工智能为手术室质量改进提供依据

AI通过收集和分析手术室内的各种数据，能够揭示潜在的问题，从而为医院改进质量提供依据。

例如，手术室“黑盒”平台系统就是一个很好的例子。这种系统能够记录和分析手术中发生的各种事件，包括手术过程中的各种操作、设备使用情况、人员流动等。通过对这些数据的分析，医院可以发现潜在的问题，如手术室门被打开过于频繁、设备使用不当等。这些问题可能会影响到手术的顺利进行和患者的安全。曾经有医院通过使用手术室“黑盒”发现了手术室门被打开过于频繁的问题。经过与手术室领导讨论找到了问题的根源，原来是器械车被安置到了房间外面，导致医护人员需要频繁出入手术室取用器械。通过将器械车移回手术室内，医院成功地解决了这个问题，提高了手术室的运行效率和患者的安全性。

此外，AI系统还可以通过数字化手术室环境、整合不同信息系统、电子设备和传感器的数字信息来进一步提升质量改进的效果。例如，Triton系统使用AI和红外摄像机技术来分析手术室或产房内拍摄的海绵照片，以量化患者术中失血量。这种技术能够提供更准确的手术失血数据，帮助医师更好地评估患者的病情和制订治疗方案。

9. 人工智能优化围手术期路径的方法

在大量的医疗保健数据中定位某个特定信息就像大海捞针一样，有时会异常困难，医护人员在少数时候可能会忽略某些信息，从而导致决策上的某些偏差。NLP等技术可以帮助医护人员从围手术期的医疗健康记录中提取相关信息，并以一种简明、可解释和可操作的格式呈现出来。Mathis等的研究表明，使用术前和术中数据的机器学习方法可以早期识别非心脏手术患者的术后心力衰竭，这允许早期开始治疗以改变疾病的进展。人工智能可以帮助发现手术人群中的细微差异，并寻找与最佳结果相关实践的医学证据，使临床医师能够根据患者的基线特征、手术过程和恢复情况为患者设计最佳的围手术期路径。Maheshwari等证明，人工智能应用可以很容易地识别结肠直肠手术患者的差异，并确定理想的干预措施，这导致患者预后更好和住院医疗成本更低。

在围手术期，患者经常出现并发症，如果及时进行干预，大多数并发症都有可能被避免或减轻严重程度。识别电子健康记录中的信号，预先警告即将发生的并发症，可以使临床医师采取行动减轻不良结果。Lundberg等证明人工智能算法可以提前5 min预测术中缺氧的发生，从而可能有助于减少术中低氧血症的发生风险。

在当前的医疗实践中，通过收集和分析大量临床数据，AI可以向每个临床医师和护士提供具体的、有针对性的反馈，帮助提高患者的护理质量、确保指南依从性和治疗实践的规范。

10. 围手术期人工智能存在的挑战

人工智能在医学领域的潜力是巨大的。它可以模拟人类医师的思考和决策过程，同时还具有处理大量数据和快速学习的优势。虽然AI在围手术期具有巨大的应用潜力，前景看好，有助于提高患者安全和改善医疗服务，但要实现其目标并广泛应用，还需要解决一系列技术和非技术挑战。

（1）数据质量：数据质量是影响人工智能应用效果的关键因素。医疗数据往往存在不完整、不准确和格式不一致等问题，这会影响模型的训练效果和准确性。围手术期医疗数据更为复杂多样，如何确保数据的准确性和完整性，是人工智能应用过程中必须解决的问题。比如，围手术期生理波形数据的质量可能受到多种因素的干扰，导致数据质量下降，进而影响到算法的准确性。此外，缺乏大型和统一标准的临床数据集也限制了AI算法的开发和测试，使其难以在不同的人群和医疗环境中表现出良好的通用性和有效性。

（2）数据隐私和安全：伦理和隐私问题也是人工智能在医疗领域应用中不可忽视的问题。由于涉及敏感的个人健康信息，必须采取严格的数据保护措施和合规的隐私政策。如何在保护患者隐私的前提下，合理利用患者的医疗数据，是人工智能应用过程中必须遵循的原则。

（3）AI系统的验证和解释能力：AI系统的验证和解释能力也是一个挑战。在医疗领域，对精确性和可靠性的要求极高，任何应用于临床的模型都需要经过严格的临床试验验证，以确保其安全性和有效性。而当前的AI系统往往被视为“黑盒”，许多人工智能算法都是基于深度学习等黑箱模型构建的，其决策过程缺乏透明度，这使得医师在应用过程中难以完全信任其输出结果，不愿将其作为主要的治疗决策依据。为了获得医师和患者的信任，人工智能模型需要能够提供可解释的结果和决策依据。

（4）可泛化性：AI解决方案的可泛化性也是一个重要问题。许多算法都是在特定的、狭窄的数据集上进行训练和测试的，可能无法在不同的人群和环境中表现出良好的通用性。任何应用于临床的模型都需要经过严格的临床试验验证，以确保其安全性和有效性。围手术期人工智能的潜力巨大，但要实现其目标并广泛应用，还需要跨学科的合作和持续的技术创新。

（5）监管障碍：监管障碍也是限制AI在围手术期应用的一个重要因素。由于缺乏统一的监管框架和标准，AI技术的开发和应用面临着法律和伦理双方面的挑战。我们也需要加强对人工智能医疗应用的监管和评估，确保其安全性和有效性得到保障。

11. 应对人工智能与临床医疗实践融合存在的挑战的思路与方法

随着科学技术的发展，医疗领域的人工智能解决方案在技术上将越来越可及，但它们临床工作的实际应用却面临着多重挑战。这些挑战不仅涉及技术层面，还与医疗实践、伦理、法律和教育等多个方面密切相关。我们该如何面对这些挑战呢？

首先，临床医师需要熟知这些新模型的使用方式和使用场景。这要求人工智能的决策过程要与人类医师的专业知识和经验相结合，以确保模型的输出结果符合医疗的实际需求。这需要跨学科的合作和沟通，确保人工智能不仅仅是一个工具，而是医疗团队中的一个有效成员。

其次，评估和监管非常重要。它不仅需要指导和评估新型人工智能解决方案对临床工作流程的影响，还需要确保这些模型在实际应用中能够达到预期的效果。这意味着我们需要建立一套完善的评估体系和监管机制，确保人工智能在医疗领域的应用既安全又有效。

而且，越来越多的决策过程被自动化，这可能带来多方面的影响。一方面，人们担心医师和其他医疗工作者的技能可能会下降，因为在过度依赖技术的情况下，人们往往会忽视对基础技能和基础知识的掌握；但另一方面，这种技能的退化可能为医疗工作者提供了学习新技能的机会。例如，他们可能会将更多的时间和精力投入到对数据分析、机器学习和人工智能原理的学习中，从而更好地理解和利用这些新技术。这种转变也有潜在风险，如果医疗工作者过于依赖人工智能而忽视了对传统技能和知识的学习，那么这可能会对患者的诊治带来不良影响。因此，我们需要认真考虑如何平衡新旧技能的学习和应用，确保医疗质量和患者安全。

总之，为了确保人工智能安全、有效地应用于临床工作中，我们需要跨学科的合作、完善的评估体系和监管机制以及医疗工作者对新技能的不断学习和掌握。

第三节　人工智能在麻醉领域的应用

1. 人工智能在麻醉学领域的应用

人工智能在麻醉领域应用的先驱例子是创建于20世纪90年代末的异丙酚靶控制输注系统（TCI）。另一个早期的人工智能是“闭环麻醉给药”（CLAD）系统，使用模糊逻辑控制器控制异丙酚和瑞芬太尼的输注速度以维持所需的麻醉深度。

随着技术的进步，发展出了更复杂的人工智能程序。这些人工智能程序使用机器学习和深度学习技术，能够从数据中学习，更加可靠和高效。随后构建了更高级的人工智能系统，能够执行困难的任务，如麻醉信息管理系统（AIMS）和智能麻醉管理器（SAM）。

目前人工智能在麻醉学领域的应用包括多个方面。①监测患者的生命体征：通过人工智能系统持续监测，提供实时、准确的关于患者状态的信息，允许麻醉医师快速识别并对患者病情的变化作出反应，提高患者的安全。②预测和预防不良结果：不良麻醉事件如严重低血压、低氧血症等可能导致严重的后果。人工智能系统可以分析患者的数据，预测风险和提前给出预警。③手术前优化患者评估和术前准备，术前评估识别高危患者，修改麻醉计划或增加监测的频率和强度。④保存记录、计算和智能给药系统，临床决策支持以及执行机械程序等。人工智能设备可以自动记录生命体征、药物剂量和其他关键数据，有助于跟踪患者的病情进展，和医疗专业人员之间的交流，并为研究和质量改进提供数据。

AIMS系统利用人工智能算法分析患者数据，可用于许多用途，如术前评估、药物计算、术中监测和临床决策支持系统。它还有助于医疗资料的记录、保存、收集和存储，质量管控，和减少账单差错。SAM是一个与AIMS合作开发的系统，可以改善临床决策和减少账单差错。SAM使用AIMS数据库提供的实时信息，通过AIMS监视器上的弹出信息来支持临床决策。

AI可以通过智能给药系统帮助确定患者的个体化用药。如McSleepy系统根据临床参数，如脑电双谱指数、模拟评分和四个成串刺激等决定异丙酚、瑞芬太尼和罗库溴铵的用量用法。SEDASYS是一种计算机镇静系统，可以为非麻醉医师使用异丙酚进行轻到中度镇静提供指导。

AI已经开发了机器人系统来执行气管插管、机械通气和神经阻滞等机械任务。如达·芬奇纤支镜气管插管麻醉机器人，开普勒插管系统，麻醉气道管理机器人。这些系统目前主要用于人体模型的研究，但在未来具有巨大的潜力。

2. 人工智能用于超声引导下的区域麻醉的目的

区域麻醉使用人工智能的主要目的是优化超声成像便于识别解剖结构，可视化穿刺针位置，提高区域麻醉的有效率，减少局麻药用量，监测局麻药的扩散，减少神经阻滞操作时间和手术时间，减少误穿神经、血管、胸膜或腹膜等不良并发症的发生率。

3. 人工智能辅助技术在区域麻醉时的具体作用

鉴于超声可视化在区域麻醉中的频繁使用，人工智能解决方案可能在识别解剖标志方面发挥作用。人工智能辅助的方法可能提高神经阻滞时的超声图像质量、针推进可视化和局麻药注射精度，减少并发症，也可能提高超声引导下区域麻醉的培训效果。人工智能在超声引导下的神经阻滞中的作用具体体现在以下方面：

（1）快速浏览大数据，制订区域麻醉方案：人工智能能够迅速分析并整合关于患者、操作者、手术程序及药物使用情况的大量信息，这包括了患者的病历记录、健康状况、手术史以及可能的过敏反应等信息。此外，还包括操作者的技术熟练程度、以往的成功案例、可能的风险因素等信息。人工智能能够快速筛选出最相关的数据，以制订最佳的神经阻滞方案，这包括选择合适的阻滞部位、麻醉药物的种类和剂量以及阻滞技术的选择等。

（2）教学辅助和指导反馈：人工智能可以为参与神经阻滞操作的医师和学员提供实时指导和反馈。通过监测操作过程中的各种参数，如阻滞效果、患者反应等，人工智能可以及时发现并纠正存在的问题。同时，人工智能还可以为学员提供实践操作的机会，帮助他们提高操作技能。在威斯康星大学，麻醉医师和住院医师使用NerveBlox®软件在标准化患者上模拟神经阻滞，AI在区域麻醉的执行和教学方面均表现出色。人们使用解剖结构的颜色覆盖来检验AI（ScanNav™）在超声图像获取和解释中的作用，这提示了AI在神经阻滞培训方面的巨大潜力。2022年10月，ScanNav Anatomy获得了美国食品和药物管理局（FDA）的批准，可用于AI支持的区域麻醉中解剖结构的可视化和颜色编码；该系统还能够同时演示指导视频，显示完成特定区域麻醉的程序和技术，这使其成为进行区域麻醉的优秀训练工具。

（3）实时解剖指导以提高神经阻滞的成功率：人工智能具有强大的图像识别和处理能力，能够实时分析超声图像，准确识别神经结构和其他关键组织。借助卷积神经网络（ConvNets）的数学算法，Nerveblox能够实时识别超声图像。这有助于操作者在执行神经阻滞时更加精确地定位阻滞部位，提高阻滞的成功率。研究证实AI突出显示有助于识别特定的解剖结构，确认正确的超声视图；利用了基于U-Net架构的深度学习，有研究探索人工智能颜色覆盖的准确性及其对不良事件或阻滞失败风险的感知影响，AI模型在93.5%的病例中准确地识别出了目标结构，AI突出显示降低了病例的针伤风险和阻滞失败风险。

（4）安全预警和实时监测：分析电子健康记录和发布警报，如局部麻醉药物过敏，既往局麻药中毒史，凝血功能异常等；实时超声图像分析，如改进针尖定位，使用颜色覆盖来突出显示周围重要的结构如动脉、静脉、神经、胸膜和腹膜，正确识别与阻滞神经的周围区域，改善了局麻药扩散的可视化效果，检查其他可能阻碍神经阻滞的病理性情况如纤维化、炎症和骨折；在区域神经阻滞期间和阻滞后的实时生命体征监测和预警；局麻药物注射监测，如药物注射压力过高或抽吸到血液发出警报。

4. 机械机器人在麻醉中的应用探索

目前机械机器人在麻醉中的应用仍处于初始阶段，主要用于气管插管和区域麻醉。一个具有代表性的应用是机器人内镜气管插管喉自动成像技术（REALITI）。这项技术通过实时图像识别和自动定位，显著提高了气管插管的准确性和效率。初步的人体模型测试显示，即使在未经训练的人员操作下，自动模式下的系统表现也优于手动控制。另外一项研究中，使用达·芬奇系统在模拟人模型上进行超声引导下的区域神经阻滞和外周神经周围置管术。麦哲伦系统是一种半自动的机器人系统，包括操纵杆，机械臂，计算机和程序控制软件。它由一个人操作超声进行图像识别，而其余的程序则由操作员远程控制机器人进行神经阻滞。它也可以用于麻醉教学，可优化麻醉医师的学习曲线。

区域麻醉安全注射系统（SAFIRA）是一种最近出现的医疗设备。医师在进行神经阻滞操作时它可以帮助进行药物注射而无需其他助手的帮忙，同时保证注射的精准和安全。

机器人系统很可能会成为临床麻醉实践的一种补充，因为它们可以处理多方面的任务，如了解复杂的医学背景、监测生命体征、辅助临床操作以及在异常情况下做出关键判断等。

5. 人工智能在气道管理方面的应用

术前仔细全面的气道评估是麻醉气道管理的重要环节。但是对于一部分患者，即使是熟练的麻醉医师也难以精确预测困难气道的存在。目前常用的评估困难气道的方法，敏感性和特异度还差强人意。目前已有研究应用人工智能用于困难气道的术前评估和预测，如AI通过整合面部外观、言语特征、体态和一些其他鲜为人知的特征来预测困难气管插管，并探究其是否优于传统的气道评估方法。Cuendet等提出了第一个无创自动面部分析系统，利用面部特征来预测困难插管，其精确度与传统气道评估方法相当。基于CNN的人工智能模型能够识别面部轮廓，预测困难气管插管。半监督的DL方法用来改进预测困难气道的人工智能模型，这种基于人工智能的图像分析系统有望有效识别气道困难患者。Pei Bei等设计三维几何形态测量学来预测面罩通气困难。

言语过程中分析的声学参数可以反映上呼吸道的解剖结构，如下颌骨开口、下颌骨、下颌骨长度、上颌骨或喉管体积、口咽腔体积等内部结构。这些解剖特征的任何结构改变都可以改变发音，使语音成为预测困难气道的综合指标。一种利用元音和共振峰的五种语音特征设计的评估模型，可靠地预测了困难气道。将声学分析与多语言机器翻译（MMT）技术相结合，这可能可以进一步提高模型的准确性。

在气管插管过程中，利用人工智能界面的实时反馈系统来改进气道结构的三维可视化，还有利用AI来帮助和指导纤支镜气管插管。达·芬奇机器人、开普勒插管机器人系统（KIS）用于辅助气管插管，实时视觉辅助和机器人手臂的准确性能避免或减少气管插管的相关并发症。另有一种小型、灵活、便携式的机器人辅助远程插管系统（RRAIS），这种无线远程插管机器人系统旨在提高院外气管插管的成功率。还有研发可以用于辅助面罩通气的机器人系统。

总之，AI在气道管理方面的应用是很有前途的。将人工智能与基于超声波或CT引导的导航系统集成，可以提供气管插管期间的实时气道解剖帮助。它还可以帮助精确地放置气管内插管。通过集成自动化和人工智能算法，实时临床数据可以帮助预测气道挑战，并可能避免不可预见的问题，如食管插管或气道相关损伤。机器人系统通过提供对所执行的程序的实时反馈，有可能用于气管插管的远程指导和实时反馈。

6. 人工智能在目前麻醉学的应用中存在的限制

AI在麻醉中的应用虽然具有巨大的潜力，但目前还有一些问题需要解决。①数据质量：人工智能算法是基于数据进行训练的，高质量数据使其能够不断发展和提高性能。但是，临床麻醉中这些信息的获取是一项极具挑战性的任务。这些数据来源多样，如麻醉机、监护仪、影像系统和电子健康记录等。因此，很难保证这些数据的准确性、完整性和一致性。由于原始数据的纰漏导致不正确的人工智能算法，或者接受了有偏见或没有代表性的数据的训练，AI可能产生不正确的预测或建议，这可能会危急患者安全。②患者隐私和数据安全：在满足大量数据需求的同时如何保护患者的隐私和数据安全，仍然是一个需要关注和亟需解答的问题。③法律和伦理问题：AI用于临床麻醉，如果人工智能系统犯了错误由谁来负责。是创建这个系统的公司，创建它的程序员，还是投入使用它的医院或使用它的麻醉医师。在责任问题上，目前法律仍然含糊不清。手术麻醉中使用AI，是否需要患者的知情同意，如果不愿意，我们如何给患者提供其他合适的选择。

7. 人工智能在麻醉医学教育中的作用

AI在麻醉医学教育中的应用具有巨大的潜力和价值，人工智能应用程序可以促进教育内容的发展，改善教师和学习者之间的互动，并帮助评分和评估。其作用主要体现在下面几个方面。

（1）智能辅助教学系统：AI可以开发智能辅助教学系统，根据医学生的学习进度和理解能力，提供定制化的教学内容和难度。这些系统可以包括视频教程、交互式动画、模拟测试等，帮助医学生更好地理解麻醉学的基础知识和实践技能。

（2）虚拟麻醉操作训练：借助虚拟现实（VR）技术，AI可以创建高度逼真的虚拟麻醉操作环境，让医学生在没有真实风险的情况下进行实践训练。这种虚拟训练不仅可以提高学生的操作技能，还可以帮助他们熟悉各种手术场景和紧急情况的处理。

（3）患者模拟与病例分析：AI可以模拟真实的麻醉患者，包括他们的生理参数、病史和手术过程。医学生可以在模拟环境中进行麻醉操作，并对模拟患者进行管理和监测。此外，AI还可以提供丰富的病例分析资料，帮助学生理解和掌握各种复杂的麻醉情况。

（4）知识库与问答系统：AI可以构建麻醉医学的知识库和问答系统，这些系统可以迅速回答医学生的问题，提供即时的学习支持。通过不断的学习和优化，这些系统还可以根据医学生的反馈和需求，提供更加精准和有用的信息。

（5）个性化学习路径推荐：AI可以分析医学生的学习数据，包括学习进度、掌握程度、兴趣爱好等，然后为他们推荐最适合的学习路径和资源。这不仅可以提高医学生的学习效率，还可以帮助他们发现和发展自己的兴趣点和优势。例如，人工智能正在根据学生的需求和技能为医学生提供有针对性的课程，从而改变革命性的教育。

（6）高质量反馈与技能评估：AI可以实时监测学生的麻醉操作过程，并提供实时的反馈和建议。这种反馈可以帮助医学生及时发现和纠正自己的错误，提高他们的操作技能。此外，AI还可以对医学生的技能进行评估和排名，帮助他们了解自己的技能水平和提升空间。

（7）远程教育与协作培训：借助AI和互联网技术，麻醉医学教育可以实现远程教育和协作培训。这使得身处不同地区的医学生和医师可以共享优质的教育资源，进行实时的交流和合作。这不仅扩大了教育的覆盖范围，还提高了教育的效率和效果。

8. 利用机器学习模型优化麻醉培训中的教师反馈质量

麻醉是一门高度专业化和技术性的临床学科，住院医师的规范化培训至关重要。培训过程教师的反馈对于住院医师的成长和发展具有重要的作用。但是，不是所有的教师反馈都是高质量的，有些反馈可能含糊不清、主观臆断或者缺乏具体性和针对性，甚至可能对住院医师的学习产生负面影响。因此，如何确保教师提供高质量的反馈成为了培训中的一个关键问题。

人工智能（AI）和机器学习（ML）技术的飞速发展有望为这一问题提供创新的解决方案。Neves等做了一个很好的探索，建立一个能够识别和分析教师反馈质量的ML模型。该模型通过训练大量的教师反馈数据，学习如何区分高质量和低质量的反馈。在训练过程中，模型会分析反馈的语言结构、内容清晰度、具体性以及与培训目标的契合度等多个维度。模型训练完成后，它就能够自动地评估和筛选教师的反馈，从而为住院医师提供更为精准和有用的学习建议。

这种方法的好处是多方面的。首先，它能够帮助住院医师更快地识别和理解自己的优点和不足，从而调整学习策略，提高学习效率。其次，通过筛选高质量的反馈，教师可以更有针对性地提供指导，避免重复或无效的沟通。最后，这种方法还有助于建立更为标准化的反馈体系，确保所有住院医师都能够获得一致性和高质量的培训体验。

当然，这些探索在实施应用中也可能面临一些挑战和限制。因为模型的训练需要大量的高质量数据，而在实际操作中，这样的数据可能并不容易获取。此外，模型的准确性也受到其算法和参数设置的影响，还需要不断地进行调整和优化。

9. 人工智能对麻醉教育和培训的影响

人工智能对麻醉教育和培训的影响将是深远而广泛的。

AI模拟教学：创建由人工智能驱动的模拟程序，模拟真实的麻醉场景，可以为实习麻醉医师提供高度逼真而安全的学习环境。这种程序可以模拟患者的生理反应、麻醉药物的效果和可能出现的并发症，这种模拟不仅限于简单的病例演练，还可以模拟各种罕见和紧急状况，使学生在面对复杂情况时能够迅速做出决策。这不但可以提高学习效果，也为学生应对麻醉临床实践的挑战做了更好的准备。

AI反馈系统：通过分析学生在模拟中的表现，AI能够识别出他们的优点和不足，从而为他们提供有针对性的改进建议。在临床实践中可以根据实习麻醉医师的操作提供实时的、个性化的反馈，帮助他们识别并纠正错误，从而更快地掌握麻醉技术。人工智能有能力根据实习麻醉医师的学习进度和能力，提供定制化的学习内容；通过数据分析和模式识别，人工智能可以识别出学习中的难点和易错点，为实习麻醉师提供有针对性的辅导。这种个性化的学习方式比传统的"一刀切"教育更加高效和实用，因为它能够针对每个学生的学习进度和能力进行调整。对于麻醉医师来说，AI同样可以发挥巨大的作用。通过分析他们的工作数据和实践记录，AI能够发现其在工作中的问题和改进空间，并提供定制化的培训和教育资源。这种持续教育的方式可确保麻醉医师了解行业的最新发展，保持与时俱进，并不断完善他们的临床实践。

技能评估与认证：通过人工智能模拟程序和数据分析，可以对实习麻醉师的技能水平进行客观、准确的评估。这不仅可以为教育者提供关于教学效果的反馈，还可以为实习麻醉师提供技能认证的依据。

10. 人工智能和麻醉医师的关系及影响

随着人工智能（AI）技术的飞速发展，其在麻醉学行业的应用前景令人瞩目。人工智能在麻醉中的融合引发了人们对医患关系演变的思考和担忧：AI会取代麻醉医师的工作吗？答案是否定的，AI和麻醉医师的关系是支持而非取代。我们要确保人工智能作为麻醉医师的补充而不是替代品。在AI驱动的医疗所提供的效率和客观性，以及保持医患关系中固有的同理心和个性化方面，我们要在这两者之间取得微妙而良好的平衡。

人工智能系统，虽然拥有强大的数据处理和分析能力，也可以自动化完成某些任务，但它们缺乏同理心和人为的判断力。这两者在临床麻醉中都是至关重要的。当面对一个需要麻醉的患者时，AI可以根据患者的病史、生理数据等推荐一种麻醉策略。但是，它无法考虑到患者的心理状况或患者偏好，如对治疗的担忧或焦虑。这是麻醉医师等专业人员能够发挥重要作用的地方。他们能够根据患者的具体情况，结合个人经验和专业知识，做出最适合患者的决策。因而，不管人工智能系统在决策过程中发挥了多少作用，在医疗中我们要始终保持开放的沟通、满怀同理心和人与人的紧密接触。

因此，可以明确AI并非麻醉医师的替代品，而是一种能够增强他们能力的辅助工具。AI可以提供大量的数据支持，帮助医师做出更准确的判断，但最终的决策仍然需要依赖于医师的专业知识和临床经验。

第四节　麻醉门诊的未来发展

1. 影响麻醉门诊未来发展的因素

麻醉门诊作为提供专业麻醉服务的医疗门诊单元，其未来发展面临着诸多机遇与挑战。麻醉门诊的发展受很多因素的影响，是多方面相互作用的结果。技术进步、人口老龄化、患者需求、医疗政策、信息化建设、跨学科协作、保险覆盖以及经济环境均可能影响到麻醉门诊的发展。

随着医疗技术的不断革新，对麻醉的要求也越来越高，麻醉门诊需要紧跟技术发展的步伐，不断提升麻醉医师的专业技能和服务质量。电子病历系统的建立和完善可以实现患者信息的快速查询和共享，提高诊疗效率；远程医疗咨询可以为患者提供更加便捷的咨询服务，打破地域限制；智能监测设备的运用则可以实时监测患者的生理指标，及时发现并处理潜在的风险。

随着人口老龄化和慢性疾病患者的增加，对麻醉服务的需求也将进一步扩大。麻醉门诊需要拓展服务内涵，比如开展急性疼痛管理和慢性病痛治疗，开展康宁缓和医疗服务等。麻醉门诊还要加强对患者的教育和沟通，提高患者对麻醉的认知。

麻醉门诊与外科、内科、康复科等其他科室的紧密合作能够提供更全面的患者护理，促进门诊服务的综合发展。

医疗政策和医保制度的变化也将影响麻醉门诊的发展。例如，政府可能会出台一系列政策措施，鼓励医疗机构提供高质量的麻醉服务，并通过医保支付等方式减轻患者的经济负担。这将有助于提高麻醉服务的可及性和普及率，进一步推动麻醉门诊的发展。

总之，麻醉门诊的未来发展需关注技术创新、服务拓展、患者教育、政策适应和信息技术的应用，以更好地为患者提供安全、高效、舒适、精准的麻醉医疗服务。

2. 未来的麻醉门诊可能面临的变化

麻醉门诊的未来发展随着时代的进步和科技的发展而与时俱进。从就诊方式来看，将来的麻醉门诊将是传统的面对面诊疗与远程线上诊疗模式共存。传统的麻醉门诊为麻醉医师与患者及家属面对面交流，详细了解病史，进行全面的体格检查，从而作出准确的评估和制订治疗计划。这种模式尤其适用于复杂患者、复杂手术，或者需要医患双方深入沟通的情况。近年来，随着线上云门诊和电子信息系统的不断完善，5G互联网医院或智慧医院应运而生，远程线上诊疗模式逐渐成为可能。这种新的诊疗模式，尤其是在新冠疫情时期，展现出了其独特的优势。未来的麻醉门诊可以利用远程医疗平台，为患者提供便捷的麻醉咨询服务。结合各种便携的智能监测设备，患者的许多生命体征参数可在家中方便获取，患者可以在家中或其他医疗机构通过网络与麻醉医师进行实时交流，获取专业的麻醉建议和指导。

在实际应用中需要根据患者的具体情况和诊疗需求来选择合适的诊疗模式。对于简单的咨询或者随访可以通过远程线上诊疗进行；而对于复杂的麻醉问题或者需要深入沟通的情况则建议采用传统的面对面诊疗模式。

从诊疗内涵方面说，目前国内外的麻醉门诊都是以麻醉医师为主体，对有麻醉需求的患者进行麻醉前风险评估，有专科问题的转诊至专科进一步诊治。首都医科大学宣武医院麻醉手术科王天龙教授指出，现有的“麻醉门诊”不能很好地满足老龄、多病共存、身体机能明显减退甚至失能失智的老年患者等人群的需求，不能有效解决老年患者麻醉前需要解决的多方面问题。王教授建议，“麻醉门诊”应向“门诊一站式麻醉与多学科评估、诊疗、预康复与随访中心”转变，以更好地应对老年患者麻醉前面临的诸多问题。麻醉门诊在围手术期管理中将发挥越来越重要的作用。

从诊疗质量方面说，通过应用大数据和人工智能技术，未来的麻醉门诊可以实现对患者麻醉风险更精确的预测。通过对大量临床数据的分析，建立麻醉风险预测模型，为患者提供更加精准的麻醉风险评估和更个体化、更高效的预防措施。随着人工智能技术的不断发展，未来的麻醉门诊将引入智能化诊疗系统。这些系统可以辅助医师进行手术麻醉风险评估、术前优化、麻醉方案的制订、术后随访和术后康复，更进一步提高麻醉的舒适性、精准性和安全性。

3. 麻醉门诊不同诊疗模式的优缺点

传统的门诊模式患者可以直接与医师面对面交流，有助于建立信任和理解，使医师能够更好地理解患者的需求和疑虑。医师可以通过观察患者的症状、体格检查和实验室检查等多个方面，获得全面的诊断依据，从而提高诊断的准确性和治疗效果。传统的面对面诊疗需要患者亲自到医院，可能会面临挂号难、候诊时间长等问题，受到时间和空间的限制。在传染病高发期间，传统门诊可能造成病菌的传播，增加了感染的风险。

远程线上诊疗模式能够节约医疗资源，可以让医师通过互联网平台对患者进行诊疗，缓解医疗资源紧张的问题。远程线上诊疗模式更加方便患者就诊。患者可以在家中或者其他方便的地方通过互联网平台进行诊疗，避免了长途奔波和等待的时间，节省了患者的时间和精力。对于行动不便或者偏远地区的患者来说，远程线上诊疗无疑是一种更便捷的选择。

但是远程线上诊疗模式也存在一些挑战和限制。医师无法直接进行体格检查，对于一些需要现场评估的情况可能存在一定的困难。当然，随着人类科技的发展，尤其是可穿戴式医疗器械的发展和人工智能的进步，这些困难有望逐步得以解决。此外，网络安全和隐私保护也是需要关注的问题。

4. 人工智能帮助患者进行麻醉前健康评估的方法

传统的麻醉前健康评估是由医疗保健提供者通过与患者面对面的谈话来进行的。但也有研究显示特定人群可以通过电子问卷让患者自行进行麻醉前健康评估。麻醉前健康评估程序（PreAnaesThesia Computerized Health Assessment，PATCH）就是一个积极尝试。通过文献综述、调查和小组共识等迭代混合方法，开发设计了一份由患者自行输入的数字化麻醉前健康评估程序。通过比较患者使用麻醉前健康评估程序的评估结果和护士评估的结果，用一致性百分比来评估健康评估问卷的可靠性。结果显示两种方法的评估结果一致性为93.4%，差异性回答6.1%。患者对数字化麻醉前健康评估的接受度为83.7%。进一步的迭代应集中于提高电子工具的可靠性，使其适合用于其他语言，并可结合临床进行决策。麻醉前健康评估程序可以实现远程医疗的功能，帮助患者在家就能接受医师的诊断和治疗建议，从而避免了不必要的实地就医；它还可以作为一个在线分诊工具，用于确定患者是否接受进一步的面对面评估。这显示了AI技术在麻醉术前评估临床决策中的应用，医师可以根据患者的具体情况，选择最合适的诊疗方式。

5．麻醉学科向围手术期医学学科的转变对麻醉科及麻醉医师提出的更高要求

麻醉医师的工作范畴已经从传统的手术室内扩展到手术室之外和整个围手术期，麻醉医师领导的医护团队可以提供跨越整个围手术期的医疗和护理服务，从术前优化到手术患者的长期康复。围手术期的科学管理可以有助于降低术后并发症发病率和死亡率。术后死亡给人们健康带来了极大威胁，如果将其作为一独立死亡原因，它将是仅次于心脏病和癌症的第三大主要死亡原因。麻醉医师做为围手术期医学的一个关键角色，在降低围手术期的并发症发病率和死亡率方面起着重要作用。

麻醉学科向麻醉与围手术期医学学科的转变对麻醉医师提出了更高的要求，麻醉医师需要具备更为全面的素质。除了专业知识水平需要深入和拓展外，我们更要加强对围手术期医疗系统整体的把握和相应的沟通技巧。随着外科技术的发展，高龄、复杂及肿瘤手术患者逐渐增加，如何预防和降低外科手术患者围手术期并发症，加快术后康复，改善远期预后将成为麻醉学科的重大科学问题。安全是麻醉学科关注的永恒主题。现代麻醉技术已经日臻完善，麻醉安全大大提升，麻醉学科已经将视野转向于如何改善患者围手术期安全和促进患者长期的功能、认知和神经心理健康恢复，这一“大安全”理念将成为工作重点。同时，随着麻醉门诊、术前评估中心、日间病房、无痛诊疗中心、麻醉治疗病房等新的医疗单元出现，麻醉专业将承担围手术期患者术前评估、术中麻醉管理、术后重症监护治疗与促进康复策略管理，实施院内急性疼痛管理与慢性疼痛治疗等职能，从而处于医院运行的支撑学科地位，并将逐渐拓展至复杂疑难疾病的治疗领域。我们要积极应用ERAS理念指导临床实践，搭建ERAS多学科合作平台，通过外科、麻醉、护理、营养、康复理疗、心理等多学科协作，优化围手术期相关治疗的临床路径，缓解患者的围手术期应激反应，进而减少术后并发症、缩短住院时间，并改善术后康复和预后，实现患者、

医师、医院、医保的四方共赢。

6. 人工智能改进主观评估的方法

人工智能在医疗领域的应用正在不断拓展，其中包括对主观评估的改进和促进客观化。这种转变对于临床实践中的可变性和准确性具有重要影响。

疼痛评估就是一个典型的例子。由于疼痛是一种主观感受，传统的评估方法往往依赖于患者的自我报告和医师的经验判断，这使得评估结果可能受到多种因素的影响，如患者的心理状态、文化背景、语言表达能力等。在麻醉或镇静状态下，对疼痛的评估更是巨大的挑战。人工智能的引入，可以通过对生理指标（如心电图、心率变异性、体积描记图和皮肤电导等）的实时监测和分析，提供客观、量化的痛觉水平指数，从而更加准确地评估患者的疼痛程度。这不仅有助于减少主观因素对评估结果的影响，还可以为疼痛治疗或麻醉的精准给药提供有力支持。

另外，人工智能在气道检查方面也展现出巨大的应用潜力。气道评估是麻醉过程中的关键环节，其准确性对于保障患者安全和麻醉诱导方式选择至关重要。传统的气道评估方法同样依赖于医师的主观判断和经验，而人工智能技术则可以通过对面部结构的计算机分析，客观地评估气道困难的程度。这种基于面部特征的评估方法不仅有助于提高评估的一致性和准确性，还可以为麻醉前的准备和应急预案提供科学依据。

通过改进主观评估方法、实现客观化评估等方式，人工智能技术有望为精准医疗和个体化治疗提供有力支持。

7. 人工智能在疼痛评估方面的优势

人工智能在疼痛管理方面的应用为患者带来了新的体验和可能性，为疼痛评估提供了创新的工具和策略。传统的疼痛评估主要依赖于患者的主观感受和医师的经验判断。这种方式受到多种因素的影响，如患者的表达能力、医师的经验水平、时间和空间限制等。

AI在改变疼痛评估方法方面已经进行了一些很好的探索。它让疼痛评估带更加客观、准确。人工智能可以通过集成相关的工具和算法，帮助医师进行疼痛评估。例如，通过分析患者与疼痛相关的面部表情，人工智能可以识别出真实疼痛和虚假疼痛的表达不同之处，从而提供更精确的疼痛评估结果。这种方法可能超过了人类观察者的精确度，使临床医师能够对疼痛的诊断和治疗做出更明智的决定。使用AI/ML方法通过面部表情来识别疼痛有许多好处。它可以提供精确的疼痛强度测量，帮助准确的诊断和治疗。这对于那些无法用语言表达自己感受的患者，如不能言语的患者、危重症患者或婴幼儿，以及围手术期的患者来说，尤为重要。Fontaine等使用基于人工智能的面部表情识别来评估术后疼痛，训练ResNet-18神经网络对1 189名术后患者的2 810种面部表情进行分类，并与自我报告的疼痛强度（0～10量表）进行关联分析。研究结果显示，AI在预测≥4/10和≥7/10疼痛水平的准确性、敏感性和特异性方面表现出色，甚至在某些方面超过了33名专业护士的评估结果。当然人工智能面部表情分析仍需要改进，但这种更深层次的疼痛评估模式可能促进更精准和个性化的疼痛管理策略。此外，人工智能还能够持续监测术后疼痛强度，以提供准确和经济有效的疼痛评估。人工智能系统还能够分析患者报告的生理数据，以评估疼痛水平和给予适当的镇痛治疗。

AI用于需要长期治疗的疾病的疼痛评估也很有优势，如慢性疼痛管理或姑息治疗。人工智能可以从长期的角度评估数据，并提供有关治疗方案有效性的反馈信息，以这种方式不断调整并制订最佳的治疗策略。

最后，人工智能的疼痛评估在空间和时间方面所受的限制更少。在空间方面，传统的疼痛评估通常需要医师或医疗专业人员亲自与患者进行互动，这可能受到地理位置、医院设施或其他物理条件的限制。然而，人工智能系统可以在远程环境中进行评估，无论患者身处何处，只要有互联网连接，就可以进行实时的疼痛评估。在时间方面，人工智能系统可以在任何时间进行评估，不受工作时间、休息时间或医疗专业人员可用性的限制。这意味着患者可以在需要时随时进行疼痛评估，而无需等待医疗专业人员的可用时间。这对于日间手术或出院后患者的居家疼痛评估尤其方便。

8. 人工智能在术前优化方面的优势

AI用于术前优化，可为患者的术前准备引入更好的医疗新模式，更加全面和个体化。

传统的术前风险评估主要依赖于医师的经验和患者的病历数据，难以全面考虑患者的个性化因素。而借助人工智能算法，可以深入研究患者的复杂数据，综合考虑患者的共病、生活方式等多个方面的因素，更好地识别患者危险因素。

除了识别风险，人工智能在调整术前干预方面也能发挥重要作用。如制订个性化的计划，如营养、锻炼和药物调整等。得益于各种便携式可穿戴式智能监测设备的普及，对于患者的优化效果的反馈和方案调整将更加精确及时。通过优化患者的健康情况，可提高手术麻醉耐受能力，为手术创造更好的条件，减少并发症风险，促进术后康复。人工智能在术前优化中的整合是一种积极主动的策略，促进了更精细、更精准的术前准备，不仅提高了手术安全性和手术效果，还为患者带来了更加全面和个性化的医疗服务。

（康　茵　伍俏媚）

参考文献

[1]Mika S,Gola W,Gil-Mika M,et al.Artificial Intelligence-Supported Ultrasonography in Anesthesiology: Evaluation of a Patient in the Operating Theatre[J]. J Pers Med,2024,14(3):310.DOI:10.3390/jpm14030310.PMID:38541052;PMCID:PMC10970942.

[2]Naik NB,Mathew PJ,Kundra P.Scope of artificial intelligence in airway management[J]. Indian J Anaesth.,2024,68(1):105-110.DOI:10.4103/ija.ija_1228_23.Epub 2024 Jan 18.PMID:38406331; PMCID: PMC10893795.

[3]Singam A. Revolutionizing Patient Care: A Comprehensive Review of Artificial Intelligence Applications in Anesthesia[J]. Cureus,2023,15(12):e49887.DOI: 10.7759/cureus.49887. PMID: 38174199; PMCID: PMC10762564.

[4]Singhal M,Gupta L,Hirani K. A Comprehensive Analysis and Review of Artificial Intelligence in Anaesthesia[J]. Cureus,2023,15(9):e45038.DOI:10.7759/cureus.45038.PMID:37829964; PMCID: PMC10566398.

[5]王天龙.推动老龄化时代“麻醉门诊”向“门诊一站式麻醉与多学科评估、诊疗、预康复、随访中心”转变[J].中华医学杂志，2023，103（41）:3229-3231.DOI:10.3760/cma.j.cn112137-20230609-00983.

[6]Maheshwari K,Cywinski JB,Papay F,et al.Artificial Intelligence for Perioperative Medicine:Perioperative Intelligence[J]. Anesth Analg,2023,136(4):637-645.DOI:10.1213/ANE.0000000000005952. Epub 2023 Mar 16.PMID: 35203086.

[7]Karmakar A,Khan MJ,Abdul-Rahman ME,et al.The Advances and Utility of Artificial Intelligence and Robotics in Regional Anesthesia: An Overview of Recent Developments[J]. Cureus,2023,15(8):e44306.DOI: 10.7759/cureus.44306.PMID: 37779803; PMCID: PMC10535025.

[8]Al-Zaiti SS,Alghwiri AA,Hu X,et al.A clinician's guide to understanding and critically appraising machine learning studies: a checklist for Ruling Out Bias Using Standard Tools in Machine Learning (ROBUST-ML)[J]. Eur Heart J Digit Health,2022,3(2):125-140.DOI:10.1093/ehjdh/ztac016. PMID:36713011; PMCID: PMC9708024.

[9]Bellini V,Rafano Carn à E,Russo M,et al. Artificial intelligence and anesthesia: a narrative review[J]. Ann Transl Med,2022,10(9):528.DOI: 10.21037/atm-21-7031. PMID: 35928743; PMCID: PMC9347047.

[10]Khanna AK,Shaw AD,Stapelfeldt WH,et al. Postoperative Hypotension and Adverse Clinical Outcomes in Patients Without Intraoperative Hypotension,After Noncardiac Surgery[J]. Anesth Analg,2021,132(5):1410-1420.DOI:10.1213/ANE.0000000000005374. PMID: 33626028.

[11]Maheshwari K,Buddi S,Jian Z,et al.Performance of the Hypotension Prediction Index with non-invasive arterial pressure waveforms in non-cardiac surgical patients[J]. J Clin Monit Comput,2021,35(1):71-78.DOI:10.1007/s10877-020-00463-5. Epub 2020 Jan 27.PMID:31989416;PMCID: PMC7889685.

[12]Prabhakar Amit,Stanton Kelly,Burnett Daniel,et al.1130:Combining Urine Output and Intra-Abdominal Pressures Predict Acute Kidney Injury Early[J]. Critical Care Medicine,2021,49(1):567. DOI:10.1097/01.ccm.0000730408.55242.7c.

[13]Ghorbani A,Ouyang D, Abid A,et al. Deep learning interpretation of echocardiograms[J]. NPJ Digit Med,2020,3:10.DOI:10.1038/s41746-019-0216-8.PMID: 31993508;PMCID: PMC6981156.

[14]Osman T,Lew E,Lum EP,et al. PreAnaesThesia computerized health (PATCH) assessment: development and validation[J]. BMC Anesthesiol,2020,20(1):286.DOI:10.1186/s12871-020-01202-8. PMID: 33189131;PMCID:PMC7666442.

[15]Neves SE,Chen MJ,Ku CM,et aal.Using Machine Learning to Evaluate Attending Feedback on Resident Performance[J]. Anesth Analg,2021,132(2):545-555.DOI:10.1213/ANE.0000000000005265. PMID: 33323789.

[16]Hashimoto DA,Witkowski E,Gao L,et al.Artificial Intelligence in Anesthesiology:Current Techniques,Clinical Applications, and Limitations[J]. Anesthesiology,2020,132(2):379-394. DOI:10.1097/ALN.0000000000002960.PMID:31939856;PMCID: PMC7643051.

[17]Khanna AK,Bergese SD,Jungquist CR,et al.PRediction of Opioid-induced respiratory Depression In patients monitored by capnoGraphY (PRODIGY) Group Collaborators. Prediction of Opioid-Induced Respiratory Depression on Inpatient Wards Using Continuous Capnography and Oximetry: An International Prospective, Observational Trial[J]. Anesth Analg,2020,131(4):1012-1024. DOI:10.1213/ANE.0000000000004788. PMID:32925318;PMCID:PMC7467153.

[18]Joosten A,Rinehart J,Bardaji A,et al.Anesthetic Management Using Multiple Closed-loop Systems and Delayed Neurocognitive Recovery: A Randomized Controlled Trial[J].

Anesthesiology,2020,132(2):253-266.DOI:10.1097/ALN.0000000000003014. PMID: 31939839;PMCID:PMC7517610.

[19]Katz D,Wang R,O'Neil L,et al.The association between the introduction of quantitative assessment of postpartum blood loss and institutional changes in clinical practice: an observational study[J]. Int J Obstet Anesth,2020,42:4-10.DOI:10.1016/j.ijoa.2019.05.006.Epub 2019 May 13.PMID:31230991.

[20]Khanna AK,Hoppe P,Saugel B.Automated continuous noninvasive ward monitoring: future directions and challenges[J].Crit Care,2019,23(1):194.DOI:10.1186/s13054-019-2485-7. PMID: 31146792; PMCID: PMC6543687.